疑难重症肝病

——病例精粹与解析

主　审　辛绍杰

主　编　游绍莉　吕　飒　朱　冰

科学出版社

北　京

内 容 简 介

本书由解放军总医院肝病医学部组织解放军总医院及院外数十位临床经验丰富的肝病相关领域专家，总结汇聚具有代表性的 53 例疑难、罕见肝病病例，采用精简病程记录形式进行呈现，并附加诊治医师诊疗体会及专家点评，结合国内外最新文献、诊治指南给出病例分析，使临床经验与循证证据融会贯通，印象深刻。

本书适合肝病内外科临床医师参考阅读，并可作为全科医师、研究生、进修生、轮转生临床培训教材使用。

图书在版编目 (CIP) 数据

疑难重症肝病：病例精粹与解析 / 游绍莉，吕飒，朱冰主编. —北京：科学出版社，2022.7
ISBN 978-7-03-072141-9

Ⅰ. ①疑… Ⅱ. ①游… ②吕… ③朱… Ⅲ. ①肝疾病—诊疗 Ⅳ. ①R575

中国版本图书馆 CIP 数据核字 (2022) 第 069194 号

责任编辑：王海燕 肖 芳 / 责任校对：张 娟
责任印制：李 彤 / 封面设计：吴朝洪

科 学 出 版 社 出版
北京东黄城根北街 16 号
邮政编码：100717
http://www.sciencep.com

北京建宏印刷有限公司 印刷
科学出版社发行 各地新华书店经销

*

2022 年 7 月第 一 版 开本：787×1092 1/16
2023 年 2 月第二次印刷 印张：16 3/4
字数：373 000
定价：118.00 元
(如有印装质量问题，我社负责调换)

编著者名单

主　审　辛绍杰

主　编　游绍莉　吕　飒　朱　冰

副主编　张　敏　苏海滨　纪　冬

编　委（按姓氏汉语拼音排序）

白　菡	柏兆方	曹丽丽	常彬霞	陈　煜	崔展宇	丁　洋
董　漪	窦晓光	冯丹妮	付懿铭	宫　嫚	谷秋红	关崇丹
郭小青	哈福双	韩　琳	韩　涛	何婷婷	胡拯源	黄　昂
黄超群	纪　冬	金　波	景　婧	孔　明	李　会	李　隽
李爱芹	李东泽	李红豆	李丽昕	梁庆升	刘　华	刘　晖
刘福全	刘鸿凌	刘婉姝	刘晓燕	吕　飒	吕洪敏	马雪梅
孟令展	宁　鹏	裴志勇	盛秋菊	宋芳娇	苏　洋	苏海滨
孙　颖	汤汝佳	田　华	王　宁	王　帅	王春艳	王海波
王建军	王洪波	王丽苹	王睿林	王仲霞	吴一凡	肖小河
徐佰国	徐天娇	许文涛	闫建国	闫丽萍	严立龙	杨　斌
游绍莉	游绍伟	余思邈	岳　进	张　敏	张达利	赵连荣
朱　冰	朱　云	朱世殊	朱霞宇	邹正升		

序

　　随着乙肝疫苗的广泛接种和慢性丙型肝炎实现临床治愈，我国病毒性肝炎发病率明显下降，酒精性肝病、药物性肝病、不明原因肝病占比逐年升高，目前疑难罕见肝病已跃至肝病的 5%～10%，成为日常临床工作的热点和难点。一方面，疑难肝病患者就诊过程漫长艰辛，经济负担重，精神伤害大；另一方面，疑难肝病的诊治需要医师付出大量时间收集全面信息和查阅大量零散的相关资料，但缺少多学科融合的新认识、新概念和新方法。在这样的背景下，解放军总医院肝病医学部各亚专科专家及兄弟单位在以往的工作基础上，融合基因检测、经颈静脉肝组织活检、分子影像和分子病理等技术，总结了近几年疑难肝病诊治心得，精心挑选经典病例编撰该书。

　　游绍莉主任团队一直致力于疑难肝病的诊治研究，他们先前编撰的《疑难重症肝病诊治实录》获得了基层临床医师的高度好评，被解放军总医院肝病医学部挑选为进修生培训教材。广大读者的喜爱激励他们继续收集、撰写疑难肝病病例成册，按照对疑难肝病的认知选择和把握临床思维内容，与传统概念碰撞荟萃，展现了解放军总医院肝病医学部在疑难肝病救治方面的新技术、新进展及新思维，同时也希望与兄弟单位共同学习、交流和进步。

　　《疑难重症肝病——病例精粹与解析》是一本极具临床参考价值的著作。该书的主旨是展示各种疑难肝病真实诊疗过程，分析诊疗体会，由专家对该疾病评述最新进展及诊断标准。在短时间内让读者经历一个疑难肝病的诊疗过程，同时快速学习到相关知识点，与临床同道们交流临床经验和分享对疾病的认识，使疑难肝病的诊断思维更灵活，治疗措施更合理。该书编写力求实用性、真实性和趣味性。每一个病例的标题紧扣该疾病的临床特点，采用诙谐幽默的描述帮助读者牢记这些疑难罕见肝病的临床特征，让读者在阅读的过程中身临其境、感受深刻、兴趣盎然！我相信，该书的出版对指导基层临床肝病医师疑难肝病的诊治将会起到很大的帮助，也将是一本较好的临床实践培训教材。

杨永平

主任医师，博士生导师，技术三级教授

解放军总医院肝病医学部主任

前言

　　随着医学科技的发展、全民生活水平的提高及国家分级诊疗政策的逐渐落地，我们对病毒性肝炎的诊治已经有了很好的方案，越来越多不明原因的肝损害、肝硬化、遗传代谢性肝病或涉及全身多器官系统的疑难重症肝病患者逐渐出现在医师的视野里，给医师带来许多难题和挑战。

　　本着与同行学术交流与分享、共同提高疑难重症肝病诊治水平的目的，本团队在2019年，依托解放军传染病专业委员会青年委员会专家共同出版了《疑难重症肝病诊治实录》，为读者提供了80份疑难病例以供参考和学习。此书出版后，得到了很多基层医师、同行专家的高度认可，也收获了很多中肯的意见和建议。经过两年的筹备与思考，在解放军总医院肝病医学部的大力支持下，肝病内科、肝病外科、介入科、肿瘤科、病理科等多个学科专家再次倾心合作，筛选并精粹了53份疑难重症肝病病例，这些病例或诊断困难，或治疗复杂，或易漏诊、误诊，或疑难少见，特别是近年来大家关注的遗传相关性肝病，在本书中会一并呈现。另外，结合上本书的读者建议，希望将病情发展描述精简，以便更容易获取临床重要信息，因此本书对此进行了改进，并更名为"病例精粹"。

　　为了提升读者的阅读兴趣，我们给每份病例凝练出一个代表病例特点的新颖题目及三个关键词，让读者阅读前充满对未知的好奇寻谜而读，求知若渴；阅读后记忆犹新、感悟深刻，大大提高阅读体验。本书采用诊治时间顺序，分段提炼出最精彩的诊治经过，使读者能在尽量短的时间内体会到医师的诊治思路和结果。随后，再提供诊治团队对该病例的诊治体会，在此基础上，由点评专家结合国内外最新文献、诊治指南给出病例解析，达到临床经验与循证证据的融会贯通。书末，再次列出病例确诊目录，使读者可以在临床需要的时候能快速检索到自己关注的内容，对照学习、精炼学习、强化学习。

　　在本书组稿过程中，得到了各相关科室的大力支持，同时在书稿的审稿修订过程中，各位编者反复核对，仔细校稿，专家们付出了辛苦的努力，在此表示感谢！由于时间紧张，知识面尚不足，书中不可避免地存在一些问题和瑕疵，诚恳读者和专家给予批评及建议，我们将在以后的工作中努力完善，并希望与专家共同讨论，共同进步！

游绍莉

主任医师，技术六级，硕士生导师

解放军总医院肝病医学部肝病科副主任

兼六病区主任

目录

第一章

遗传相关性肝病

病例1 珍贵的礼物：COACH

关键词：Abernethy，先天性肝纤维化，COACH

【病例介绍】

王某，男，22 岁。因"发现肝功能异常 1 个月"于 2021 年 7 月 20 日入院。

1. **现病史** 患者 1 个月前无明显诱因出现腹部不适，2021 年 6 月 22 日就诊于河南某医院。腹部超声：肝实质弥漫性改变，胆囊壁毛糙并增厚、脾大并脾静脉增宽。6 月 24 日就诊于北京某医院。化验：血常规示 WBC 3.41×10^9/L，PLT 47×10^9/L；肝功能：ALT 111U/L，AST 111U/L，TBIL 62.5μmol/L，DBIL 26.52μmol/L，ALP 196U/L，GGT 292.3U/L，ANA 阴性，铜蓝蛋白 26.1mg/dl（正常），HBV-DNA 阴性。腹部 CT：肝硬化，脾大，脾静脉、下腔静脉及双肾静脉纡曲、增宽，门静脉纤细，脾内低密度灶，考虑脾梗死可能。7 月 8 日入住北京第二家医院，化验乙肝、丙肝、艾滋病、梅毒血清标志物均为阴性。行上腹部 CT+CTA：肠系膜上静脉、脾静脉及双肾静脉纡曲、增宽；下腔静脉局部管腔稍增宽（约胸椎 12 椎体水平）；肝硬化，脾大，脾实质内低密度灶，考虑脾梗死；胆囊欠规整，囊壁稍毛糙；右侧心膈角区小淋巴结影。肝脏血管超声：肝静脉、下腔静脉未见明确异常；门静脉主干及左右分支管腔纤细。诊断为：肝硬化（原因未定），伴门静脉高压，给予易善复保肝治疗。为进一步明确诊断来我院就诊。门诊以"肝硬化"收入我区。自发病以来，精神一般，食欲尚可，夜眠尚可，小便色黄，大便未见异常；无鼻出血及牙龈出血，近 3 个月内体重无明显减轻。

2. **流行病学史** 父亲为乙肝患者。该患者有密切接触史，否认输血及血制品应用史，病前 3 个月内无不洁饮食史。

3. **个人史** 既往年幼时智商发育较正常人差，3 岁时开口说话，考虑"构音障碍"，曾怀疑"脑病"但未系统诊治。无"伤寒、结核、猩红热"等传染病史，未发现"心、肺、肾"等脏器慢性病史。无手术外伤史，否认药物及食物过敏史，预防接种史不详。饮酒史 3 年，偶饮酒，量不大；吸烟 3 年，量不大，均已戒除。

4. **家族史** 独生子女，否认家族遗传病史。

5.**查体** 体温 36℃，脉搏 83 次 / 分，呼吸 18 次 / 分，血压 128/90mmHg，营养中等，发育正常，步入病房，自动体位，查体合作。神志清楚，精神尚可，应答尚切题，回答问题语速缓慢。定向力、记忆力、计算力基本正常。面色稍黄，全身皮肤巩膜轻度黄染，未见瘀点、瘀斑，肝掌阳性，未见蜘蛛痣。全身浅表淋巴结未扪及肿大。心肺未见异常。腹部平坦，未见腹壁静脉曲张，全腹软，无压痛、反跳痛，肝肋下未触及，墨菲征阴性，脾左肋下约 8cm 可触及，质韧，无触痛，肝上界位于右锁骨中线第 5 肋间，肝、脾、双肾区无叩痛，移动性浊音阴性，肠鸣音 3 次 / 分，不亢进。双下肢无水肿。肱二、三头肌肌腱及膝、跟腱反射等生理反射存在，巴宾斯基征、布鲁辛斯基征、克尼格征等病理征阴性。扑翼样震颤阴性。

6.**初步诊断** 肝硬化原因待查。

【诊治经过】

（一）诊治第一阶段——肝脏血管畸形

1. 2021 年 7 月 21 日 入院检查：Hb 142.00g/L，N 2.09×10^9/L，PLT 52.00×10^9/L，WBC 3.12×10^9/L，BLA 82.1μmol/L，AST 134U/L，ALT 112U/L，AMY 109U/L，腺苷脱氨酶 23U/L，TBIL 43.2μmol/L，GGT 287U/L，ALB 39g/L，TBA 31.0μmol/L，DBIL 18.8μmol/L，ALB 176U/L，HBsAg 阴性，乙肝表面抗体（发光法）389.70IU/L，活动度 85.2%，INR 1.12，巨细胞病毒 IgG 抗体、巨细胞病毒 IgM 抗体阴性。腹部超声：肝实质弥漫性损害（肝硬化请结合临床）、脾大；门静脉异常（纤细）；胆囊继发改变；脾静脉扩张。心电图无异常。双肺 CT 平扫未见异常。肝脏硬度值（Stiffness）18.5kPa。腹部 CT（图 1-1）：肝硬化，巨脾；门静脉纤细，食管下段、胃底轻度静脉曲张，脾周静脉曲张，脾肾分流；脾内低密度灶，考虑脾梗死。胃镜：食管静脉曲张（轻）伴胃静脉曲张（Lei，gb，D0.3，Rf0），非萎缩性胃炎，幽门螺杆菌尿素酶快速检查（阴性）。头颅 MRI：双侧额顶叶及左侧侧脑室三角区旁脑白质病变，缺血灶？

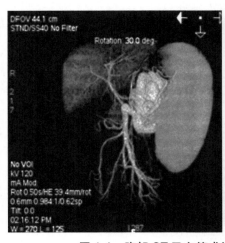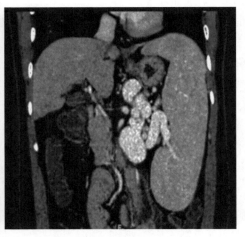

图 1-1 腹部 CT 及血管成像，提示门静脉纤细，脾肾分流

2. 神经内科会诊意见　头颅核磁白质可见少量缺血灶，但患者目前神经系统查体无阳性体征，可不予特殊处理，暂观察并定期复查。

根据血管成像表现，目前可以明确诊断为：Abernethy 畸形，合并门静脉高压、脾功能亢进、高氨血症、肝损害。Abernethy 畸形一般不伴随肝硬化，拟行肝组织病理检查，因患者肝硬化伴血小板低下，拟行经颈静脉肝脏穿刺病理检查。

（二）诊治第二阶段——先天性肝纤维化

1. 2021 年 7 月 27 日　患者行经颈静脉肝穿刺术，术程顺利。

2. 2021 年 8 月 5 日　肝组织病理结果（图 1-2）：考虑先天性肝纤维化，伴 Caroli 病，纤维化程度相当于 S3 ～ 4 期。免疫组化结果：HBsAg（－），HBcAg（－），CK7（胆管+），CK19（胆管+），mum-1（个别细胞+），CD34（血管+），CD68（+），CD10（+）。特殊染色：D-PAS（－），铜染色（+），铁染色（－）。肝小叶结构紊乱，局部假小叶结构形成。肝细胞区域性水样变性，散在点灶状坏死；肝窦内少量炎细胞浸润；汇管区扩大，纤维组织显著增生，纤维间隔易见，可见胆管扩张、数目增多，中等量炎细胞浸润，个别界板肝细胞坏死。

因病理诊断与临床诊断不相符，将病理片送至北京某医院进行病理会诊，支持诊断先天性肝纤维化伴 Caroli 病，建议基因检测。

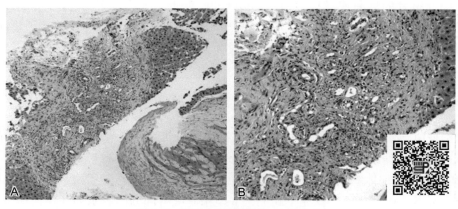

图 1-2　肝组织病理检查，HE 染色
A. 100×；B. 200×

（三）诊治第三阶段——COACH 综合征

1. 2021 年 9 月 20 日　全外显基因检测结果回报：该样本在 *TMEM67* 基因发现两处复合杂合突变。第一个突变：c.652-1G ＞ A chr8-94784816（splice-3），患者父亲未携带，根据 ACMG 指南，该突变可评级为致病变异（pathogenic）；第二个突变：c.1645C ＞ T chr8-94805495（p.R549C），评级为致病变异（pathogenic），家系验证结果显示其父杂合携带。

2. 2021 年 9 月 22 日　再次重新复习颅脑磁共振影像（图 1-3），提示中脑水平"磨牙征"，说明患者存在小脑蚓部发育不全。

（四）最终诊断

COACH 综合征，Abernethy 畸形，合并先天性肝纤维化、高氨血症、脾功能亢进（白细胞、血小板减少症）、门静脉高压、小脑蚓部发育不全。

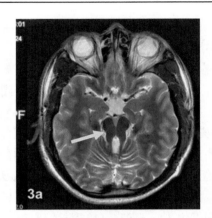

图 1-3　颅脑磁共振提示中脑水平"磨牙征"

（五）随访情况

给予患者保肝、降低血氨治疗。6 个月后随访，病情基本稳定。

【诊疗体会】

通过该例患者的诊断使我们学习了 Abernethy 畸形、先天性肝纤维化、COACH 综合征 3 种疾病。诊断的过程步步深入，抓住每一步检查结果的疑点进一步检查，诊断思维缜密。特别是发现基因检测结果异常后，根据提示逐一甄别并重新阅读影像片，发现"磨牙征"，从而获得意外收获，明确诊断。

【专家点评】

本病例是由于发现肝功能异常而就诊的，在住院初期检查显示门静脉纤细，伴随脾肾分流，高氨血症，明确诊断 Abernethy 畸形。Abernethy 畸形是 1793 年 Abernethy 对一例死因不明的 10 个月女婴尸体解剖时首次发现的疾病，根据门静脉血液是否进入肝脏将 Abernethy 综合征分为两型，Ⅰ型指门静脉完全缺失，Ⅱ型指肝脏有部分门静脉灌注伴门体静脉分流。Abernethy 畸形的诊断主要依赖影像学检查，传统血管造影检查是诊断本病的金标准。目前对 Abernethy 畸形知之甚少，但近年来报道的数量增加，这可能是缘于成像技术的进步。Abernethy 畸形临床表现多样，早期可无明显症状，体格检查可发现轻度肝功能异常，肝损伤严重者少见，随着病情进展，患者常会出现门体分流症状及肝功能失代偿，如高氨血症或肝性脑病、门静脉高压、脾功能亢进症、消化道出血、肝肺综合征、肺动脉高压等。

为进一步明确患者肝脏病理情况，为患者行经颈静脉肝穿刺（transjugular liver biopsy，TBLJ）病理检查，然而病理主要表现为先天性肝纤维化（congenital hepatic fibrosis，CHF），这与 Abernethy 畸形的肝脏病理表现主要是汇管区门静脉缺失、肝脏局灶性结节增生等并不相符，这种表现令人质疑。

CHF 是 1961 年由 Kerr 等首先命名的，是一种组织病理学诊断，具有导管板畸形（ductal plate malformations，DPM）、门静脉发育不全和进行性肝纤维化的病理特征。其实 CHF 不代表单一的临床疾病，CHF 普遍发现在多种纤毛病相关疾病中，包括 Meckel-Gruber

综合征、COACH 综合征 、先天性肾肝胰发育不良（renal-hepatic-pancreas dysplasia, RHPD）综合征等，多为常染色体隐性遗传疾病。研究发现部分 CHF 与 *PKHD1* 突变相关，目前已报道 300 多种 *PKHD1* 基因突变位点。

为进一步明确诊断进行了基因检查，结果并未发现 *PKHD1* 基因突变，却是 *TMEM67* 基因位点复合杂合突变，两个突变位点 ACMG 变异分级均为 pathogenic 分级，高度提示 COACH 综合征可能。

COACH 综合征主要临床表现为肝脏 CHF 及小脑蚓部发育不全，目前研究发现 *TMEM67/MKS3* 的突变会导致 COACH 综合征，全球报道仅数十例。日本报道一例 COACH 综合征，患者为 37 岁女性，在 5 个月大时出现发育延迟，在 7 岁时出现智力低下，从 22 岁开始接受不明原因的肝病治疗，常规消化道内镜检查发现食管静脉曲张，37 岁住进了广岛大学医院。CT 提示门静脉高压和脾大，肝活检显示肝纤维化。脑磁共振图像显示小脑蚓部发育不全。因食管静脉曲张接受了内镜注射硬化剂治疗。另一 COACH 综合征报道为男性患者，6 岁时发现肝功能不全，经肝活检诊断为慢性非活动性肝炎，13 岁时第二次肝活检证实为 CHF，30 岁时进行了第三次肝活检，证实肝纤维化进展。除了 CHF，尚发现小脑蚓部发育不全，从而诊断为 COACH 综合征。30 岁时该男性因出现胃静脉曲张进行肝移植治疗。

回顾本病例，患者既往确实有神经系统表现异常，重新阅读颅脑磁共振影像，才发现以核磁中脑水平"磨牙征"（molar tooth sign）为特征表现的小脑蚓部发育不良，结合肝功能异常、肝组织病理 CHF 表现、基因检测结果，明确诊断 COACH 综合征。提示我们，当遇到 CHF 患者伴小脑发育不全临床表现，应注意排除 COACH 综合征。

目前认为 Abernethy 畸形发病机制与胚胎发育异常有关，但发育异常原因尚未阐明，与基因突变相关性未见报道。有学者报道一例 Abernethy 畸形与 *PKHD1* 突变所致 CHF 及 Caroli 病伴行，该病例中两种畸形合并存在的潜在致病机制尚不清楚。本例患者发现 Abernethy 畸形与 *TMEM67* 突变所致的 CHF 及 Caroli 病伴行，这其中是否有关联性，也尚待进一步研究。

PKHD1 基因编码 4074 个氨基酸组成的蛋白 fibrocystin /polyductin（FPC）在肝脏中位于胆管上皮的初级纤毛，主要生理功能为调节胆管上皮分泌胆汁，还可通过促进细胞分化相关蛋白的表达，参与胆管分化成熟的过程。*PKHD1* 基因突变会导致胆管细胞的 FPC 蛋白功能缺陷，使导管板发育畸形，但在 CHF 患者中，*PKHD1* 基因突变检测率异常仅为 42%～87%，随着基因检测技术的提升，不断发现多种基因突变与 CHF 发生相关。*TMEM67* 基因突变也可引起初级纤毛结构或功能的缺陷，影响细胞的生长及功能，同样可发生 CHF 及 Caroli 病，关于 *TMEM67* 基因突变发生纤毛病的研究不多，具体机制尚未十分明确。*PKHD1*、*TMEM67* 基因突变均与纤毛病相关，且 *TMEM67* 基因突变导致 COACH 综合征的肝脏病变，加深了我们对 CHF 的新认识，同时也拓展对纤毛病在疑难肝病发病机制中的研究。

（作者：解放军总医院第五医学中心　朱　冰
点评专家：解放军总医院第五医学中心　游绍莉　吕　飒）

参 考 文 献

Azad S, Arya A, Sitaraman R, et al. 2019. Abernethy malformation: Our experience from a tertiary cardiac care center and review of literature. Ann Pediatr Cardiol, 12(3):240-247.

Franchi-Abella S, Gonzales E, Ackermann O, et al. 2018. Congenital portosystemic shunts: diagnosis and treatment. Abdom Radiol (NY), 43(8):2023-2036.

Lemoine C, Nilsen A, Brandt K, et al. 2019. Liver histopathology in patients with hepatic masses and the Abernethy malformation. J Pediatr Surg, 54(2):266-271.

Makino Y, Igura T, Imai Y, et al. 2012. Progression of hepatic fibrosis observed by repeated liver biopsies in an adult case of COACH syndrome. Nihon Shokakibyo Gakkai Zasshi, 109(7):1223-1229.

Mi X X, Li X G, Wang Z R, et al. 2017. Abernethy malformation associated with Caroli's syndrome in a patient with a PKHD1 mutation: a case report. Diagn Pathol, 12(1):61.

Peček J, Fister P, Homan M. 2020. Abernethy syndrome in Slovenian children: Five case reports and review of literature. World J Gastroenterol, 26(37):5731-5744.

Satran D, Pierpont M E, Dobyns W B. 1999. Cerebello-oculo-renal syndromes including Arima, Senior-Löken and COACH syndromes: more than just variants of Joubert syndrome. Am J Med Genet, 86(5):459-469.

病例 2 是"石"而非

关键词：胆囊结石，黄疸，铁过载

【病例介绍】

李某，男，41 岁。因"反复肝功能异常 3 个月"于 2019 年 6 月 6 日入院。

1. **现病史** 患者自述 2019 年 3 月进食火锅后出现身目黄染，无发热，无恶心、呕吐，无腹痛、腹泻，无皮肤瘙痒，就诊于北京某医院，化验胆红素在 100μmol/L 左右，考虑胆囊结石、胆囊炎，对症治疗后肝功能好转。出院后未监测肝功能，继续口服熊去氧胆酸治疗 1 个月后停用，自诉身目黄染缓解。同年 5 月中旬无明显诱因出现上腹部阵发性不适，可自行缓解，伴身目黄染，5 月 28 日就诊于内蒙古某医院，化验：ALT 274U/L，AST 85U/L，GGT 679U/L，ALP 214U/L，TBIL 551.6μmol/L，DBIL 368.5μmol/L。WBC 6.49×10^9/L，Hb 161g/L，PLT 216×10^9/L，凝血未见异常，嗜肝病毒均阴性。腹部超声提示肝大、脂肪肝、胆囊炎、胆囊结石、胆总管下段增宽，脾大，胰腺未见异常。腹部 MR 提示急性胆囊炎、胆囊多发结石，肝脏多发血管瘤，给予护肝退黄治疗 4 天。6 月 4 日来我院就诊，门诊以胆结石、胆囊炎收入我科。

2. **流行病学史** 否认肝病患者接触史，病前 6 个月内无输血及血制品应用史。

3. **既往史** 无"伤寒、结核、猩红热"等传染病史，无"心、脑、肺、肾"等脏器慢性病史，发现"胆囊结石"10 年。否认外伤、手术史，无药物及食物过敏史。预防接种史不详。

4. **个人史** 生长于原籍，无长期外地居住史，未到疟疾、鼠疫等疫区，无明确血吸虫疫水接触史，否认饮酒等不良嗜好。吸烟史 20 年，平均每日 20 支。

5. **查体** 体温 36.5℃，脉搏 90 次／分，呼吸 18 次／分，血压 136/78mmHg，身高 177cm，体重 81kg，BMI 25.9kg/m²。发育正常，自动体位，面色略暗，神志清楚，精神尚可。全身皮肤、巩膜中度黄染，结膜无苍白。肝掌阳性，未见蜘蛛痣。全身浅表淋巴结无肿大及压痛。心、肺听诊无异常，腹部平软，无压痛、反跳痛，肝、脾肋下未触及，移动性浊音阴性，双下肢无水肿，扑翼样震颤阴性。

6. **初步诊断** 肝损害、胆结石。

【诊治经过】

（一）诊治第一阶段——意外发现铁过载

1. **2019 年 6 月 8 日** 入院复查：TBIL66μmol/L，DBIL25.1μmol/L，ALT 35U/L，AST 17U/L，GGT 162U/L，ALP 114U/L，PTA 133.4%。IgG 7.67g/L，IgM 1.2g/L；CMV-IgM、EBV-IgM、甲戊肝抗体、自身免疫抗体 12 项、丙肝、艾滋病、梅毒血清标志物均

阴性，乙肝五项均阴性。X线胸片、心电图、心脏彩超大致正常。腹部超声提示：肝回声增粗、脾大、轻度脂肪肝、胆囊壁毛糙、胆囊多发结石。腹部磁共振提示：铁过载（图2-1），肝S4/8交界、肝S1、S5及肝左外叶多发血管瘤；动脉期肝内多发强化灶，考虑灌注异常可能；脾大。胆囊多发结石；胰腺脂肪变。患者入院后予保肝、降酶、退黄治疗。上级医师查房提出肝脏影像学提示铁过载，不排除血色病可能，指示行肝脏穿刺活检术。

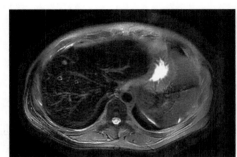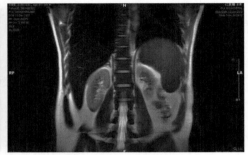

图 2-1　患者磁共振显示铁过载表现

2. 2019年6月18日　行肝组织活检。病理结果：汇管区周围肝细胞内色素颗粒，普鲁士蓝染色阳性，考虑含铁血黄素沉积症。病变程度相当于G1S2，轻度肝细胞脂肪变性，请临床注意除外溶血性疾病及药物、酒精等诱导性肝损伤；肝内铁沉积，3级，遗传性血色病可能，建议必要时行基因检测以明确；轻度肝内胆汁淤积（图2-2）。

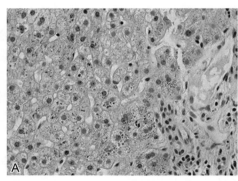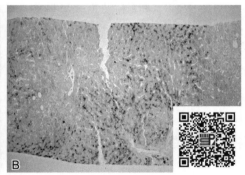

图 2-2　肝组织病理检查
A. HE染色，400×；B.普鲁士蓝染色阳性

上级医师查房后指出：患者化验以间断胆红素升高为主，转氨酶正常，症状轻，肝脏病理提示遗传性血色病的可能，纵观患者病史、症状体征及入院后相关化验检查，结合病理检查，目前遗传性血色病可能性较大，指示完善基因检测进一步明确。患者胆囊存在结石，反复胆红素升高，考虑肝损害与胆结石引起胆汁淤积有关。请外科会诊，必要时行胆囊切除术。外科会诊后，指出目前病情好转，影像学未提示胆管明显扩张情况，给予密切监测，如再次发作，行手术治疗。

3. 2019年6月28出院　复查：TBIL 48.2μmol/L，GGT 38U/L，AST 13U/L，ALP 79U/L，

ALT 13U/L，DBIL 17.6μmol/L，患者病情好转出院。出院前抽血行基因检测。出院诊断为：①胆汁淤积性肝损害；②遗传性血色病？③胆囊结石；④胆囊炎。

（二）诊治第二阶段——基因检测

1. 2019 年 9 月 5 日　患者无明显诱因再次出现剑突下偏右侧不适，疼痛明显，夜间自行缓解，伴身目黄染，小便颜色加深。再次入我院。入院化验：ALT 245U/L，AST 134U/L，TBIL 376.8μmol/L，DBIL 223.9μmol/L，ALP 278U/L，GGT 639U/L，铁蛋白 1977.00ng/ml（升高），未结合铁结合力 24.50μmol/L，转铁蛋白 2.0g/L（↓），铁饱和度 48.9%，铁 23.4μmol/L，总铁结合力 47.9μmol/L（↓），PTA 93.0%，Hb 132g/L。腹部超声提示：肝回声增粗（肝损害结合临床）、脾大；胆囊继发改变、胆囊多发结石；腹部磁共振提示：铁过载；肝 S4/8 交界，肝 S1、S5 及肝左外叶多发血管瘤；动脉期肝内多发强化灶，考虑灌注异常可能；脾大；胆囊多发结石；胰腺脂肪变；右肾小囊肿。

2. 基因检测结果（图 2-3）

该样本在先天性红细胞生成障碍性贫血 2 型、Cowden 综合征 7 型相关基因 *SEC23B* 存在两处杂合突变。家系验证结果显示其子在 c.74C > A 位点存在杂合突变。请结合其他家系情况及临床表型进一步分析。

基因	突变位点	合子型	正常人群携带率	转录版本 Exon 编号	变异来源	ACMG 变异评级	疾病信息
SEC23B	c.1201C > T chr20-18511415 p.R401*	杂合 2/8/27 0.49	0.000 004	NM_006363 cxon10	其子未携带	pathogenic	1. 先天性红细胞生成障碍性贫血 2 型（AR） 2. ?Cowden 综合征 7 型（AD）
SEC23B	c.74C > A chr20-18491553 p.P25H	杂合 66/40 0.38	0.000 541	NM_006363 exon2	其子杂合携带	VUS	1. 先天性红细胞生成障碍性贫血 2 型（AR） 2. ?Cowden 综合征 7 型（AD）

图 2-3　患者基因检测结果

（三）诊治第三阶段——顺线索追查

1. 2019 年 9 月 7 日　上级医师查房指出，患者血色病从影像学及病理检查结果分析，目前诊断血色病明确，基因检测结果提示遗传性血色病基本排除，考虑与先天性红细胞生成障碍有关，为继发性血色病。该患者目前没有贫血的表现，但文献报道该病在没有贫血的情况下也可引起血色病，同时该病常伴随胆石症，与该患者胆石症一致，故考虑先天性红细胞生成障碍可能性大，指示尽快完善骨髓穿刺检查。该患者反复肝功能异常，且每次伴随黄疸升高，每次肝功能异常发生前伴随腹部不适或疼痛，目前考虑肝损害与胆石症有关。给予进一步明确并请肝胆外科会诊指导治疗。

2. 2019 年 9 月 9 日　行骨髓穿刺术，报告提示：骨髓增生活跃，粒系增生减低，红系增生明显，并见病态造血，见双核、多核红细胞。全片共见巨核细胞 551 个。可见网状吞噬细胞吞噬有核细胞及成熟红细胞现象，血小板散在成簇分布。铁染色：外铁（+），内铁阳性率 65%，积分 120。血清铁 260μg/dl，转铁蛋白 2.48g/L，总铁结合力 363μg/dl，铁饱和度 71.6%，转铁蛋白饱和度 74.3%，铁蛋白 578ng/ml。经保肝、降酶、退黄治疗，复查肝功能：ALT 23U/L，AST 15U/L，GGT 155U/L，ALP 117U/L，TBIL 71.7μmol/L，

DBIL 27.8µmol/L。患者经治疗病情好转，建议外科手术治疗，患者拒绝，要求出院，准予出院。

（四）诊治第四阶段——再次发作

1. 2019 年 9 月 24 日　晚上患者和朋友聚餐，进食较多油腻肉类，9 月 25 日上午再次出现剑突下偏右侧不适，闷痛感，伴腹胀、恶心，无呕吐、发热、腹泻，急查血常规：Hb 140g/L，PLT 222×10^9/L，RBC 4.18×10^{12}/L，WBC 10.02×10^9/L；肝功能：ALT 33U/L，TBIL 89.6µmol/L，DBIL 37.8µmol/L，PCT 0.08ng/ml，CRP 0.8mg/L，铁代谢：未饱和铁结合力 41.3µmol/L，转铁蛋白 2.3g/L，铁饱和度 31.8%，铁 19.3µmol/L，总铁结合力 60.6µmol/L。床旁急诊彩超检查结果：胆囊多发结石。对症治疗病情好转。

2. 2019 年 12 月 25 日　患者再次来我院就诊，要求行手术治疗。入院后完善各项化验检查：γ-GGT 59U/L，DBIL 13.6µmol/L，TBIL 53.5µmol/L，尿酸 429µmol/L。行肺部 CT 提示右肺中叶小结节，建议随访观察。肺功能检查基本正常。心脏超声提示二尖瓣少量反流。心电图提示窦性心律，心电图在正常范围。腹部 MR 提示胆囊多发结石，胆囊炎。

3. 2020 年 1 月 6 日　行腹腔镜胆囊切除术，胆囊结石为胆色素结石，进一步证实诊断。后给予保肝、退黄、补液等相关治疗。现患者一般情况良好，2020 年 1 月 13 日出院。

（五）出院诊断

①胆囊结石；②胆囊炎；③先天性红细胞生成障碍性贫血 2 型；④血色病；⑤胆汁淤积性肝损害。

（六）随访情况

6 个月后随访，患者无不适，未到医院复查。

【诊疗体会】

该病例以胆结石、胆囊炎入院，因为在磁共振检查中发现了铁过载，然后一步一步深入检查，最后得以明确诊断。其实在临床上，影像学资料提示铁过载现象并非罕见，铁过载在肝脏疾病中可见于酒精性肝病、药物性肝损害、病毒性肝炎等，只是程度不严重。该病例临床医师敏锐地抓住胆结石与铁过载之间的关系，进行了认真阅片，发现铁过载程度较重的特点，然后经肝穿刺、基因检测、骨髓穿刺等多项检查步步深入证实诊断，进一步证实临床思维的重要性。

【专家点评】

铁过载是指铁在体内过度沉积，导致重要器官的损害和功能障碍，尤其是心脏、肝脏、垂体、胰腺和关节等。许多遗传性或获得性贫血患者，如珠蛋白生成障碍性贫血、MDS 及重型再生障碍性贫血等长期依赖输血的患者，将不可避免地出现铁过载。铁过载可累及心脏、肝、脾、胰腺及肾上腺、甲状腺、甲状旁腺、垂体等内分泌器官，长期过量铁沉积，可导致相应器官的功能障碍。一般认为铁蛋白超过 1000µg/L 即可诊断为继发铁过载。目前应用于临床的能准确评价体内铁过载程度的无创性方法主要有两种：超导量子干涉仪法和磁共振法。这两种方法主要用于对特定器官铁沉积的判断。MRI 具有无创性、操作方便、可重复性好等优点,对肝脏铁过载的诊断及定量敏感性、特异性高。铁过载有两种表现形式:一种是红细胞生成正常但是血浆铁超过转铁蛋白的结合限度(如遗传性血色病),铁沉积在肝脏、心脏和内分泌组织,另一种是由红细胞分解代谢增强所致(如溶血性疾病相关、输血相关铁过载),铁首先沉积在巨噬细胞,超出部分进入实质细胞,任何形式的铁过载均导致组织铁的沉积和组织损害。铁稳态失衡导致的最典型的铁过载疾病是遗传性血色病(hereditary hemochromatosis,HHC)。

血色病(hemochromatosis,HC)又称血红蛋白沉着症、铁过度沉积症等,是指多个实质器管(肝、胰、脾、心脏等)内有过量铁沉积,导致这些器官结构和功能损害的疾病状态。按病因分为原发性血色病(又称遗传性血色病)、继发性血色病(secondary hemochromatosis,SHC)。

遗传性血色病是一种常染色体隐性遗传病,致使铁调节相关激素的缺陷,造成胃肠道过度吸收铁,随后沉积在肝脏、胰腺、心脏、关节、皮肤和性腺,最终引起各器官功能的损害。继发性血色病又称继发性血红蛋白沉着症,是由于其他疾病或治疗措施导致网状内皮系统的铁蓄积容量饱和,使其他器官的实质细胞出现铁过度沉积。对于对铁代谢异常的患者,或者影像学检查发现铁过载的患者,应该评估是否存在血色病的可能。对于血色病患者建议通过肝活组织检查以协助诊断及评估预后。

先天性红细胞生成障碍性贫血(CDA)是一组以红细胞生成异常和无效造血为特征的异质性遗传性疾病,表现为慢性难治性贫血,持续或间断黄疸,骨髓红系增生活跃,有核红细胞多核、核碎裂或其他形态异常。由于红细胞在骨髓内容易破坏,故贫血主要机制是无效红细胞造血,即周围循环红细胞总量和骨髓内红细胞生成包括血红素的合成间发生了分离。红细胞长期破坏,患者体内铁超载多并发血色病,出现肝脾大,导致生存期缩短。

胆结石一般分为胆固醇结石、胆色素结石和混合性结石。胆固醇结石坚硬,色偏黄,胆色素结石松软,色偏黑。肝细胞代谢与胆汁成分改变是胆色素结石形成的主要原因。成石性胆汁中胆红素的主要变化是直接胆红素含量减少,间接胆红素增加。此外,胆汁中胆汁酸含量的下降、钙盐过饱和也是胆红素结石形成的先决条件。胆汁淤积是肝内胆管胆色素类结石形成的另一必要条件,而细菌感染是胆囊和肝内胆管结石的诱发因素。

血色病基本发病机制为铁质长期过度沉积于肝脏、心脏、胰腺及其他实质组织和器官,并对这些组织器官的结构和功能造成损害的疾病状态。肝细胞功能受损,可影响胆汁酸的合成、分泌,导致胆汁的胆盐成分降低,降低胆汁中胆固醇的溶解度,从而易形成胆囊结石。

CDA 的治疗以对症治疗为主,无有效根治办法,预后取决于红细胞生成障碍严重程度和铁负荷的程度。主要治疗包括:①输血,贫血严重者予以输血治疗,非必要时输血可能加重铁负荷程度;②铁螯合剂,防治或减轻铁沉积过多,如祛铁胺等;③维生素 E,有研究认为其有可能延长红细胞寿命;④脾切除,可在一定程度上减缓红细胞破坏和贫血;⑤控制感染,感染常加速红细胞破坏,预防和控制感染非常必要。该患者无明显贫血现象,考虑主要是因为患者尚处于代偿期,红细胞生成尚能代偿红细胞的破坏。

对于一个可疑的遗传性疾病，临床的诊断主要从以下 5 个方面进行分析。①遗传规律：该患者是复合杂合突变，CDA 为隐性遗传性疾病，符合该特征。②家系验证：该患者父母已过世，无法验证，孩子杂合突变，无该疾病表现。③基因突变致病性：主要从人群携带率、突变类型、是否已报道分析，该患者突变位点 1 为终止突变，正常人携带率 0.000 004（很低），pathogenic 级别，有致病报道；突变位点 2 正常人携带率 0.000 541（较低），其子遗传，VUS 级别。④临床症状：基本符合。⑤第三方指标，病理提示血色病；骨髓光镜提示有双核和多核红细胞。以上 5 项分析，该患者结论为 CDA 致病可能性很大。

CDA 主要病理基础是红细胞胞质成熟正常而 DNA 合成障碍，有丝分裂障碍，Ⅰ型在早幼红细胞，Ⅱ型障碍在中、晚幼红细胞阶段。Ⅱ型红细胞膜的改变突出，电镜下可见有额外的膜表现如双层状。该病例没有进行电镜检查，是不足之处。但该病的诊断为临床医师提供了一个缜密临床思维的典范。

（作者：解放军总医院第五医学中心　田　华

点评专家：解放军总医院第五医学中心　游绍莉）

参 考 文 献

韩悦，张欣欣 .2019. 遗传性血色病的基因诊断 . 临床肝胆病杂志，35(8):1673-1679.

库尔班江·阿布都西库尔，王建设 .2020. 疑难肝病的基因诊断 . 临床内科杂志，37(11):768-770.

李思璐，王小勤，冒青，等 .2016. 基因诊断先天性红细胞生成异常性贫血一例 . 中华儿科杂志，54(11):860-861.

茹永新，董树旭，赵轼轩 .2014. 先天性红细胞生成障碍性贫血诊断现状 . 临床血液学杂志，27(1):80-83.

孙慧敏，姜中兴，王卫敏 .2019. SEC23B 基因突变诊断先天性红细胞生成异常性贫血Ⅱ型 1 例并文献复习 . 重庆医学，48(9):1513-1515, 1519.

吴瑶媛，陈玉兰，方昕，等 .2019. 肝脏铁过载的 MRI 特征及其 IDEALGIQ 定量评估的可行性 . 实用放射学杂志，35(6):922-926.

徐文娇，李昌平，石蕾 .2019. 血色病的临床特征及诊治进展 . 现代临床医学，45(4):303-306.

赵锦涵，常江，李洛华，等 .2020. 肝血色病 1 例报道并文献复习 . 胃肠病学和肝病学杂志，29(3):359-360.

Bordi B, Bordi E, Guariglia R, et al. 2002. A case of congenital dyserythropoietic anemia type Ⅱ, Gilbert's syndrome and malleolar trophic ulcers. Hematology, 7(3):197-199.

Wickramasinghe SN. 2000. Congenital dyserythropoietic anemias. Current opinion in hematology, 7(2):71-78.

病例 3　身体里的泡沫

关键词：肝损害，泡沫细胞，基因

【病例介绍】

张某，男，27 岁。主因"发现血小板减少 13 年，腹胀 5 个月"于 2019 年 8 月 6 日入院。

1. **现病史**　缘于 2006 年化验发现血小板减少（具体不详），因无出血倾向，无不适，未监测及治疗。2012 年体检发现肝功能异常（具体不详），PLT 52×10^9/L，腹部 CT 提示脾大。胃镜提示食管静脉曲张（具体不详）。2018 年 11 月发现双下肢水肿，未在意。2019 年 3 月无明显诱因出现腹胀、身目黄染，伴发热，体温最高达 38.8℃。2019 年 3 月 29 日就诊于山西某医院，住院检查：WBC 1.42×10^9/L，Hb 90g/L，PLT 29×10^9/L。ALT 35U/L，AST 40U/L，GGT 20U/L，ALP 69U/L，TBIL/DBIL 86/31μmol/L，ALB 22g/L。PT 27.8 秒、PTA 31%，INR 2.53。血清铜 7.71μmol/L，铜蓝蛋白 115mg/L。腹部彩超：肝弥漫性回声异常（考虑肝硬化），门静脉流速减低，脾大，脾内多发点状强回声，胆、脾及双肾未见明显异常。诊断为"肝豆状核变性，肝硬化失代偿期"，给予保肝及口服"青霉胺"等治疗。患者为求进一步诊治于 2019 年 8 月 2 日就诊我院门诊，门诊以"肝硬化"收入我区。自发病以来，精神一般，食欲尚可，夜眠一般，大便未见异常，尿色黄，无鼻出血及牙龈出血，近 3 个月内体重无明显减轻。

2. **流行病学史**　否认肝病患者接触史，1 个月内有白蛋白及血小板应用史。病前 3 个月内无不洁饮食史。

3. **既往史**　自述 3 岁时患有"甲肝"，治疗后好转，同时发现"脾大"。既往无"伤寒、结核、猩红热"等传染病史，无"心、脑、肺、肾"等脏器慢性病史。无手术外伤史，否认药物及食物过敏史，预防接种史不详。

4. **个人史**　生长于原籍，无长期外地居住史，未到疟疾、鼠疫等疫区，无明确血吸虫疫水接触史，否认烟酒等不良嗜好。

5. **家族史**　父母健在，否认家族中其他传染病及遗传病史。

6. **查体**　体温 36℃，脉搏 83 次 / 分，呼吸 18 次 / 分，血压 128/90mmHg，身高 163cm，体重 55kg，BMI 20.7kg/m^2，步入病房，自动体位，查体合作。神志清楚，精神一般，应答切题，智力正常，定向力、记忆力、计算力正常。面色晦暗，全身皮肤巩膜中度黄染，未见瘀点、瘀斑，肝掌阳性，未见蜘蛛痣。全身浅表淋巴结未扪及肿大。心肺未见异常。腹部平坦，未见腹壁静脉曲张，全腹软，无压痛、反跳痛，肝脏增大，右肋下及剑突下 4cm 可触及，墨菲征阴性，脾肋下 10cm 可触及，肝上界位于右锁骨中线第 5 肋间，肝、脾、双肾区无叩痛，移动性浊音阴性，肠鸣音 3 次 / 分，不亢进。双下肢无水肿。肱二、三头肌肌腱及膝、跟腱反射等生理反射存在，巴宾斯基征、布鲁辛斯基征、克尼格征等病理征阴性。扑翼样震颤阴性。

7. **初步诊断** 肝硬化失代偿期，肝豆状核变性？

【诊治经过】

（一）入院诊治第一阶段——初步印象

1. **2019 年 8 月 12 日** 入院后查 WBC $1.54 \times 10^9/L$，Hb 99.00g/L，PLT $15.00 \times 10^9/L$；纤维蛋白原 0.69g/L，活动度 30.2%，INR 2.17。ALB 21g/L，CHE 1648U/L，AST 45U/L，钙 1.88mmol/L，磷 1.35mmol/L，TBIL 61.1μmol/L，TC 2.59mmol/L，TG 1.04mmol/L。Ig G 15.04g/L、Ig A 4.6g/L、Ig M 1.9g/L、γ-GLO 31.5%、$β_2$GLO 8.2%。血清铜 6.7μmol/L，铜蓝蛋白 0.13g/L。24 小时尿铜 45.3μg。Coombs 试验阴性。补体 C3 0.23g/L，总补体溶血活性 7U/ml，补体 C4 0.1g/L。嗜肝病毒血清标志物均阴性。非嗜肝病毒血清标志物阴性。自身抗体均阴性，T_3 0.832nmol/L，余正常；BAL 80.2μmol/L。尿常规＋镜检：尿胆原≥140μmol/L；大便常规未见异常。心电图：窦性心律不齐。超声（腹部）：肝硬化、脾大、腹水（少量），肝内多发稍低回声结节（建议定期复查或进一步检查），胆囊继发改变，脾内钙化灶，脾静脉扩张、脾肾分流形成。腹部 MRI：肝硬化、多发硬化结节（DN），巨脾、脾内多发含铁小体，腹水，脾静脉曲张，脾 - 肾分流，附脐静脉开放，动脉期肝内多发异常强化影，考虑异常灌注；DWI 序列肝 S5 稍高信号结节，建议定期复查（3 个月），胆囊炎。肺部 CT：双肺间质性改变。头颅 CT 检查未见异常。眼科会诊：未见 K-F 环。

上级医师查房进一步追问病史，患者姐姐告诉医师，该患者为弃婴抱养，患者本人不知情，并要求保密隐私。患者肝硬化原因不明确，巨脾伴身材矮小，为弃婴，需要重点考虑遗传代谢性疾病，根据入院后检查结果，铜蓝蛋白 0.13g/L，比正常值低，尽管 24 小时尿铜基本正常，无 K-F 环和神经系统症状，目前仍不能排除肝豆状核变性的可能。因存在肝硬化、腹水、凝血功能差，无法行经皮肝穿刺检查，患者拒绝经颈静脉肝穿刺检查。暂给予青霉胺＋硫酸锌治疗，完善基因检测，待基因检测结果回报进一步明确诊断。患者血小板低，予以输注血小板，警惕出血风险。

2. **2019 年 8 月 16 日** 复查肝功能：ALB 27g/L，CHE 2914U/L，AST 34U/L，ALT 19U/L，TBIL 54.9μmol/L，DBIL 27.9μmol/L。患者因经济原因出院，院外等待基因检测结果，治疗上继续青霉胺＋硫酸锌治疗，同时应用呋塞米、螺内酯行利尿治疗。

（二）入院诊治第二阶段——明确诊断

1. **2019 年 10 月 20 日** 患者返院复查：Hb 94.00g/L，PLT $11.00 \times 10^9/L$，WBC $2.45 \times 10^9/L$，ALT 29U/L，DBIL 24.3μmol/L、TBIL 70.1μmol/L，活动度 28.7%，INR 2.21。基因检测结果回报：肝豆状核变性相关基因 *ATP7B* 未见明确致病改变，该样本在尼曼 - 皮克病相关基因 *SMPD1* 存在两处杂合突变：c.7delC（缺失突变），导致氨基酸改变 p.R3Afs*74（移码突变 -74 位后终止）；c.1565A ＞ G（腺嘌呤＞鸟嘌呤），导致氨基酸改变 p.N522S（天冬酰胺＞丝氨酸）。其中 c.7delC 导致蛋白翻译提前终止，对蛋白功能的影响可能较大。根据 ACMG 指南，突变位点 c.7delC 可评级为 pathogenic（致病性突变），突变位点 c.1565A ＞ G 可评级为 likely pathogenic（疑似致病突变）。

　　上级医师查房后分析：依据患者基因检测结果及临床表现，高度怀疑尼曼 - 皮克病，予以停用青霉胺和硫酸锌。该患者存在肝脾大、肺部病变、外周血多系减低，无中枢神经的异常表现，考虑为尼曼 - 皮克病。完善骨髓穿刺术。

　　2. 2019 年 10 月 24 日　骨髓细胞学检测回报：骨髓增生明显活跃，三系均可见，粒系呈反应性改变，红系增生性贫血表现，巨核细胞产板型未见。观全片，尼曼 - 皮克细胞和海蓝组织细胞较易见（图 3-1）。尼曼 - 皮克病和海蓝组织细胞增生症不除外，请进一步检查并结合临床分析。

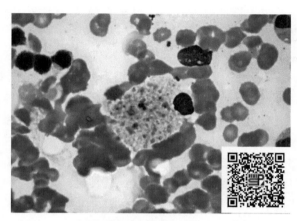

图 3-1　骨髓穿刺病理检查可见尼曼 - 皮克细胞

　　3. 2019 年 11 月 1 日　酸性鞘磷脂酶活力检测：酸性鞘磷脂酶 1.7nmol/（g·min）（7.0 ～ 20.8）；β- 半乳糖苷酶 189.7nmol/（g·min）（144.7 ～ 350.4）。酶活力低于正常下限提示为缺陷，进一步印证尼曼 - 皮克病诊断。继续对症治疗。患者出院后给予当飞利肝宁片、复方甘草酸苷片等保肝降酶对症治疗。11 月 2 日复查血：ALT 37U/L，AST 50U/L，ALP 71U/L，GGT 19U/L，TBIL 65.4μmol/L，DBIL 27.5μmol/L，TBA 117.6μmol/L，ALB 25g/L，CHE 2228U/L，TC 2.1mmol/L，TG 0.76mmol/L。

　　（三）最终诊断

　　①尼曼 - 皮克病；②肝硬化失代偿期，慢性肝衰竭合并腹水，低蛋白血症，脾功能亢进；③胆囊炎。

　　（四）随访情况

　　患者一般情况可，仍肝脾大，2019 年 12 月当地医院复查肝功能：ALT 28U/L，AST 47U/L，ALP 61U/L，GGT 26U/L，TBIL 45.4μmol/L，DBIL 21.5μmol/L。对症治疗，定期随诊。

【诊疗体会】

　　患者少年起病，身材矮小，查体可见巨脾，化验提示血小板减少、肝功能异常，入科后重点考虑遗传代谢性肝病可能，除常规化验外患者完善基因检测、骨穿刺等检查，高度怀疑尼曼 - 皮克病后，进一步检测酸性鞘磷脂酶活力从而证实诊断。这提示临床上遇到青少年肝病表现为肝硬化患者，需高度警惕遗传代谢性肝病的可能，追根溯源，抽丝剥茧，最终明确诊断。

【专家点评】

尼曼 - 皮克病（Niemann-Pick disease，NPD）是 1914 年首先由德国医生 Niemann 报道，1922 年 Pick 详细描述了病理检查所见，故而得名，是一种罕见的常染色体隐性遗传病，属先天性糖脂代谢性疾病，发病率（0.5～1.0）/10 万，犹太人发病率较高，亚洲人发病率最低。该病因鞘磷脂酶基因突变造成溶酶体内鞘磷脂异常贮积在单核 - 巨噬细胞系统，出现肝脾大、中枢神经系统退行性变。其特点是全身单核 - 巨噬细胞和神经系统有大量含神经鞘磷脂的泡沫细胞。

根据发病年龄、临床表现和分子生物学特征，NPD 可分为 A、B、C、D 型，其中 A、B 型均由编码鞘磷脂磷酸二酯酶 -1 的 SMPD1 基因突变导致神经鞘磷脂酶缺乏，C、D 型则因 NPC1 或 NPC2 基因突变导致胆固醇转运障碍。A 型称为急性神经型，最常见，多在出生后 6 个月内发病，表现为肝脾大、反复肺部感染、进行性神经系统退行性病变。B 型又称慢性非神经型或内脏型，症状最轻，预后最佳，极少甚至没有神经系统病变，表现为肝脾大、高血脂、肺部间质性病变及外周血一系或多系减低，多可存活至成人。C 型和 D 型主要病理改变是组织细胞内大量游离胆固醇和糖苷神经鞘脂类沉积，表现为神经变性病变。新生儿胆汁淤积性黄疸，肺部间质浸润改变；婴儿肌无力，生长发育迟缓；学龄儿童突然出现癫痫和痴笑；青少年或成人期出现类似抑郁症或精神分裂症的精神症状，同时出现肝脾大者，需要考虑此病。在本例患者基因检测为 SMPD1 基因突变，且无明显神经系统症状，考虑为 B 型。

NPD 诊断的主要依据：①肝脾大；②有或无神经系统损害，有无眼底樱桃红斑（A 型和 B 型）；③骨髓中可找到尼曼 - 皮克细胞样泡沫细胞；④肺部 X 线呈粟粒样或网格状浸润；⑤肝、脾穿刺或淋巴结活检；⑥有条件可做酸性鞘磷脂酶活性测定（A 型和 B 型）、皮肤成纤维细胞培养 Filinpin 染色发现异常的游离胆固醇沉积（C 型）；⑦基因检测。结合临床表现，基因致病突变或酸性鞘磷脂酶活性（白细胞或培养的纤维成细胞中）低于对照组的10% 即可诊断为 A/B 型尼曼 - 皮克病。

NPD 病变涉及周身的网状内皮细胞，脂肪代谢紊乱。磷脂酶缺乏，肝脾极度肿大，神经系统受侵犯。肝、脾、淋巴结和骨髓细胞中含磷脂的泡沫状网状内皮细胞。B 型患者临床表现为轻度中枢神经系统症状，常首发于学龄儿童，突出表现为肝脾大、血常规改变（贫血、白细胞减少、血小板减少）、由间质性肺病引起的呼吸功能不全及少数神经系统症状。NPD-B 型无特效治疗方法，预后差异大，多数患者可存活至成人，也有部分患者出现严重症状甚至死亡。McGovem 等观察了 103 例 NPDB 型患者发现，13 例有神经系统受累，9 例发生肝硬化或肝衰竭，9 例有冠状动脉疾病及瓣膜病，4 例有氧依赖的肺部病变。NPDB 型多无神经系统受累，有文献对 78 例死亡患者进行原因分析，发现死于肝衰竭及呼吸衰竭者占 27.7%。

NPD 目前无特异性治疗，只能采取对症治疗：NPDA 型患者控制肺部感染、镇静治疗克服睡眠障碍；NPDB 型患者常伴有血小板减少症，可补充血小板，辅助供氧。有学者提出此型患者经异基因造血干细胞移植、脐血移植可缓解肝脾大症状，但疗效个体差异大，临床报道不移植后引起的并发症也不容忽视。我国一项针对 NPDB 型的酶替代疗法正在研究中，或许会成为此病的最终治疗方案。欧美国家已经批准美格鲁特（miglustat）治疗 C 型，虽然不能治愈 NPDC 型，但能稳定并改善患者的神经系统症状，延缓疾病进展。

（作者：解放军总医院第五医学中心　徐天娇

点评专家：解放军总医院第五医学中心　朱　冰）

参 考 文 献

陈姣，刘小梅，肖娟，等 . 2021. 异基因造血干细胞移植治疗尼曼匹克病 B 型 1 例 . 中国小儿血液与肿瘤杂志 , 26(1):48-50.

胡亚美，江载芳 . 2007. 诸福棠实用儿科学 .7 版 . 北京 : 人民卫生出版社 : 2154-2156.

Desnick JP, Kim J, He X, et al. 2010. Identification and characterization of eight novel SMPD1 mutations causing types A and B Niemann-Pick disease. Mol Med, 16(7-8):316-321.

McGovern MM, Lippa N, Bagiella E, et al. 2013. Morbidity and mortality in type B Niemann-Pick disease. Genet Med, 15:618-623.

McGovern MM, Wasserstein MP, Giugliani R, et al. 2008. A prospective, cross-sectional survey study on the natural history of Niemann-Pick disease type B. Pediatrics, 122(2):341-349.

病例4 施瓦赫曼的"钻石"

关键词：肝损害，脾大，胰腺脂肪变

【病例介绍】

延某，女，44岁。主因血小板减少14年，腹胀、双下肢水肿1个月，于2020年7月21日入院。

1. **现病史** 缘于2006年妊娠时体检发现血小板减少，具体不详，未予重视。2020年6月初患者无明显诱因出现腹胀、双下肢水肿。6月23日就诊内蒙古某医院，化验：WBC $2.6 \times 10^9/L$，Hb 121g/L，PLT $37 \times 10^9/L$。AST 53U/L，GGT 24U/L，ALT 62U/L，ALB 38g/L，ALP 69U/L、DBIL 8μmol/L，TBIL 17μmol/L。活动度52.9%。HBsAg阴性，丙肝抗体阴性，自身抗体均阴性。腹部CT：肝硬化，脾大，腹、盆腔少量积液。胃镜：慢性非萎缩性胃炎伴糜烂。骨穿刺：骨髓增生活跃，血小板减少。当地医院给予保肝等治疗，并排除血液系统疾病。患者今日为进一步诊治就诊我院，门诊以"肝硬化"收入我科。

2. **流行病学史** 否认肝病患者接触史，病前6个月内无输血及血制品应用史。病前3个月内无不洁饮食史。

3. **既往病史** 无"伤寒、结核、猩红热"等传染病史，无"心、脑、肺、肾"等脏器慢性病史。否认药物过敏史，自诉对海鲜过敏。预防接种史不详。不吸烟，偶少量饮酒。

4. **个人史** 生长于原籍，无长期外地居住史，未到疟疾、鼠疫等疫区，无明确血吸虫疫水接触史，不吸烟，偶少量饮酒。

5. **查体** 体温36.8℃，脉搏83次/分，呼吸18次/分，血压111/82mmHg，身高1.58m，体重43kg，BMI 17.2kg/m²，营养欠佳，步入病房，自动体位，查体合作。神志清楚，精神可，应答切题，定向力、记忆力、计算力正常。面色晦暗，全身皮肤巩膜无黄染，未见瘀点、瘀斑，肝掌阴性，未见蜘蛛痣。全身浅表淋巴结未扪及肿大。胸廓异常，"鸡胸"表现。心肺听诊未见异常。上腹部饱满，未见腹壁静脉曲张，全腹软，无压痛、反跳痛，肝肋下未触及，脾肋下6cm可触及，质韧，肝上界位于右锁骨中线第5肋间，肝、脾、双肾区无叩痛，移动性浊音阴性，肠鸣音3次/分，不亢进。双下肢轻度水肿。腱反射正常，扑翼样震颤阴性。

6. **初步诊断** ①肝硬化待查：病毒性肝炎？自身免疫性肝病？药物性肝损害？②血液系统疾病？

【诊治经过】

（一）入院诊治第一阶段——初步检查，病因未明

1. **2020年7月24日** 入院检查：WBC $0.94 \times 10^9/L$，Hb 89.00g/L，PLT $29.00 \times 10^9/L$。

CRE 62μmol/L，ALB 30g/L，CHE 3424U/L，K^+ 3.3mmol/L，DBIL 5.8μmol/L，AST 44U/L，ALT 42U/L，ALP 67U/L，TBIL 11.5μmol/L。免疫球蛋白 G 7.16g/L、免疫球蛋白 M 3.1g/L。血清铜 17.7μmol/L、铜蓝蛋白 0.28g/L。活动度 48.7%，BLA 45.4μmol/L，ESR 7.00mm/1h，甲状腺功能五项均正常，乙肝血清标志物、丙肝抗体、甲戊肝三项、丁肝三项均阴性，自身抗体均阴性，抗核抗体谱均阴性。巨细胞病毒 IgM 抗体阴性，EBV-DNA 定量 < 100U/ml，CMV-DNA 定量 < 100U/ml。AFP 1.06ng/ml，女性肿瘤标志物正常，艾滋病抗体、梅毒抗体均阴性。胸部平扫未见明确异常。腹部 B 超：肝硬化、脾大、腹水，肝内多发稍低回声结节（建议增强影像学检查），胆囊继发改变，脾静脉扩张。心电图：窦性心律，正常范围心电图。肝脏硬度值（stiffness）14.7kPa。腹部血管超声：门静脉未见明显异常。腹部磁共振：肝实质弥漫性损害，肝硬化，脾大，少量腹水，脾静脉曲张，脾静脉血栓形成，动脉期肝内异常信号影，考虑异常灌注；胆囊炎；胰腺显示不清，考虑脂肪变（图 4-1）。

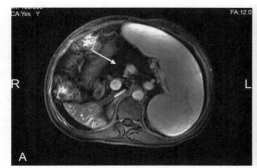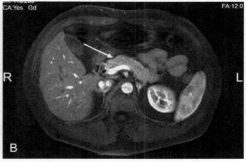

图 4-1 T_2 加权腹部磁共振图像

A. 患者胰腺；B. 正常人胰腺

2. *初步诊断* 肝硬化原因待查，合并低蛋白血症、腹水、脾功能亢进。患者目前肝硬化病因未明，可考虑行肝穿刺进一步明确，因患者血小板低下，合并腹水，为经皮肝穿刺禁忌证，拟行经颈静脉肝穿刺。给予保肝、降酶、补充白蛋白、利尿治疗，同时给予重组人粒细胞刺激因子皮下注射。患者 14 年前即发现血小板下降，注意有无先天性肝纤维化、特发性门静脉高压等可能。

（二）入院诊治第二阶段——病理检查，迷云难解

1. *2020 年 8 月 5 日* 患者于介入导管室完成经颈静脉肝穿刺术，术中测肝右静脉楔压 46.4cmH₂O，肝静脉自由压 16cmH₂O，心房压 12cmH₂O，计算 HVPG 30.4cmH₂O。术程顺利，术中生命体征平稳，术后安返病房。骨穿刺结果回报：骨髓增生活跃，粒、红两系增生，全片共见巨核细胞 121 个，血小板少见。ITP 不除外，请结合临床及其他检查结果考虑。

2. *2020 年 8 月 15 日* 肝组织病理回报：慢性肝损伤，病变程度相当于 G1S3，免疫组化结果：HBsAg（－），HBcAg（－），CK7（胆管 +），CK19（胆管 +），mum-1（少数 +），CD34（血管 +），CD10（+），CD68（散 +）。特殊染色结果：铜染色（－），铁染色（－），D-PAS（－）。穿刺组织内可见大量纤维结缔组织和少部分肝组织。肝细胞区域性水样变性，偶见脂肪变性，易见肝细胞嗜酸性变，部分肝细胞内可见色素颗粒沉积，散在点灶状坏死；肝窦内少量混合性炎细胞浸润，可见吞噬色素颗粒的 Kupffer 细胞；汇管区扩大，纤维组织增生，纤维间隔形成，少量炎细胞浸润，未见明确界面炎（图 4-2）。

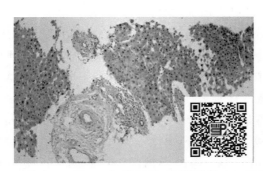

图 4-2　HE 染色，100×，汇管区明显纤维化扩大，间质炎症轻

3. 2020 年 8 月 18 日　另一家三甲医院肝穿刺病理会诊结果：肝纤维化 S3 ～ 4 期，请影像学检查除外血管病变，其次考虑非典型的先天性肝纤维化。肝组织内见 4 处含汇管区结构的纤维化带分隔肝实质，间质未见明显炎症，动脉支管壁增厚明显，亦可见门静脉支管壁增厚，胆管数量较少，有的管腔轻度扩张，有的管腔狭小，轻度细胆管反应；肝实质内未见明显炎症坏死，局部肝窦轻度扩张，肝板排列不整，偶见肝细胞内含脂肪滴。建议完善基因检测。

4. 2020 年 8 月 19 日　患者本人及其家属同意基因检测并要求出院。

（三）诊治第三阶段——基因检测，意外发现

2020 年 9 月 28 日　基因检测回报：*EFL1* 基因复合杂合突变（图 4-3）。其中一个突变为缺失恶性突变，另一位点的突变正常人群携带率极低，两个突变位点分别来自母亲及父亲，符合隐性遗传性疾病规律特点。根据基因结果补充检查：手部 X 线摄片未见骨骼发育异常，但查体可见"鸡胸"；追问病史：患者长期间断性腹泻，每日大便次数 2 ～ 6 次；结合患者影像学检查发现胰腺脂肪变、血象三系减少，可考虑诊断 Shwachman-Diamond 综合征（SDS）。

该样本在 Shwachman-Diamond 综合征 2 型相关基因 *EFL1* 存在两处杂合变异。家系验证结果显示此双杂合变异分别来自于其父母，其子 c.74T > C 位点存在杂合变异。请结合临床表型进一步分析。

基因	突变位点 （GRCh37/hg19）	合子型	正常人群 携带率	转录版本 基因亚区	家系 验证	ACMG 变异评级	疾病信息
EFL1	c.1581_1587delCAAAT AC chr15-82512017-8251 2023 p.K528Vfs*11	杂合 58/36 0.38	-	NM_024580.5 exon14	母源 其子未携带	VUS	Shwachman-Diamond 综合征 2 型（AR）
EFL1	c.74T > C chr15-82554046 p.L25S	杂合 42/27 0.39	0.000 004 0 110 705 5	NM_024580.5 exon2	父源 其子杂合携带	VUS	Shwachman-Diamond 综合征 2 型（AR）

图 4-3　基因检测结果

(四) 最后诊断

① Shwachman-Diamond 综合征；② 肝纤维化（S3 ～ 4 期）。

【诊疗体会】

患者主因血小板减少起病，伴随白细胞及血红蛋白下降，起初结合影像学脾大表现，考虑脾功能亢进。但患者肝功能良好，胃镜未见静脉曲张，肝穿刺病理未见假小叶形成，考虑不单纯为脾功能亢进所致。予以完善骨穿刺骨髓细胞学检测，结果未提示骨髓增生异常综合征及病态造血，患者腹部磁共振同时提示胰腺脂肪变可能，血淀粉酶低，患者长期间断腹泻，符合 Shwachman-Diamond 综合征胰腺功能不全表现。查阅文献，Shwachman-Diamond 综合征亦有肝损害表现，患者基因检测结果验证肝纤维化考虑与该病有关。

【专家点评】

Shwachman-Diamond 综合征（SDS）主要临床表现为造血功能衰竭所致不同程度的外周血细胞减少，也是先天性再生障碍性贫血或称遗传性骨髓衰竭综合征（inherited bone marrow failure syndrome， IBMFS）的主要类型之一。SDS 多伴有因胰腺外分泌酶不足所致慢性腹泻、原因不明肝脏病变，以及身材矮小和骨骼畸形等特征性临床表现。SDS 是一种染色体隐性遗传性疾病，最常见的突变为 SBDS 基因突变，其中 EFL1、DNAJC21、SRP54 基因突变也可导致 SDS 样综合征。此病主要有三大表现：①胰腺脂肪变伴外分泌功能不全，伴营养不良；②血液系统表现，中性粒细胞减少是最常见的血液学异常，部分患者会出现血小板减少，且此病有转化为骨髓增生异常综合征及急性髓细胞白血病的倾向；③骨骼发育异常，患者均有身材矮小、骨龄落后，部分患者肋骨发育异常。

SDS 发病机制是因第 7 号染色体的 SBDS 基因发生突变，SBDS 基因产物是含约 250 个氨基酸的多功能蛋白，主要参与细胞内核糖体的生物合成过程和有丝分裂纺锤体的稳定。SBDS 基因产物广泛表达于骨髓、胰腺、肝脏和大脑等细胞代谢活跃的重要脏器，如出现 SBDS 基因突变，将导致相关脏器功能异常的临床特征。近年来发现 EFL1、DNAJC21、SRP54 基因突变也会发生 SDS。关于 EFL1 基因致病变异相关的表型目前知之甚少，EFL1 基因突变可能损害 80S 核糖体组装并在细胞系和动物模型中诱导 SDS 特征。

SDS 临床诊断及分子诊断如下。①临床诊断：骨髓造血功能衰竭所致血细胞减少和胰腺外分泌酶缺陷所致腹泻。需要除外各种破坏因素所致血细胞减少，并检测血清胰腺外分泌酶水平予以验证。②分子诊断：检测显示存在等位 SBDS 基因突变。由于约 10% 病例为未知基因突变，故也可结合临床表现和实验室检测结果等综合分析后确定诊断。

SDS 最常见的首发表现为慢性腹泻伴脂肪泻，其次为粒细胞缺乏，其中近 80% 的 SDS 病例出现肝脏病变，但多缺乏临床特异症状，多为常规检查时发现肝大、转氨酶升高等特征，并可除外乙型、丙型等血清学肝炎的特征，但并不具有特殊诊断价值，可作为早期诊断参考。

干细胞移植仍为目前 SDS 的唯一根治性疗法。对于暂不符合干细胞移植条件的患者，目前推荐采用下列对症支持疗法。①对症支持：口服外源性胰酶制剂、脂溶性维生素和微量元素，以及采用脱脂配方乳等，以改善消化功能和营养状态。②成分输血：贫血、中性粒细胞和血小板减少症可考虑输入血小板、红细胞或注射粒细胞集落刺激因子，严重的全血细胞减少症、MDS 或 AML 者可考虑予以造血干细胞移植。③促进造血：对于持续 ANC 显著下降和反复感染者，可适当采用粒系集落刺激因子（G-CSF）。建议小剂量间隔疗法，如每次 2～3 g/kg，每次间隔 2～3 天。少数患者接受雄性激素后可能改善贫血。④长期随访：由于 SDS 后期高发 MDS 或急性髓细胞性白血病，故需密切随访，并为干细胞移植做好准备，同时应注意检测血常规、生长发育、营养状态、骨髓及骨关节、神经心理筛查等。

（作者：齐齐哈尔市第一医院　李红豆

点评专家：解放军总医院第五医学中心　朱　冰）

参 考 文 献

周锦，郭姝，王国丽，等 . 2019. 儿童 Shwachman-Diamond 综合征 4 例临床特点及基因分析 . 中国实用儿科杂志，34(1):50-52.

Bezzerri V, Cipolli M. 2019. Shwachman-Diamond syndrome:molecular mechanisms and current perspectives. Mol Diagn Ther, 23(2): 281-290.

Cesaro S, Pegoraro A, Sainati L, et al. 2020. A prospective study of hyematologic complications and long-term survival of Italian patients affected by Shwachman-Diamond syndrome. J Pediatr, 219:196-201.e1.

Lawal OS, Mathur N, Eapi S, et al. 2020. Liver and cardiac involvement in Shwachman-Diamond syndrome: A literature review. Cureus, 12(1):e6676.

Liu Y, Liu F, Cao YZ, et al. 2018. Shwachman-Diamond syndrome protein SBDS maintains human telomeres by regulating telomerase recruitment. Cell Rep, 22(7): 1849-1860.

病例5 婴儿脂肪肝，罕见中罕见

关键词：婴儿，肝脾大，脂肪肝

【病例介绍】

丁某，女，1岁1个月。主因"发现肝功能异常15天"于2018年7月19日以"肝功能异常原因待查"由门诊收入我科。

1. 现病史　患儿2018年7月4日在当地市儿童医院查体发现肝功能异常，ALT 86.7U/L，AST 188.5U/L，TBIL/DBIL 9.2/7μmol/L，ALP 312U/L，GGT 314U/L，TBA 23.1μmol/L。血常规：WBC 15.61×10^9/L，RBC 4.26×10^{12}/L，Hb 127g/L，PLT 244×10^9/L，N 0.53，L 39%。甲、乙、丙型肝炎病毒感染指标均阴性。腹部超声提示肝脾大。患儿无明显不适，未予治疗。7月17日到北京儿童医院门诊进一步检查，门静脉超声提示门静脉及肝静脉回声未见明显异常，肝脏瞬时弹性检测肝脏硬度平均值约17.4kPa。患儿7月18日下午6时左右突然出现发热，体温最高40℃，无流涕、咳嗽、咳痰等不适，在北京某医院查C反应蛋白正常，血常规：WBC 8.79×10^9/L，RBC 4.17×10^{12}/L，Hb 123g/L，PLT 214×10^9/L，N 0.664，L 21.7%，考虑"急性上呼吸道感染"，予对症退热处理后体温可下降。7月19日为进一步诊治来我院，门诊以"肝功能异常原因待查"收住院。患儿自发病以来精神可，饮食正常，大小便正常，睡眠可。

2. 流行病学史　否认肝炎患者密切接触史。无输血及血制品应用史，病前3个月内无不洁饮食史。

3. 既往史　否认"伤寒、结核"等其他传染病史，无其他慢性病史，无手术和外伤史，无中毒史。否认药物及食物过敏史。按国家计划免疫按时预防接种疫苗。

4. 个人史　生于原籍，母亲G1P1，其母亲妊娠期体健，足月剖宫产，出生时体重3.55kg，身长50cm，出生时无窒息、脐带绕颈等。混合喂养，按时添加辅食，生长发育正常。无血吸虫病等疫水接触史，无放射性物质、毒物接触史，无特殊饮食嗜好。

5. 家族史　父母体健，否认家族性遗传病史及传染病史。

6. 查体　体温38℃，脉搏126次/分，呼吸24次/分，身高78cm，体重9kg。发育正常，营养中等，神志清楚，精神可。全身皮肤、黏膜无黄染，肝掌阳性，未见蜘蛛痣，全身浅表淋巴结未触及。双眼巩膜无黄染。咽部轻度充血，双扁桃体Ⅰ度肿大，未见脓点及脓性分泌物。心肺查体无异常。腹饱满，无腹壁静脉曲张，未见肠型及蠕动波，腹壁柔软，肝肋下约5cm，质韧，边缘钝，表面光滑，无触痛，脾左肋下未触及，全腹触诊无异常反应和哭闹，肺肝界位于右锁骨中线第5肋间，移动性浊音阴性，肠鸣音正常，双下肢不肿。

7. 初步诊断　①肝功能异常原因待查；②急性上呼吸道感染。

【诊治经过】

（一）第一次住院诊治——全面检查，病理提示诊断方向

1. 2018 年 7 月 21 日　入院后检查：WBC 8.54×10^9/L，N 0.648，RBC 4.06×10^{12}/L，Hb 119g/L，PLT 182×10^9/L。尿和大便常规正常，凝血酶原时间 12.8 秒，INR 1.12，活动度 71.6%。ALB 48g/L，GLO 20g/L，TBIL 10.6μmol/L，DBIL 5.2μmol/L，ALT 57U/L，AST 112U/L，ALP 326U/L，GGT 226U/L，TBA 14μmol/L，CHE 9880U/L，TC 3.18mmol/L（2.8 ～ 5.2mmol/L），TG 1.91mmol/L（0.56 ～ 1.7mmol/L），高密度脂蛋白胆固醇 0.74mmol/L（1.16 ～ 1.42mmol/L），低密度脂蛋白胆固醇 2.09mmol/L（2.1 ～ 3.1mmol/L），载脂蛋白 A1、载脂蛋白 B、脂蛋白 α 均正常，GLU 5.49mmol/L，电解质均正常，尿素 3.7mmol/L，CRE 25μmol/L，尿酸 391μmol/L，BLA 21.5μmol/L，LA 1.3mmol/L。铜蓝蛋白 0.36g/L，血清铜 19.6μmol/L，α_1 抗胰蛋白酶 1.08g/L，AFP 17.02ng/ml，免疫球蛋白、血清蛋白电泳均正常，自身抗体五项、抗中性粒细胞胞质抗体、自身免疫性肝病确诊试验、抗核抗体谱均阴性，甲状腺功能基本正常、抗甲状腺自身抗体正常，甲、戊肝抗体均阴性，抗 -HBs 阳性，抗 HCV、抗 HIV、TPHA 阴性，CMV-IgG 阳性，CMV-IgM、EBV-IgM 阴性。X 线胸片、心电图正常。腹部超声：肝脾大。肝脏瞬时弹性成像检测肝脏硬度平均值 12.8kPa，脂肪衰减中位数 196db/m。

2. 2018 年 7 月 26 日　为进一步明确诊断行肝穿刺，肝脏病理回报：肝硬化，活动期，Laennec 分期 F4B，肝细胞中度脂肪变性，不除外遗传代谢性肝病（脂类代谢异常可能）。特殊染色：铜染色（少数 +），PAS（未见异常糖原沉积），铁染色（－）（图 5-1，图 5-2）。先天性代谢缺陷尿有机酸筛查未见异常。先天性代谢缺陷血氨基酸和脂酰肉碱筛查报告：C5DC/C16 增高，Val/Phe 降低，结合尿筛结果，考虑上述改变为肝功能异常或饮食用药引起的，未发现特异性脂肪酸代谢异常的可疑。

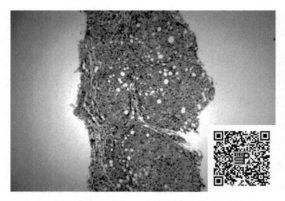 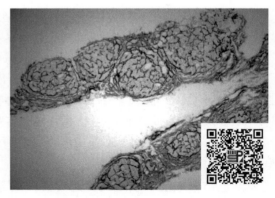

图 5-1　HE 染色，10×，肝细胞大泡和小泡性脂肪变　　图 5-2　网状纤维染色，10×，纤维组织增生，假小叶形成

3. 2018 年 8 月 3 日　患儿肝功能异常，三酰甘油轻度升高，但总胆固醇和血糖正常。查体发现肝掌、肝大，腹部超声提示脾脏也增大。肝脏病理见中度肝细胞脂肪变，伴肝硬化。病理结果高度提示脂类代谢异常性疾病，结合患儿无营养不良和肥胖，考虑先天性脂类代

谢性疾病的可能性大，故行全外显子基因检测以进一步明确诊断。暂予患者双环醇保肝治疗后出院，嘱 3 个月后复诊。

（二）第二次住院诊治——基因检测，一锤定音

2018 年 11 月 2 日　患儿 3 个月后再次住院复查：ALT 23U/L，AST 72U/L，GGT 285U/L，TBA 17μmol/L，TG 3.72mmol/L，TC 4.41mmol/L。2018 年 9 月基因检测报告：在暂时性婴儿高三酰甘油血症相关基因 *GPD1* 外显子区域及剪切位点区域发现两处杂合突变：c.220-2A ＞ G、chr12-50499329、splice-3，ACMG 变异评级为致病突变。c.635G ＞ T、chr12-50501372、p.G212V，ACMG 变异评级为疑似致病突变。家系验证结果显示此双杂合突变分别来自于其父母，为复合杂合突变（图 5-3）。结合患儿临床资料最终确诊为婴儿暂时性高三酰甘油血症。该病目前无特殊治疗，以饮食控制为主，建议适量中链三酰甘油（MCT）、高糖类饮食，故予患儿添加 MCT 配方奶粉喂养。

01 受检者及家系遗传检测结果

基因	遗传方式	突变信息	先证者	先证者之母	先证者之父
GPD1	AR	c.220-2A ＞ G chr12-50499329 splice-3	杂合突变	无突变	杂合突变
GPD1	AR	c.635G ＞ T chr12-50501372 p.G212V	杂合突变	杂合突变	无突变

02 基因详细检测结果

基因	转录版本 Exon 编号	突变比例 参照 / 突变	纯合 / 杂合 / 半合子 Hom/Het/Hem	gnomAD 携带频率	ACMG 变异评级
GPD1	NM_005276.3 intron2	60/46（0.43）	Het	-	Pathogenic
GPD1	NM_005276.3 exon6	49/28（0.36）	Het	-	Likely pathogenic

图 5-3　患者基因检测结果

（三）最终诊断

①婴儿暂时性高三酰甘油血症；②急性上呼吸道感染。

（四）随访情况

患儿出院后坚持保肝治疗和饮食控制，2021 年 3 月在当地医院复查 ALT 28.3U/L，AST 55.2U/L，GGT 100U/L，TG 3.73mmol/L（0.4 ～ 1.88mmol/L），TC 4.98mmol/L（3 ～ 5.7mmol/L）。智力和语言运动能力发育正常，但身高 98cm（P_{10}），体重 13.5kg（P_{10}）。

【诊疗体会】

患儿以肝功能异常原因待查入院，入院后检查转氨酶仅轻度升高，但肝大明显（肋下 5cm），肝掌，脾脏也大（腹部超声提示），肝脏弹性成像肝脏硬度值升高。尤为出乎意料

的是，肝脏病理见中度肝细胞脂肪变，假小叶形成，已经发展至肝硬化。三酰甘油轻度升高，但总胆固醇和血糖正常。一个 1 岁女童，出生时体重正常，饮食正常，无其他慢性病史和用药史，生长发育也正常，无营养不良和肥胖，却出现中度脂肪肝和肝硬化，发病年龄如此之早，病情进展如此之快和重，不得不让人怀疑有先天性遗传性疾病，肝脏病理提示了诊断方向，最终基因检测结果帮助明确了诊断。在临床实践中，除了要考虑常见病和多发病外，有时罕见病也需要重视和考虑，随着我们对疾病的认识和诊断水平的提高，尤其是基因检测技术的发展和新药的研发，相信会有越来越多的罕见病被诊断和治疗。

【专家点评】

婴儿暂时性高三酰甘油血症（transient infantile hypertriglyceridemia， HTGTI）是一种罕见的遗传性疾病，属常染色体隐性遗传。迄今为止仅有 7 篇研究文献共报道了 19 例患者。2012 年以色列 Basel-Vanagaite 等首次报道，作者通过研究 4 个有血缘关系的家庭，最终确诊了 10 例患者。这些患者在出生后至 9 个月发病，有中 - 重度肝大，其中 3 例有轻 - 中度脾大，轻 - 重度高三酰甘油血症，转氨酶和谷氨酰转肽酶升高，胆红素、凝血功能和白蛋白正常，除一名患者外（随访期间胆固醇水平恢复正常）所有患者的胆固醇水平均正常，超声检查提示脂肪肝。基因检测分析发现 GPD1 基因中一个纯合子剪接突变（C.361 − 1G > C）。长期随访发现有部分患者血清三酰甘油可恢复正常，但有持续的肝功能异常和纤维化进展。国内首次报道的是上海复旦大学儿童医学中心王建设教授团队，至今国内共报道 4 例。

目前研究认为婴儿暂时性高三酰甘油血症与 GPD1 基因突变有关。GPD1 基因位于 12 号染色体 q13.12，编码 3 - 磷酸甘油脱氢酶 1。它催化磷酸二羟基丙酮（DHAP）与 3-磷酸甘油（G3P）相互转化的氧化还原反应，它在糖类和脂类代谢中起着关键性作用。如果该酶缺乏则阻碍 DHAP 向 G3P 转化，从而导致 DHAP 的积累和 G3P 水平的降低，而 DHAP 酰化途径可能是生成三酰甘油的一个通路，因此造成患者高三酰甘油和脂肪肝。但是确切和更深入的发病机制还有待于进一步研究。

婴儿暂时性高三酰甘油血症以婴儿期高三酰甘油血症、转氨酶升高、肝大、肝脂肪变性及肝纤维化为主要表现。文献报道还有患者出现发育落后、脾大、呕吐、低血糖、肾脏病变。这例患者有肝脾大、高三酰甘油血症、转氨酶和谷氨酰转肽酶高、中度脂肪和肝硬化，最近一次随访发现其身高和体重落后于同龄儿童。该病确诊有赖于基因检测，无特殊治疗，以饮食控制为主，建议适量中链三酰甘油（MCT）、高糖类饮食，小婴儿可添加 MCT 配方奶粉。目前一些研究认为该病预后良好，多数患者的三酰甘油水平可逐渐下降甚至恢复正常，但是因为病例数量少，长期影响尚不明确，自然病程还需要进一步随访研究。

婴儿暂时性高三酰甘油血症需要和糖原贮积病、Citrin 缺陷病相鉴别。糖原贮积病是由于先天性酶缺陷导致糖代谢过程中出现异常的一组遗传性疾病，共有 10 型。其中糖原贮积病 I 型也可见肝大、高三酰甘油血症、转氨酶升高，但是其空腹低血糖是一个突出表现，常伴高乳酸、高尿酸血症，而且血胆固醇也升高。肝脏病理可见肝细胞肿胀、胞质空淡、核小居中，酷似植物细胞。曾有文献报道婴儿暂时性高三酰甘油血症患者因伴有发作性低血糖而被误诊为糖原贮积病。Citrin 缺陷病是由于 *SLC25A13* 基因突变而导致的常染色体隐性遗传病，在婴幼儿期发病时也可见肝大、脂肪肝、转氨酶升高、高三酰甘油血症，但是常伴有胆汁淤积、凝血功能低下、生长发育落后，血胆固醇也升高，血串联质谱显示瓜氨酸、酪氨酸、苏氨酸、精氨酸和蛋氨酸升高，我国南方地区发病率较高，确诊有赖于基因检测。

（作者：解放军总医院第五医学中心　董　漪

点评专家：解放军总医院第五医学中心　朱世殊）

参 考 文 献

谢新宝，李梦萍，王建设 . 2020. GDP1 基因缺陷导致婴儿暂时性高甘油三脂血症二例并文献复习，中华儿科杂志，58(11): 923-927.

BaselVanagaite L, Zevit N, Har Zahav A, et al. 2012. Transient infantile hypertriglyceridemia, fatty liver, and hepatic fibrosis caused by mutated GPD1, encoding glycerol-3-phosphate dehydrogenase 1. Am J Hum Genet, 90(1): 49-60.

DionisiVici C, Shteyer E, Niceta M, et al. 2016. Expanding the molecular diversity and phenotypic spectrum of glycerol-3-phosphate dehydrogenase 1 deficiency. J Inherit Metab Dis, 39(5): 689-695.

Li JQ, Xie XB, Wang JS. 2018. A novel homozygous mutation in the glycerol-3-phosphate dehydrogenase 1 gene in a Chinese patient with transient infantile hypertriglyceridemia: a case report. BMC Gastroenterol, 25, 18(1):96.

Xie XB, Li MP, Wang JS. 2020. Transient infantile hypertriglyceridemia caused by GPD1 deficiency: report of two cases and literature review. Zhonghua Er Ke Za Zhi, 58(11):923-927.

病例6　胆结石的由来

关键词：黄疸，胆结石，贫血

【病例介绍】

刘某，男，39岁。因"肤黄10年，间断腹痛1个月"于2020年11月20日入院。

1. **现病史**　患者自2010年开始出现肤黄至今，程度无明显变化，无乏力、恶心、呕吐等不适，未检查及治疗。2020年10月17日自觉右上腹痛，去济宁市某医院住院，化验：WBC 14×10^9/L，Hb 96g/L，PLT 183×10^9/L，TBIL/DBIL 332.5/14.2μmol/L，ALT/AST 16/12U/L，PA 72%。乙肝表面抗原阴性。腹部MR：胆囊多发结石伴胆囊炎，胆囊颈管结石并Mirrizzi综合征可能，肝脾异常信号，铁质沉积可能。诊断：胆总管结石伴急性胆管炎、胆囊结石伴胆囊炎，给予保肝、退黄、抗感染等治疗后腹痛消失。10月26日来我院门诊就诊，化验：WBC 6.0×10^9/L，RBC 2.76×10^{12}/L，Hb 81.00g/L，PLT 298.00×10^9/L，ALT 18U/L，LDH 278U/L，TBIL/DBIL 82.4/11.8μmol/L，乙肝表面抗原阴性，丙肝抗体阴性，腹部超声：肝回声增粗、脾大，胆囊炎性改变、胆囊胆汁淤积，胆囊多发结石。门诊以肝损害、胆囊结石伴胆囊炎收入我科。自此次发病以来，精神尚可，食欲正常，睡眠正常，未见白陶土样便及血便，体重无明显变化。

2. **流行病学史**　否认"肝炎"患者密切接触史。病前6个月内无输血及血制品应用史。病前3个月内无不洁饮食史。

3. **既往史**　无"伤寒、结核、猩红热"等传染病史，无"心、脑、肺、肾"等脏器慢性病史，无手术外伤史，无药物及食物过敏史。预防接种史不详。

4. **个人史**　生于原籍，无血吸虫病疫水接触史，2003—2008年在轮胎厂工作，有橡胶接触史，无放射性物质接触史，无烟酒嗜好。无冶游史。

5. **婚育史**　适龄结婚，配偶健康状况良好，夫妻关系和睦，育2女。

6. **家族史**　父母健在，其母亲及一女儿存在皮肤、巩膜黄染现象，无不适。否认家族中其他传染病及遗传病史。

7. **查体**　体温36.5℃，脉搏89次/分，呼吸18次/分，血压127/77mmHg，营养中等，步入病房，自动体位，查体合作。神志清楚，精神好，应答切题，定向力、记忆力、计算力正常。面色萎黄，皮肤、巩膜中度黄染，未见瘀点、瘀斑，肝掌阴性，未见蜘蛛痣。全身浅表淋巴结未扪及肿大。心肺未见异常。腹部平，未见腹壁静脉曲张，全腹软，无压痛、反跳痛，肝右肋下未触及，剑突下未触及，墨菲征阴性，脾左肋下约4cm可触及，质韧无触痛。肝上界位于右锁骨中线第5肋间，肝、脾、双肾区无叩痛，移动性浊音阴性，双下肢无水肿。生理反射存在，病理征未引出。扑翼样震颤阴性。

8. **初步诊断**　①黄疸原因待查：遗传代谢性肝病？先天性胆红素代谢障碍？溶血性疾

病？②胆囊结石。

【诊治经过】

（一）入院诊治——间胆升高指方向

1. 2020 年 11 月 21 日　入院检查：WBC 6.00×10^9/L，RBC 3.37×10^{12}/L，Hb 99.00g/L，MCV 87fl，PLT 188.00×10^9/L，ALB 48g/L，ALT 11U/L，AST 16U/L，ALP 86U/L，GGT 16U/L，TBIL 161.8μmol/L，DBIL 9.6μmol/L，直接/总胆红素比值 0.06，PTA 74.4%。肾功能、电解质、血脂、血糖、血氨、红细胞沉降率、血清铜、铜蓝蛋白、甲状腺功能、免疫球蛋白、自身抗体均正常。血浆 EBV-DNA 定量 < 100U/ml、CMV-DNA 定量 < 100U/ml。外周血红细胞形态学：成熟红细胞大小明显不等，可见棘型、盔型细胞。直接抗人球试验阴性、酸溶血试验阴性、红细胞脆性完全溶血时间 0.48%、红细胞脆性开始溶血时间 0.50%，无创肝弹性检查：肝脏硬度值 6.3kPa。超声检查提示：肝回声增粗、脾大，第一肝门部稍低回声结节（考虑淋巴结，建议复查），胆囊壁毛糙、胆囊胆汁淤积、胆囊多发结石，脾静脉扩张。胸部 X 线检查未见明确病变。

患者入院后检查提示肝功能仅以胆红素升高且以间接胆红素升高为主要表现，各项转氨酶指标均正常，与常规胆结石引起梗阻性黄疸不相符。虽然其溶血相关试验均未提示明显异常，但其外周血红细胞可见形态不等，还是需要重点考虑溶血等血液系统疾病。

2. 2020 年 11 月 28 日　行骨髓穿刺术。2020 年 11 月 30 日考虑患者有皮肤黄染 10 年，且母亲及大女儿也有巩膜黄染情况，不除外有先天性胆红素代谢障碍及血液病的可能，行基因检测。2020 年 12 月 1 日骨髓检查结果回报：骨髓增生明显活跃，溶血性贫血不除外。结合患者有长期黄染、贫血、脾大，化验提示外周血红细胞大小形态不等，以间接胆红素升高为主，考虑为血液系统疾病尤其是遗传性球形红细胞增多症可能性大，经血液科会诊转血液科进一步诊治。

（二）基因检测——突变位点明真相

2021 年 1 月 4 日　基因检测结果回报（图 6-1）：该样本在基因 *SPTB* 存在一处杂合变异。家系验证结果显示此杂合突变来自于其母，其大女儿存在相同的杂合变异位点，其小女儿此位点未发现变异。证实该患者为红细胞增多症，无先天胆红素代谢性疾病。

基因	变异位点 （GRCh37/hg19）	合子型	正常人群 携带率	转录版本 基因亚区	家系验证	ACMG 变异评级	疾病信息
SPTB	c.4083G > A chr14-65249191 p.W1361*	杂合 70/70 0.50	-	NM_000347.5 exon19	母源 其大女儿杂合携带 其小女儿未携带	Pathogenic	1. 球形红细胞增多症 2 型（AD） 2. 椭圆形红细胞增多症 3 型（AR，AD）

图 6-1　刘姓患者基因检测结果

（三）最终诊断

①遗传性球形红细胞增多症；②贫血（轻度）；③胆囊结石。

（四）随访情况

患者转血液专科继续治疗，再次行外周血涂片可见小球形红细胞，诊断遗传性球形红细胞增多症，计划近期实施脾切除手术。

【诊疗体会】

黄疸的鉴别诊断是肝病科医师的临床基本功，但是经常有梗阻性黄疸或溶血性黄疸患者在肝病内科被漏诊或误诊。该患者临床表现有：贫血、肝功能胆红素直胆比偏低、脾大，通过完善肝病各种检查及骨穿刺支持溶血性黄疸的诊断，进一步结合家族史特点行基因检查最终得以明确诊断。诊治过程虽然不复杂，但是需要临床医师有较强的临床基本功及仔细的病史询问才可能抓住重点及时完善相关检测，及时明确诊断。

【专家点评】

遗传性球形红细胞增多症（hereditary spherocytosis，HS）是一种常见的遗传性溶血性贫血，临床表现主要以不同程度的贫血、黄疸、脾大、球形红细胞增多及红细胞渗透脆性增加为特征。HS 虽然在临床上不罕见，但在临床实践中由于各种因素的影响，很多患者往往长期诊断不明或被误诊为自身免疫性溶血性贫血或肝脏疾病等。目前已知的致病基因有 ANK1、SPTB、SLC4A1、SPTA1 和 EPB42，可呈常染色体显性或隐性遗传，亦有发现 SPTB 基因新的剪接位点变异导致该病的病例报道。

我国 HS 的诊断标准主要包括：①不同程度的贫血；②轻重不等的黄疸（可呈间歇性）；③轻至中度脾大，多伴肝大，常有胆囊结石；④ 50% 以上有阳性家族史，多呈常染色体显性遗传。同时具有以下实验室检查特点：①具备溶血性贫血共有的实验室特征，即具有红细胞破坏过多和红细胞代偿增生的证据；②可见胞体小、染色深、中心淡染区消失的小球形红细胞（大多数在 10% 以上）；③如做红细胞膜蛋白分析，部分病例可发现收缩蛋白等膜骨架蛋白缺少。若外周血有较多小球形红细胞（> 10%），红细胞脆性增加，有阳性家族史，无论有无症状，HS 也可诊断。外周血小球形红细胞较多，红细胞脆性增加，但家族史阴性，需除外免疫性溶血、不稳定血红蛋白病等。若小球形红细胞数量不够多（5% 左右），红细胞脆性增加，有阳性家族史，需做自溶试验、酸化甘油溶血试验等加以证实。若外周血小球形红细胞不够多，又无阳性家族史，则需借助更多的实验室检查（包括红细胞膜蛋白组分分析、基因分析等）证实，并除外先天性非球形红细胞溶血性贫血等方可确诊。

遗传性球形红细胞增多症遗传方式多表现为常染色体显性遗传，该患者基因检测提示 SPTB 存在杂合突变，该突变在正常人无携带，ACMG 突变分级属于 Pathogenic，患者母亲及大女儿携带该突变基因，同时有巩膜黄染的表现，符合显性遗传规律。且该患者有贫血、黄疸、脾大、胆囊结石、红细胞脆性增加等临床特征，充分证明了该诊断的准确性。

由于本病的发病机制主要是由于基因突变导致红细胞膜骨架蛋白缺陷，影响膜收缩蛋白的纵向连接，形成球形红细胞，同时红细胞膜的变形性和柔韧性减退，而被阻留在脾索内，不能通过内皮细胞间空隙进入脾窦，ATP 及葡萄糖进一步消耗导致代谢缺陷加剧，最终导致红细胞破坏和溶解。因此，手术切除脾是目前治疗本病的有效方法，Hb < 100g/L 的患者都应该行脾切除，依靠反复输血的非手术治疗无法彻底缓解病情。

（作者：解放军总医院第五医学中心　李东泽
点评专家：解放军总医院第五医学中心　杨　斌）

参 考 文 献

刘红彦，黄佳，姜迎海，等 . 2020. SPTB 基因 c.5798+1G ＞ A 新变异导致遗传性球形红细胞增多症一家系 . 中华医学遗传学杂志，1(37):17-20.

王臣玉，张耀东，张迎辉 . 2019. 遗传性球形红细胞增多症相关基因突变的研究进展 . 医学综述，25(22):4400-4404.

张之南，沈悌 .2007. 血液病诊断及疗效标准 . 3 版 . 北京：科学出版社 .

Bolton Maggs PHB, Stevens RF, Dodd N J, et al. 2004. Guidelines for the diagnosis and management of hereditary spheroeytosis. Brit J Haematol, 126:455-474.

Da Costa L, Galimand J, Fenneteau O, et al. 2013. Hereditary spherocytosis, elliptocytosis, and other red cell membrane disorders. Blood Rev, 27(4):167-178.

病例 7　低到谷底的胆碱酯酶

关键词：胆碱酯酶，肝功能，麻醉

【病例介绍】

黄某，男，70 岁。主因"发现血清胆碱酯酶低 11 年余"于 2018 年 11 月 14 日入院。

1. **现病史**　患者自述 2007 年 7 月常规体检化验血清 CHE 降低（具体不详），2007 年 11 月查血清 CHE 明显下降为 130U/L，此后多次复查血清 CHE 均明显偏低（波动在 99 ～ 380U/L），AST、ALT、ALB、TBIL、ALP、GGT 等均无异常（具体不详）。患者无明显乏力、食欲缺乏，无发热、腹胀、腹痛、腹泻等不适。2014 年 3 月、2014 年 7 月两次住我院诊治，住院期间多次复查血清 CHE 波动在 99 ～ 199U/L，AST、ALT、ALB、TBIL、ALP、GGT 等无异常，乙肝五项、肝炎自身抗体（线粒体 M2 亚型、线粒体抗体 BPO、抗 Sp100 抗体、抗 PML 抗体、抗 gp210 抗体、抗肝肾微粒体 1 型抗体、抗肝细胞质抗体、抗可溶性肝抗原 / 抗 Ro-52 抗体）、免疫球蛋白、红细胞沉降率、甲状腺功能、肾功能、血糖均未见明显异常。住院期间查血、尿毒性物质监测，苯甲酸为 0.1 μg/L（血），0.4μg/L（尿），均在正常范围。住院期间多次开展多学科专家会诊，均未明确病因，建议定期复查。此后患者每年复查血清 CHE，均明显低于正常。本次患者常规复查入院，未诉明显不适。

2. **流行病学史**　患者自幼生活在江苏盐城，无肝炎病史及家族史，无传染病病史，无其他流行病学史。

3. **既往史**　高胆固醇血症 12 年，2014 年开始药物治疗，曾先后服用"阿托伐他汀钙片、辛伐他汀片、普伐他汀片"。"慢性胃炎伴糜烂、局部胃溃疡"病史多年，2011 年胃肠镜检查提示"慢性浅表性胃炎伴糜烂，全大肠未见明显异常"，间断复查胃肠镜，无明显变化。2016 年结肠镜提示"升结肠息肉"并给予切除。2013 年发现"胆囊多发息肉"，未特殊处理。2014 年 3 月超声发现"胰腺钩突部体积增大"，进一步行增强磁共振、PET-CT 检查，经多次院内外会诊后考虑"胰腺囊肿"，建议严密观察，定期随诊。"右肾囊肿"病史多年。自述"青霉素"过敏，曾有"过敏性休克"。否认肝炎、结核等传染病史，否认有冠心病、高血压及糖尿病等病史，否认有手术外伤史。无输血及血制品应用史。

4. **个人史**　自述 1983 年因"核化演习"接触过放射性物质及沙林毒剂（具体不详），无其他毒物及化学物质等接触史。生于原籍，否认到过疫区，无吸烟史，偶饮酒。

5. **婚育史**　适龄结婚，配偶及 1 子体健。

6. **家族史**　父母已故，母亲死于"食管癌"，父亲死因不详。否认家族遗传病史。

7. **查体**　体温 36.3℃，脉搏 73 次 / 分，呼吸 19 次 / 分，血压 132/78mmHg，BMI 26.4kg/m²。营养良好，皮肤、巩膜无黄染，无肝掌蜘蛛痣，全身浅表淋巴结无肿大。甲状腺无肿大，心肺未见异常。腹软无压痛，肝脾肋下未触及，肝区无叩痛，移动浊音阴性。双下肢无水肿。

8.初步诊断　血清胆碱酯酶缺乏待查。

【诊治经过】

（一）入院诊治情况

入院检查，化验：ALT 33U/L，AST 24U/L，TP 63.9g/L，ALB 37g/L，TBIL 13.48μmol/L，ALP 36U/L，GGT 18.9U/L，CHE 51U/L；血常规、尿常规、大便常规、肾功能、血糖、血脂、尿酸、电解质、血清同型半胱氨酸、凝血功能、糖化血红蛋白均正常。AFP 8ng/ml，ESR10mm/h，甲状腺功能、抗甲状腺自身抗体正常；HBsAg、HBeAg、抗 HBe、抗 HBc 阴性，抗 HBs 阳性，抗 HCV 阴性，抗 CMV-IgM、抗 CMV-IgG、抗 EBV-IgM 阴性。肝脏彩超、肝脏磁共振检查：未见异常。鉴于患者血清 CHE 偏低十余年，其他肝功能指标均正常，无临床相关症状，肝脏影像学未见异常，无针对性特殊治疗，经多位专家会诊，临床诊断：血清胆碱酯酶缺乏症。考虑为丁酰胆碱酯酶缺乏症可能性大，建议患者行相关基因检测，患者因自觉无不适，拒绝进一步检查，要求定期复查肝功能及肝脏超声等。

（二）最终临床诊断

血清胆碱酯酶缺乏症。

（三）随访情况

定期复查，肝功能等指标均无明显变化。患者2019年10月再次住院复查，化验肝功能：CHE 43U/L，其余 ALT、AST、TP、ALB、TBIL、ALP、GGT 均正常；血尿便常规、肾功能、血糖、血脂、尿酸、电解质、凝血功能、甲状腺功能未见明显异常；AFP 10.8ng/ml，ESR 6mm/h；乙肝五项：抗 -HBs 阳性，其余均为阴性；抗 -HCV 阴性。肝脏超声及肝脏增强磁共振未见明显异常。

【诊疗体会】

肝脏是合成血清 CHE 的唯一场所，血清 CHE 是评估肝脏储备功能极为敏感、稳定的指标。CHE 下降多提示肝脏合成功能降低，CHE 越低，持续时间越长，多提示病情严重。临床上引起 CHE 降低的常见原因是各种类型的肝病，而该患者 CHE 单项降低十余年，其他肝功能均正常，无临床相关症状，肝脏影像学未见异常，故不考虑肝病引起的 CHE 降低。血清 CHE 水平还与年龄、性别、CHE 抑制剂、有机磷农药中毒、某些疾病、基因突变等因素相关。该患者无引起 CHE 降低的获得性疾病（麻风病、肝肾疾病、阿米巴感染、心包炎、营养不良、老年痴呆症、脑卒中、慢性心力衰竭、全身炎症反应综合征等），未曾使用引起 CHE 降低的相关药物（如二乙氧磷酰胆碱滴眼液、有机磷杀虫剂、环磷酰胺、新斯的明、毒扁豆碱、他克林、可卡因、口服避孕药、单胺氧化酶抑制剂、阿司匹林、甲氧氯普胺等）。综合病史、体征、化验检查结果等，考虑患者血清 CHE 严重缺乏为少见的丁酰胆碱酯酶缺乏症，遗憾的是未经基因检测证实。虽然该病例诊治过程尚有缺陷，但在此想提供一个供大家学习及探讨的机会。

【专家点评】

CHE 又称酰基胆碱水解酶，是一种糖蛋白，以多种同工酶的形式存在于体内。人体 CHE 可分为乙酰胆碱酯酶（ACHE，也称真性胆碱酯酶）和丁酰胆碱酯酶（BCHE，也称假性胆碱酯酶）两类。乙酰胆碱酯酶由神经细胞和骨髓新生红细胞制造，主要分布于神经系统灰质及红细胞和血清等非神经组织中，对生理浓度的乙酰胆碱（ACh）作用最强；而丁酰胆碱酯酶由肝细胞制造，主要分布于肝脏、血浆及神经系统白质中，对 ACh 的特异性较低，除 ACh 外还可以水解其他胆碱酯类。血清 CHE 主要为丁酰胆碱酯酶，浓度约为乙酰胆碱酯酶的 10 倍。

常规生化检查中常指的是丁酰胆碱酯酶活力，由于丁酰胆碱酯酶主要由肝脏合成，可反映肝脏的合成能力和储备能力，针对血清 CHE 的检查能够较早发现早期肝脏损伤。CHE 是反映肝实质细胞损害和肝纤维化程度的敏感可靠指标，其下降程度与肝细胞损害程度呈正相关，长期的血清 CHE 下降提示肝病预后不良。

CHE 异常还常发生于多种临床情况。①有机磷农药中毒：有机磷农药中毒后，胆碱酯酶活性受抑制，使其失去分解 ACh 的能力，从而引起体内生理效应部位 ACh 大量蓄积，使得胆碱能神经持续过度的兴奋，表现出毒蕈碱样、烟碱样及中枢神经系统等中毒症状和体征。因此胆碱酯酶是诊断有机磷农药中毒的特异性指标之一。另外氨基甲酸酯类农药中毒也会使胆碱能神经末梢 ACHE 受抑制，引起一系列严重的神经功能错乱。②脓毒症：研究表明，血清 CHE 活性是脓毒症休克的一个敏感指标，脓毒症休克的患者血清 CHE 显著下降，提示脓毒症的严重程度及预后。血清 CHE 活性较降钙素和 CRP 更精准地诊断脓毒性休克，当其活性低于 4000U/L 时，诊断脓毒性休克的敏感性和特异性均较高。③代谢综合征：代谢综合征的特点是腹型肥胖，伴血脂、血压、血糖等异常，研究表明，代谢综合征患者与健康者相比，血清 CHE 活性水平升高与体质指数、腰围、皮下脂肪及血脂指数显著相关，提示血清 CHE 活性与代谢综合征关系密切。④食物、药物所致：摄入皮质醇、奎宁、吗啡、可待因、巴比妥、雌激素、可可碱、氨茶碱、吩噻嗪类、解热镇痛药、某些维生素等药物均可抑制胆碱酯酶活性。另有报道中提到某些药用植物和野菜能明显抑制 CHE 活性，这类原因导致的 CHE 活性下降在停用药物或食物后胆碱酯酶水平会逐渐回升。⑤其他：营养不良、恶性贫血、急性感染、慢性肾炎、心肌梗死、肺梗死、皮炎及妊娠晚期等亦可出现 CHE 的降低。⑥ CHE 还可作为晚期肿瘤患者生存时间预估指标。有研究表明，在剔除掉肝癌或肝转移癌的患者后，血清 CHE 水平和晚期肿瘤患者的生存时间（ST）成线性相关，CHE 水平可用于预测晚期肿瘤患者生存时间。⑦遗传性丁酰胆碱酯酶缺乏：这是一种常染色体隐性遗传病，非典型丁酰胆碱酯酶的基因纯合子患者在东方人群中罕见，而白种人中发生比例较高（约 1/3000），此类患者丁酰胆碱酯酶活性明显降低，可能会影响米库氯铵等药物的代谢。上海长海医院麻醉科曾报道一例 29 岁男性全身麻醉下行腹腔镜右肾部分切除术，术后常规催醒仍无自主呼吸，无四肢活动，时间延迟至 6 小时后。诊断患者为血浆胆碱酯酶缺乏导致米库氯铵代谢延长。

根据患者的病史、临床表现、化验检查，结合目前研究进展，本病例有可能为非典型丁酰胆碱酯酶的基因纯合子患者，遗憾的是，未能完成相关基因检测进行证实。

　　另外一例与本例患者情况类似的门诊患者，男，51 岁，慢性 HBV 携带者，体检时发现 CHE 220U/L，肝功能完全正常，HBV-DNA 阴性。除有 HBV 携带外，病情与上文中的病例极其相似。该患者积极要求查明 CHE 降低的原因，同意行基因全外显子测序，结果明确为 *BCHE* 基因纯合突变，变异位点 c.1177G ＞ C p.G393R（图 7-1），诊断丁酰酯酶缺乏症，对本文的患者情形做了基因检测方面的补充。这类患者 CHE 虽低，但不代表肝实质功能差，也无须处理，但存在麻醉后呼吸暂停易感现象，这是需要予以注意的。

基因	变异位点 (GRCh37/hg19)	合子型	正常人群 携带率	转录版本 基因亚区	家系验证	ACMG 变异评级	疾病信息
BCHE	c.1177G ＞ C chr3-165547645 p.G393R	杂合 0/125 1.00	0.000 116 1	NM_000055.2 exon2	其大哥未携带 其二哥未携带	VUS	1.BCHE 缺乏导致麻醉后呼吸暂停易感（AR） 2. 丁酰胆碱酯酶缺乏症（AR）
参考 文献	Hada T, Muratani K, Ohue T, et al. Intern Med, 1992, 31(3): 357-362. PubMed_ID: 1611188						

图 7-1　某患者基因全外显子测序结果

（作者：解放军总医院第七医学中心　裴志勇
点评专家：解放军总医院第五医学中心　王　帅
解放军总医院第五医学中心　张　敏）

参 考 文 献

林萍萍，李爱科，吕喜英，等 . 2017. 晚期恶性肿瘤患者生存时间与血清胆碱酯酶水平的相关性分析 . 临床和实验医学杂志，16(23):2383-2386.

娄妍超，曲秀芬 . 2017. 血清胆碱酯酶与相关临床疾病研究进展 . 中国循证心血管医学杂志，05:631-633.

王静宇，步玉晴，李影，等 . 2020. 血清胆碱酯酶对胃肠道恶性肿瘤预后的影响 . 河北医药，42(9):1296-1300.

周懿，盛颖，夏莹，等 . 2016. 丁酰胆碱酯酶缺陷患者一例 . 临床麻醉学杂志，05:519.

On-Kei Chan A, Lam CW, Tong SF, et al. 2005. Novel mutations in the BCHE gene in patients with no butyrylcholinesterase activity. Clin Chim Acta, 351(1-2) : 155-159.

Roland D. Miller. 2011. 米勒麻醉学 . 7 版 . 邓小明，曾因明，译 . 北京：北京大学医学出版社 .

病例 8　长皱纹的巨噬细胞

关键词：肝大，贫血，皱纸样巨噬细胞

【病例介绍】

刘某某，女，26 岁。因"反复乏力 8 个月"于 2015 年 8 月 11 日入院。

1. **现病史**　患者 2014 年 12 月妊娠时常规查体，血常规：WBC 3×10^9/L，PLT 50×10^9/L，Hb 90g/L，转铁蛋白 4.066g/L，肝功能正常，腹部超声提示肝脾大。自觉轻度乏力，未予重视。2015 年 3 月乏力加重，于当地医院查肝功能 ALT、AST 正常，ALB 32.6g/L，ALP 167U/L，TG 5.36mmol/L。当地医院怀疑血液病，4 月底在当地医院住院进行骨髓穿刺检查，骨髓涂片提示：骨髓增生良好，粒系成熟受阻，巨核细胞增生尚可。7 月于解放军某医院就诊，查腹部超声提示：肝脾大，肝内多发高回声结节，少量腹水。腹部增强 MRI 示：肝脾大，门静脉高压，肝脏多发血管瘤。未明确诊断。乏力明显，为进一步诊治，来我院就诊，8 月入住本科。

2. **流行病学史**　无"肝炎"患者密切接触史。发病后无输入人血白蛋白、红细胞及血浆病史，无不洁饮食史。

3. **既往史**　2015 年 4 月行剖宫产手术，术程顺利。无"高血压、糖尿病"等病史。无"心、肝、肾"等器官慢性疾病史。无外伤史。预防接种史不详。

4. **个人史**　生于原籍，无伤寒、结核患者接触史，无血吸虫、钩虫等疫水接触史，无特殊毒物接触史，无饮酒、吸烟史。已婚，有 1 子，体健。

5. **家族史**　患者奶奶因"肝硬化"去世，具体原因不清。父母身体健康，肝功能检测均正常，无家族遗传病史。

6. **查体**　体温 36.7℃，脉搏 76 次 / 分，呼吸 18 次 / 分，血压 122/71mmHg。身高 163cm，体重 49.5kg，BMI 不详。血压正常。神志清楚，精神可，查体合作。营养中等，发育正常，面色正常，眼睑结膜苍白，皮肤、巩膜无黄染，肝掌阳性，蜘蛛痣未见。心肺听诊无异常，腹部平坦，无压痛和反跳痛，肝右肋下未触及，脾左肋下 7cm，质韧，无触压痛，移动性浊音阴性。双下肢无水肿。神经系统检查阴性。

7. **初步诊断**　①肝硬化病因待定；②贫血。

【诊治经过】

2015 年 8 月 14 日　入院后化验：TG 1.78mmol/L，IgM 2.69g/L。血常规：RBC 3.44×10^{12}/L，WBC 2.10×10^9/L，Hb 95g/L，PLT 41×10^9/L。PTA 82.2%。AFP、CEA 等正常。ALB 42g/L，GLO 34g/L，ALT 11U/L，AST 23U/L，ALP 85U/L，GGT 19U/L，TBIL 10.9μmol/L，DBIL 4.7μmol/L，肾功能、血脂、电解质正常。乙肝、丙肝、甲肝、戊肝、巨细胞、EB

等病原学检查结果阴性。自身抗体阴性,红细胞沉降率和类风湿因子正常。肝脏硬度值6.3kPa,腹部超声:肝脾大,肝实质损害,脾静脉扩张。

患者肝功能、无创肝、影像学均不提示肝硬化,外院骨髓检查已完善,不提示明确骨髓再生异常。输注血小板后行经皮肝穿刺术。肝脏病理结果:戈谢病(Gaucher disease)。肝细胞弥漫性水样变,少数点灶状坏死,肝窦及汇管区内大量胞质呈皱纸样巨噬细胞(免疫组化显示 CD68++),汇管区明显扩张,可见吞噬色素颗粒的巨噬细胞,未见明显界面炎(图 8-1)。免疫组化:HBsAg(-),CD8(散+),CD20(-),CD3(散+),CD68(++),CD34(-),mum-1(-),CD10(+),Hepa(+),CK7/CK19:胆管阳性。患者三系减少,肝脾大,门静脉高压,肝功能正常,排除其他病因后,结合肝脏病理中发现肝窦及汇管区内大量典型戈谢细胞,明确诊断为戈谢病。

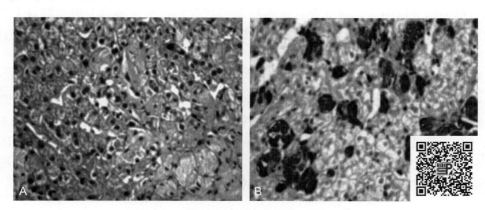

图 8-1　光镜下肝组织学改变(200×)
A. HE 染色;B. CD68 免疫组化染色,深棕色为戈谢细胞

1. 最终诊断　① I 型戈谢病;②贫血(轻度)。
2. 随访情况　患者目前随访中,临床上无明显乏力、食欲缺乏等不适,肝功能稳定。

【诊疗体会】

本例患者主要表现为轻度乏力,肝脾大,血常规中白细胞、血小板、血红蛋白均下降。肝脏相关检查无肝硬化、脾功能亢进证据,骨髓涂片未提示增生异常,诊断思路一度陷入困境。肝穿刺检查可见典型戈谢细胞,考虑诊断本病成立。建议进一步完善基因检测、外周血葡糖脑苷脂酶活性检测(我院尚未开展)。另外,由于本病常染色体隐性遗传病,患者父母其他子女发病率约为 25%,建议患者兄弟姐妹及子女进行基因筛查,但患者拒绝。

【专家点评】

戈谢病(Gaucher disease,GD)为常染色体隐性遗传性类脂质代谢障碍性疾病,是由于葡糖脑苷脂酶基因突变导致机体葡糖脑苷脂酶活性缺乏,造成葡糖脑苷脂在肝、脾、骨骼、肺,甚至脑的巨噬细胞溶酶体贮积,形成典型的贮积细胞,即戈谢细胞,继而引起一系列症状。戈谢病 1882 年由法国人 Philippe Gaucher 首次报道,平均发病率为 1:

（30 000～40 000），某些群体如北欧犹太人中发病率很高，达 1/800～1/450。我国在 1948 年首次报道以来，各地均有报道，国内属罕见病，目前国内发病率缺少准确统计学分析，估计 1/500 000～1/200 000。尤其是河北、山东、河南等地报告病例较多。一般根据神经系统是否受累，将其分为 3 型。Ⅰ型（非神经病变型）：占戈谢病的 90%～95%，主要表现为肝脾大，常伴脾功能亢进。血液学表现为血小板减少和贫血。临床表现为面色苍白、无力、皮肤及牙龈出血，一般无中枢神经系统受累表现。各年龄段均可发病，约 2/3 在儿童期发病。Ⅱ型（急性神经病变型）：Ⅱ型患者除有上述表现外，主要为急性神经系统受累表现。婴幼儿发病，一般 3 岁之前死亡。Ⅲ型（慢性或亚急性神经病变型）：常发病于儿童期，早期表现与Ⅰ型相似，逐渐出现神经系统受累表现，伴发育迟缓、智力落后，病情进展缓慢。葡糖脑苷脂酶活性检测是戈谢病诊断的金标准，当外周血白细胞或皮肤成纤维细胞中葡糖脑苷脂酶活性降低至正常值的 30% 以下时，即可确诊。但少部分患者有典型表现，但葡糖脑苷脂酶活性未降至正常值 30% 以下，需参考血壳三糖酶活性、基因检测、骨髓形态学检查等。

　　戈谢病临床表现为不明原因的脾大、肝大、贫血、血小板减少、骨痛、神经系统症状等。肝纤维化是戈谢病的一种严重病理改变，可发生相关肝纤维化、门静脉高压症和肝细胞癌，相关肝硬化和门静脉高压症罕见，随着无创性和具有精确评价肝纤维化的超声弹性成像及磁共振弹性成像被广泛应用，近来报道戈谢病相关肝纤维化发生率高达 20%～50%，因此戈谢病在临床上容易被肝病科误诊为其他肝病或漏诊。戈谢病的诊断需要结合临床表现、实验室检查及病理检查进行综合判断，其诊断流程见图 8-2。

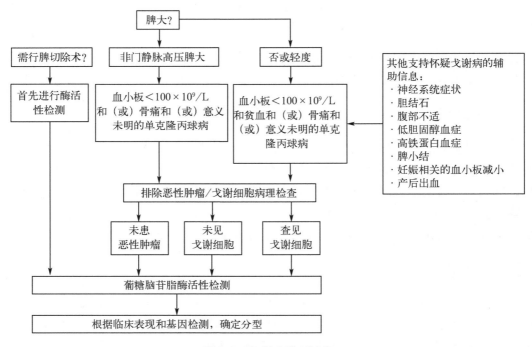

图 8-2　戈谢病诊断流程

目前对于戈谢病治疗主要包括：①对症处理。贫血患者可补充维生素及铁剂，预防继发感染。出现骨骼病变可予以镇痛、理疗、处理骨折等措施，并可辅以钙剂及双膦酸盐治疗骨质疏松。对于脾功能亢进患者，脾切除虽能去除巨脾带来的并发症状和功能紊乱，但脾切除术后患者免疫功能低下、脓毒血症发生率增加，同时脾脏沉积容器效应的缺失，造成葡糖脑苷脂在其他网状内皮系统的过量沉积，导致肝大和功能障碍、骨骼疼痛和病理性骨折等的发生，应慎重实施。目前脾切除主要在其他治疗方法无法控制的威胁生命的血小板降低合并出血风险高的患者中施行。其他脾切除的适应证为：反复发生脾梗死导致的无法缓解的腹痛、严重限制性肺疾病、下腔静脉综合征、不能耐受酶替代治疗（enzyme replacement therapy，ERT）治疗患者等。②特异性治疗：包括 ERT、造血干细胞移植、底物抑制疗法（substrate reduction therapy，SRT）。ERT 特异性地补充患者体内缺乏的酶，减少葡糖脑苷脂在体内的贮积，为戈谢病的特异性治疗。美国 FDA 于 1991 年批准了由胎盘提取的葡糖脑苷脂酶，1994 年批准了基因重组研制的葡糖脑苷脂酶［注射用伊米苷酶（imiglucerase）］，用于戈谢病的酶替代治疗。临床数据表明，伊米苷酶可明显改善Ⅰ型戈谢病患者症状体征，为Ⅰ型戈谢病治疗的标准方法。伊米苷酶于 2009 年在中国上市，治疗Ⅰ型戈谢病，后于 2017 年获批Ⅲ型戈谢病适应证。干细胞移植对非神经型戈谢病有确切疗效，是潜在可能治愈戈谢病的疗法，脾切除联合造血干细胞移植的疗法也被用于神经型戈谢病治疗。造血干细胞移植并发症和死亡率较高，目前仍缺乏对比造血干细胞移植和 ERT 的充分临床证据。此外，SRT 减少葡糖脑苷脂的合成是另外一个治疗思路。FDA 和欧洲已批准 Miglustat 作为戈谢病的二线治疗选择，仅用于不能耐受 ERT（多半因为不能经静脉用药）的成年轻至中度Ⅰ型戈谢病患者。

（作者：解放军总医院第五医学中心　汤汝佳　张达利

点评专家：解放军总医院第五医学中心　刘鸿凌）

参 考 文 献

溶酶体贮积病医疗协作组《中国戈谢病诊治专家共识》编委 . 2011. 中国戈谢病诊治专家共识 . 中华医学杂志 , 91(10):665-668.

Koppe T, Doneda D, Siebert M. 2016. The prognostic value of the serum ferritin in a southern Brazilian cohort of patients with Gaucher disease.Genet Mol Biol, 39(3):30-34.

Linari S. 2015. Clinical manifestations and management of Gaucher disease. Clinical Cases in Mineral and Bone Metabolism, 12(2): 157-164.

Manisha B, Thomas AB, Joel C, et al. 2016. Recommendations for the use of eliglustat in the treatment of adults with Gaucher disease type 1 in the United States. Molecular Genetics and Metabolism, 117:95-103.

Mhanni AA, Kozenko M, Hartley JN. 2015. Successful therapy for protein-losing enteropathy caused by chronic neuronopathic Gaucher disease. Mol Genet Metab Rep, 29(12):13-15.

Sechi A, Dardis A, Bembi B. 2016. Profile of eliglustat tartrate in the management of Gaucher disease. Ther Clin Risk Manag, 11(1): 53-58.

Zion YC, Pappadopulos E, Wajnrajch M, et al. 2016. Rethinking fatigue in Gaucher disease. Orphanet J Rare Dis, 29(4):1-7.

病例 9　先天不足，后天不补

关键词：UGT1A1，肝衰竭，酒精性肝损害

【病例介绍】

薛某，男，48 岁。主因"反复肝功能异常 2 年余"于 2015 年 7 月 13 日入院。

1. **现病史**　患者 2013 年 5 月无明显诱因出现皮肤、巩膜黄染，无发热、无恶心、呕吐，无腹痛、腹泻，至河南某医院求治，诊断为"黄疸，肝硬化"，治疗上给予退黄、保肝等治疗（具体不详），病情好转出院。出院后病情反复，间断住院治疗。2015 年 1 月因病情加重，在当地住院治疗，2015 年 1 月 14 日查：TBIL 242.5μmol/L，DBIL 48.4μmol/L，TBA 109.7μmol/L，后行 4 次人工肝血浆置换治疗，并短期给予激素治疗（具体不详），效果欠佳。2015 年 5 月 18 日当地再次住院治疗，彩超示：脂肪肝，肝内胆管增宽，胆囊体积增大，多发结石，胆囊沉积物，胆囊息肉样变并胆囊壁增厚，脾大，脾静脉增宽，腹水。TBIL 247.7μmol/L，DBIL 54μmol/L，WBC 4.17×10^9/L，Hb 74g/L，PTA 39%。腹部 MR 平扫 +MRCP 示：肝硬化，脾大，少量腹水并门静脉高压，胆囊炎，胆囊结石，右肾囊肿。治疗上给予保肝、退黄及对症支持等治疗，住院期间患者出现发热、便血，给予止血、输血、抗感染等治疗，患者病情好转。2015 年 7 月为进一步治疗来我院，门诊以"肝硬化"收入我科。患病以来，夜眠一般，近 3 个月体重略增加，小便黄，未见白陶土样便。

2. **流行病学史**　否认肝病患者接触史。病前 6 个月内无输血及血制品应用史。病前 3 个月内无不洁饮食史。

3. **既往史**　无"伤寒、结核、猩红热"等传染病史，无"心、脑、肺、肾"等脏器慢性病史，否认外伤、手术史，无药物及食物过敏史。预防接种史不详。

4. **个人史**　生于原籍，无血吸虫病疫水接触史，无放射性物质、毒物接触史，饮酒史 30 余年，每日酒精摄入量 200 ～ 300g，戒酒 8 个月余，吸烟史 30 余年，每日 20 ～ 30 支。

5. **婚育史**　适龄结婚，已离异，子女健康状况良好，育 1 子。

6. **家族史**　父母健在，否认家族中其他传染病及遗传病史。

7. **查体**　体温 37℃，脉搏 79 次 / 分，呼吸 18 次 / 分，血压 105/76mmHg。营养一般，步入病房，自动体位，查体合作。神志清楚，精神尚可，应答切题，定向力、记忆力、计算力正常，反应迟钝。面色晦暗，皮肤、巩膜重度黄染，肝掌阳性，未见蜘蛛痣。全身浅表淋巴结未扪及肿大。心肺未见异常。腹部饱满，未见腹壁静脉曲张，全腹软，压痛、反跳痛阴性，肝右肋下未触及，剑突下可触及，墨菲征可疑阳性，脾左肋下平脐可触及，质韧，肝上界位于右锁骨中线第 5 肋间，肝、脾、双肾区无叩痛，移动性浊音阳性，双下肢小腿散在针尖样出血点，下肢轻度水肿。生理反射存在，病理征未引出。扑翼样震颤阴性。

8.入院初步诊断　酒精性肝硬化，慢加急性肝衰竭，合并腹水，胆囊炎，胆囊结石，贫血。

【诊治经过】

（一）入院诊治第一阶段——肝衰竭的诊治

2015 年 7 月 14 日　入院检查：ALT 39U/L，DBIL 45.4μmol/L，TBIL 219.9μmol/L，ALB 26g/L，ALP 132U/L，二氧化碳结合力 33mmol/L，钾 2.8mmol/L，BLA 105.3μmol/L，CRP 1.83mg/L，AMY 52U/L，脂肪酶 101.3U/L，TG 0.87mmol/L，胆固醇 4.13mmol/L，LY 0.720×10^9/L，RBC 2.33×10^{12}/L，WBC 3.03×10^9/L，Hb 72.00g/L，N 1.990×10^9/L，PLT 39.00×10^9/L，Ret% 3.5%，Ret 0.077×10^{12}/L，D- 二聚体测定 6.48mg/L，纤维蛋白原 1.43g/L，活动度 38.0%，INR 1.71，PCT 0.081ng/ml。急诊腹水常规：颜色黄，李凡他试验阴性，细胞总数 1362×10^6/L，分类 LY 0.85，白细胞总数 362×10^6/L，分类中性粒细胞 0.06。BLA 103.7μmol/L，丙肝抗体（强生化学发光）0.07s/co，PCT 0.077ng/ml，糖类抗原 19-9 189.2U/ml，癌胚抗原（电化学发光）7.32ng/ml。AFP（电化学发光）2.29ng/ml。免疫球蛋白 A 5.02g/L，结核金标抗体 1 阴性、结核金标抗体 2 阴性、戊肝抗体阴性。乙肝五项 HBcAb 阳性，其余阴性。行超声（床旁）检查提示：结合病史考虑酒精性肝硬化、脾大、腹水；门静脉高压、侧支循环开放，心电图（普通）检查提示：窦性心律，T 波改变。腹水常规未提示感染，结合患者无发热、腹痛，查体腹膜刺激征阴性，暂观察。根据患者病史、体征及实验室检查结果，排除其他慢性肝病可能，目前诊断酒精性肝硬化、慢加急性肝衰竭成立。患者高胆红素血症，且以间接胆红素升高为主，不排除溶血可能，进一步完善相关检查。低钾血症，注意纠正电解质紊乱，定期复查电解质。急查血氨升高，查体见患者反应迟钝，可诊断肝性脑病，予对症处理并调节电解质紊乱。积极血浆、蛋白等支持治疗。

（二）入院诊治第二阶段——高胆红素血症的疑惑

1. 2015 年 7 月 15 日　患者病情无变化。针对该患者以间接胆红素升高为主，分析如下：①溶血性疾病，包括遗传性、后天原因导致（自身免疫性疾病、肿瘤、感染等）；② MDS；③ PNH；④遗传性球形红细胞增多症；⑤吉尔伯特综合征；⑥ Crigler-Najjar 综合征，继续完善血液系统方面检查，行基因检测。

2. 2015 年 7 月 17 日　患者病情无明显变化，N 2.140×10^9/L，Hb 66.00g/L，单核细胞百分比 10.10%，红细胞分布宽度 23.60%，PLT 71.00×10^9/L，RBC 1.92×10^{12}/L，MCV 98.2fl，WBC 4.04×10^9/L。直接抗人球试验阴性，酸溶血试验阴性，糖水试验阴性，叶酸 7.42ng/ml，血清铁蛋白 428.6ng/ml，维生素 B_{12} 1384pg/ml，含铁血黄素阴性，红细胞脆性完全溶血时间 0.28%，红细胞脆性开始溶血时间 0.48%。行磁共振检查提示：肝硬化、铁过载，脾大、副脾，少量腹水，食管静脉及胃冠状静脉曲张，胃肾分流，附脐静脉开放，前腹壁静脉曲张；动脉期肝内异常强化影考虑为异常灌注，右肾囊肿。

3. 2015 年 7 月 18 日　局部麻醉下行骨髓穿刺术。骨髓细胞形态图文报告回示：脾功能亢进骨髓象。其余未见特殊。

4. 2015 年 7 月 26 日　行内镜（胃镜）检查提示：食管静脉曲张（轻）伴胃静脉曲张（Lm，F1，CB，RC-，E-，G+）门静脉高压性胃病（轻）非萎缩性胃炎，十二指肠球部溃疡（A1 期）幽门螺杆菌尿素酶快速检查（－）。

5. 2015 年 7 月 29 日　患者病情无明显变化，患者处于肝硬化失代偿期，先后出现腹水、腹膜炎、消化道出血、肝性脑病等并发症，目前经治疗并发症好转，但高胆红素血症无改善，患者家属要求肝移植治疗，经移植科行肝移植前评估，可以行肝移植治疗，但目前高胆红素血症是肝衰竭引起，还是有血液病尚未明确，拟基因检测报告回报后再确定治疗方案。

6. 2015 年 8 月 2 日　基因检测结果回报检测到 *UGT1A1* 基因的 c.-3263（-3279）T＞G、c.C1106T 两个突变位点，遗传方式为常染色体隐性遗传或常染色体不完全外显性两种。该患者父母不能提供家系验证，结合患者临床表现及该位点突变临床意义的文献报道，补充诊断：Gilbert 综合征。因患者存在 Gilbert 综合征，其高胆红素血症考虑与此有一定关系，患者及其家属商议后要求肝移植暂缓。

（三）最终诊断

①酒精性肝硬化，慢性肝衰竭可能性大，合并腹水，胸腔积液，肝性脑病，胆囊炎，胆囊结石，贫血（重度），门静脉高压性胃病，十二指肠球部溃疡；② Gilbert 综合征；③肾囊肿。

（四）随访情况

情况 3 年后患者因肝硬化合并消化道出血死亡。

【诊疗体会】

肝硬化患者出现高胆红素血症伴凝血机制下降，一般考虑肝损害或肝衰竭，容易忽视黄疸的鉴别诊断，本病例紧紧抓住胆红素升高以间接胆红素升高为主的主线，步步深入，完善相关检查，最终得以明确诊断。在我国 Gilbert 综合征发生率较高，当患者出现其他疾病时，在一定诱因下胆红素容易升高，导致临床诊治困难。

【专家点评】

在正常情况下，由脾脏巨噬细胞释放的血红蛋白分解为血红素和珠蛋白，血红素被血红素加氧酶的限速同工酶复合物氧化降解，释放胆绿素、一氧化碳和铁。胆绿素在胆绿素还原酶的作用下促进未结合胆红素（即间接胆红素）的产生。血液中未结合胆红素与白蛋白结合被运送至肝脏，通过弥散作用或有机阴离子转运多肽 1B1 （OATP1B1）进入肝细胞，在尿苷二磷酸葡糖醛酸基转移酶 1A1 （UGT1A1）的作用下，与葡糖醛酸结合生成胆红素葡糖苷酸（即直接胆红素），最后通过 ATP 依赖性的多药耐药相关性蛋白 2 作用经肝细胞小管膜分泌到胆汁中。由于溶血作用致胆红素的过量产生、肝细胞对胆红素摄取障碍及肝细胞对胆红素的结合障碍均可导致高间接胆红素血症，在临床上需要鉴别诊断。

Gilbert 综合征在 1901 年由 Gilbert 首次报道，被认为是一种胆红素代谢障碍的常染色体隐性遗传性疾病。也有研究认为 Gilbert 综合征，具有不完全外显率，其特征是在无溶血状况下反复发生血总胆红素升高，且以间接胆红素为主。临床上，根据 UGT1A1 酶活性水平受影响的不同程度，可将高间接胆红素血症分为 3 种，即 Gilbert 综合征（GS）、Crigler-Najjar 综合征Ⅰ型（CNS-Ⅰ）和Ⅱ型（CNS-Ⅱ）。*UGT1A1* 基因目前被报道的突变有 130 种，其中有 91 种为单核苷酸替换突变，21 种为单核苷酸缺失，10 种为单核苷酸插入，其余 8 种表现为基因启动子和内含子突变。其中有相当一部分基因多态性被证实与 GS 的发病相关。多数 GS 患者突变在启动子及编码区，UGT1Al 酶的活性低于正常的 30% 左右。大多数 CNS-Ⅱ患者为纯合子错义突变和多位点复合突变，导致酶的活性低于正常酶活性的 10%。CNS-Ⅰ患者多数因为 *UGT1A1* 基因外显子 2、3、4 发生突变导致 UGT1Al 活性完全缺如。

GS 患者 UGT1A1 酶活性相对尚高，其临床症状轻微，主要表现为轻度波动性黄疸，总胆红素波动于 17～103μmol/L。在禁食、体育锻炼、腹泻、情绪紧张、感染、妊娠或月经异常等情况下黄疸加重，一般不导致肝脏器质性改变。通过长期观察，GS 并不引起肝慢性炎症、纤维化、慢性、肝病及肝衰竭，通常认为是良性过程。CNS-Ⅰ患者 UGT1A1 酶活性严重缺乏甚至消失，黄疸严重，TBIL > 342μmol/L，易进展为胆红素脑病，病死率极高。CNS-Ⅱ患者 UGT1A1 酶活性约占正常值的 10%，TBIL 多波动于 103～342μmol/L，给予苯巴比妥 60～120mg/d 治疗后胆红素水平可较前降低超过 25%。该患者有酒精性肝病基础，伴随凝血机制的障碍，因此分析其胆红素的升高尚存在酒精性肝病的原因。

目前，大量研究表明 GS 具有显著的异质性，是外部环境因素（种族、年龄和性别、酒精、感染等）和内部基因相互作用的结果。GS 在不同种族地区的患病率方面存在显著性差异，研究报道发病率高低不等，多为 3%～10%。由于普通人群中 GS 较高的发病率，所以在各种疾病诊治过程中，当发现以间接胆红素升高为主的高胆红素血症时，应注意进行排除，以免影响对疾病的精准判定。

该患者结合基因检测结果，考虑诊断 GS，但在这里，我们也需要强调，酒精性肝病患者出现以间接胆红素升高为主的高胆红素血时，研究报道往往也经常合并有溶血现象或 Zieve 综合征。该患者因为有消化道出血病史，贫血考虑与失血相关可能性大，虽然经溶血相关检查及骨髓病理检查，但不能完全排除溶血性贫血的可能。Zieve 综合征又称酒精中毒高脂血症溶血综合征，1958 年由 Zieve 首先报道，指慢性酒精中毒患者出现黄疸、高脂血症和溶血性贫血三联征的一组疾病。溶血的产生可能是由于高脂血症使红细胞膜上脂质组成改变而致细胞膜功能障碍，细胞膜脆性增加，通过脾脏血窦时易被破坏所致。Zieve 综合征一般经禁酒、治疗有明显好转，该患者高胆红素血症一直存在，随访期也无明显好转，故考虑 Zieve 综合征可能性不大。

（作者：解放军总医院第五医学中心　宋芳娇
点评专家：解放军总医院第五医学中心　朱　冰）

参 考 文 献

邓玉婷，魏民华，周俊英．2021. Gilbert 综合征研究进展．实用肝脏病杂志，24(2):156-159.

李咏，马科，邓仲端，等．2017. 36 例 Gilbert 综合征临床特征分析．胃肠病学和肝病学杂志，26(12):1409-1412.

梁晨，白丽，郑素军．2019. Gilbert 综合征 UGT1A1 基因突变特征及对肝脏和肝外系统的影响．临床肝胆病杂志，35(7):1632-1635.

孙立影，马志斌，杨幼林，等．2009. Zieve 综合征．中华消化杂志，29(7):494.

徐洪常，多丽丽．2008. 15 例 Zieve 综合征的临床分析．中国医师进修杂志，31(4):66.

张梦，李维娜，陈广，等．2021. UGT1A1 基因检测在 Gilbert 综合征中的诊断价值分析．中华肝脏病杂志，29(2):143-149.

周莹乔．2018. Gilbert 综合征及 UGT1A1 基因多态性研究进展．东南国防医药，20(2):181-184.

病例 10　人少亦珠黄

关键词：梗阻性黄疸，胆结石，基因

【病例介绍】

薛某，男，42 岁。因"发现肝功能异常 30 年"于 2018 年 5 月 7 日入院。

1. **现病史**　缘于 30 年前常规体检发现肝功能异常，表现为胆红素升高，转氨酶基本正常，无乏力、食欲减退等不适，间断口服中药治疗，复查胆红素 80 ～ 90μmol/L。于当地医院行肝穿刺病理检查，诊断不明确。1 个月前患者再次就诊当地医院复查，TBIL 116μmol/L，DBIL 62μmol/L，ALT 51U/L，AST 29U/L，ALP 63U/L，GGT 41U/L。腹部 B 超提示：胆囊结石，胆囊息肉。患者为进一步诊治首次就诊我院，门诊以"黄疸"收入我科。

2. **流行病学史**　病前 6 个月内无"肝炎"患者密切接触史，否认输血及血制品应用史，病前 3 个月内无不洁饮食史。

3. **既往史**　30 年前因阑尾炎行阑尾切除术。既往否认"结核、伤寒、猩红热"等其他传染病史。否认高血压、糖尿病、心脏病史，否认外伤史，否认输血史，否认药物、食物过敏史，预防接种史不详。

4. **个人史**　吸烟 20 年，每日 6 ～ 7 支。不饮酒。

5. **家族史**　无明确遗传病史，但其姐姐也存在巩膜黄染现象。

6. **查体**　体温 36℃，脉搏 79 次 / 分，呼吸 18 次 / 分，血压 118/88mmHg，营养中等，步入病房，自动体位，查体合作。神志清楚，精神可，应答切题，定向力、记忆力、计算力正常。面色晦暗，全身皮肤、巩膜中度黄染，未见瘀点、瘀斑，肝掌可疑阳性，未见蜘蛛痣。全身浅表淋巴结未扪及肿大。双肺呼吸音清，心律齐，各瓣膜区未闻及病理性杂音。腹部平坦，未见腹壁静脉曲张，右下腹可见长约 8cm 的手术瘢痕，愈合良好，全腹软，无压痛、反跳痛，肝肋下未触及，墨菲征阴性，脾肋下未触及，肝上界位于右锁骨中线第 5 肋间，肝、脾、双肾区无叩痛，移动性浊音阴性，肠鸣音 3 次 / 分，不亢进。双下肢无水肿。扑翼样震颤阴性。

7. **入院初步诊断**　黄疸原因待查。

【诊治经过】

（一）诊治第一阶段——病因排查

1. **2018 年 5 月 8 日**　入院检查：WBC 4.19×10^9/L，Hb 142.00g/L，PLT 193.00×10^9/L。ALB 43g/L，CHE 8119U/L，AST 20U/L，ALT 27U/L，ALP 57U/L，GGT 25U/L，TBIL 70.3μmol/L，DBIL 51.5μmol/L。血清铜 13.6μmol/L，铜蓝蛋白 0.20g/L，活动度 101.4%，

AFP（电化学发光）2.78ng/ml，男性肿瘤标志物均正常，甲状腺功能五项均正常，丙肝抗体（强生化学发光）0.01s/co，自身抗体均阴性，乙肝五项均阴性，甲、戊肝三项阴性；丁肝三项阴性，结核金标抗体阴性，EBV-DNA 定量 < 100U/ml，CMV-DNA 定量 < 100U/ml，艾滋病抗体、梅毒抗体均阴性。腹部 B 超：肝脾大，轻度脂肪肝，胆囊结石、胆囊附壁多发胆固醇沉着。双肺 CT 平扫未见异常。腹部 CT：脾稍大，动脉期肝内异常强化影，考虑异常灌注，建议定期复查（3～6个月），肝内钙化灶，胆囊结石可能。心电图：窦性心律，正常范围心电图。无创肝：肝脏硬度值 5.5kPa，肝脏硬度值基本正常，相当于肝组织病理纤维化 F0～1，眼科会诊 K-F 环阴性。补充诊断：脂肪肝，胆囊结石。

2. 上级医师查房指示 患者幼年起病，总胆红素 80～110μmol/L，以直接胆红素升高为主，嗜肝病毒及非嗜肝病毒均阴性，无可疑肝损害药物服用史，无饮酒史，患者姐姐有巩膜黄染，不排除遗传代谢性肝病可能。患者存在胆囊结石、胆囊炎，不排除黄疸为梗阻性黄疸的可能，与胆结石有关，不支持点在于没有胆管扩张表现；一方面建议患者完善肝穿刺及遗传代谢性肝病基因检测。另一方面请外科会诊考虑胆囊切除术。肝胆外科会诊意见：针对胆囊炎及胆囊结石可行腹腔镜下胆囊切除术。

（二）诊治第二阶段——手术治疗

1. 2018 年 5 月 16 日 患者在全身麻醉下行腹腔镜下胆囊切除术，按照内科医师的要求及征得患者同意后于肝脏边缘剪取肝组织一块送病理。

2. 2018 年 5 月 24 日 患者一般情况好，神志清，精神佳，进食后未见不适。查体：全腹软，无压痛、反跳痛，肝肋下未触及，脾肋下未触及，肝、脾、双肾区无叩痛，移动性浊音阴性，肠鸣音 3 次/分，不亢进。肝脏病理检查提示：肝细胞内可见大量棕色色素颗粒，考虑 Dubin-Johnson 综合征，胆囊病理检查提示：慢性胆囊炎伴胆固醇沉积，腺肌瘤形成。复查活动度 101.4%，凝血酶原时间 11.0 秒；肝功能：AST 16U/L，TBIL 62.0μmol/L，ALT 42U/L，ALB 42g/L，DBIL 51.2μmol/L。Hb 134.00g/L，PLT $203.00×10^9$/L，RBC $4.31×10^{12}$/L，WBC $4.64×10^9$/L。患者要求出院，准予出院。

（三）诊治第三阶段——基因论证

2018 年 6 月 20 日 该样本 ABCC2 基因外显子区域发现两处杂合突变（图 10-1），c.2443C > Tchr10-101578849p.R815*，c.3541C > Tchr10-101595974p.R1181*，此两位点均有较低的人群携带率，此两突变均为终止突变，对蛋白功能的影响可能较大，依据 ACMG 指南，两个突变变异类型均可评级为 Pathogenic（致病性突变）。Dubin-Johnson 综合征报道为常染色体隐性遗传病，若此两突变分别位于两条染色体上，属于复合杂合突变，则理论上有可能致病。结合患者病情及姐姐的情况，考虑诊断 Dubin-Johnson 综合征可成立。

（四）最终诊断

① Dubin-Johnson 综合征；②胆囊结石；③胆囊炎。

（五）随访情况

患者无不适，复查黄疸仍偏高。

		一、受检者及家系遗传检测结果			
基因	转录版本 Exon 编号	突变信息	患者	受检者父亲	受检者母亲
ABCC2	NM_000392.3 exon19	c.2443C > T chr10-101578849 p.R815*	杂合突变	未送检	未送检
ABCC2	NM_000392.3 exon25	c.3541C > T chr10-101595974 p.R1181*	杂合突变	未送检	未送检

		二、基因详细检测结果				
基因	转录版本 Exon 编号	突变信息	测序深度 突变比例	纯合 / 杂合	正常人携带频率	ACMG 变异类型
ABCC2	NM_000392.3 exon19	c.2443C > T chr10-101578849 p.R815*	24/35 (0.59)	Het	0.000 036 57	Pathogenic
ABCC2	NM_000392.3 exon25	c.3541C > T chr10-101595974 p.R1181*	61/33 (0.35)	Het	0.000 016 24	Pathogenic

图 10-1　基因突变情况

【诊疗体会】

黄疸的鉴别诊断是临床医师的基本功，但是在临床实际工作中依然是一个难点。根据胆红素特点，黄疸分溶血性黄疸、肝细胞性黄疸及梗阻性黄疸。该患者存在胆囊结石、胆囊炎，在此基础上伴随黄疸的存在，往往容易局限于梗阻性黄疸的认识。结合患者 30 年黄疸病史及姐姐也有黄染现象，积极开展基因检测及肝脏病理检查，得以明确 Dubin-Johnson 综合征，体现了医师缜密的临床思维。

【专家点评】

结合胆红素和胆汁中其他成分因胆管阻力增大不能流入肠道时可反流入血液循环，致血液中的结合胆红素浓度增高，从而表现为梗阻性黄疸。发生在整个胆道系统内及其周围的任何部位病变均可造成胆道的梗阻。无论是由于胆管内结石、肿瘤等导致的直接梗阻，还是由于胆道外肝脏病变如肿瘤、脓肿等对胆道构成的压迫均可表现为黄疸。胆管内的结石、蛔虫及原发性胆道肿瘤、继发胆道癌栓、胆道感染十二指肠乳头炎症等是梗阻性黄疸的常见原因。一般来说梗阻性黄疸需要外科治疗，解除梗阻是治疗最根本的方法。梗阻性黄疸在临床上需要与溶血性黄疸、肝细胞性黄疸进行鉴别诊断，特别是多种病因存在的鉴别诊断。

Dubin-Johnson 综合征是一种以慢性持续性或间歇性结合胆红素升高为主要特征的常染色体隐性遗传性疾病，常易与其他肝病相混淆，又称黑肝 - 黄疸综合征、慢性特发性黄疸、先天性非溶血性黄疸结合胆红素增高症等。由 Dubin 和 Johnson 于 1954 年首次报道。

Dubin-Johnson 综合征的发病机制主要是由于基因发生突变，导致转运蛋白功能改变，因而丧失对非胆汁酸有机阴离子的转运功能，对结合胆红素在肝细胞运转及向毛细胆管内的分泌排泄出现功能障碍，使其不能正常排入胆汁，结合胆红素反流入血，从而导致血液循环中结合胆红素增高。这种异常与多药耐药相关蛋白 2 （multidrug resistance-associated protein 2，MRP2）基因有关。人类 MRP2 是具有 ATP 结合域的载体蛋白家族中的一员。此类载体蛋白可以通过排泄器官内的有机阴离子，如多种二价有机阴离子、结合胆红素、白三烯、谷胱甘肽等来发挥作用。Dubin-Johnson 综合征患者由于肝细胞胆管侧的细胞膜上的 MRP2 蛋白基因发生变异或缺失，其功能障碍或丧失导致结合胆红素向毛细胆管内分泌排泄、在肝细胞内转运的功能发生障碍。

肝脏穿刺病理检查是确诊 Dubin-Johnson 综合征的重要手段。光镜下可见肝细胞内弥漫性深棕色颗粒沉积，以中央静脉周围为著，肝小叶结构基本正常，少量炎细胞浸润，未见明确界面炎，需要与良性复发性肝内胆汁淤积症、Rotor 综合征等其他遗传性高结合胆红素血症等疾病相鉴别，但目前病理检查在诊断非病毒性疑难肝病时，因组织取材、染色方法、病理科医师诊断水平等因素影响，常不能准确诊断。近年来随着基因检测技术在疑难肝病诊断中的广泛应用，病理检查联合基因检测在提高 Dubin-Johnson 综合征诊断的准确性方面显示明显的优势。

大多数 Dubin-Johnson 综合征预后良好，对健康影响不大，一般不需要治疗。但对于胆红素水平较高且反复发作者，由于长期高胆红素血症可能会引起肝细胞萎缩、变性甚至坏死凋亡，引起肝内毛细胆管损伤，导致纤维组织增生及肝结节再生等一系列病理变化，对于此类患者，可应用熊去氧胆酸、还原型谷胱甘肽、丁二磺酸腺苷蛋氨酸、多烯磷脂酰胆碱等保肝、利胆治疗可能有一定帮助。

（作者：贵阳中医药大学第二附属医院　游绍伟
点评专家：解放军总医院第五医学中心　常彬霞）

参 考 文 献

李斌华，闫雪华．2020. 病理学联合基因检测在 Dubin-Johnson 综合征诊断中的应用. 甘肃医药，39(12):1097-1098, 1103.

李飞，陆伦根．2018. 胆汁淤积和黄疸的诊断与鉴别诊断. 内科理论与实践，13(6):385-387.

桑伟，陈兰，刘铭，等．2021. 14 例 Dubin-Johnson 综合征临床病理特征分析及文献复习. 新疆医学，51(1):27-29, 55.

徐晓东，苏保登，张艾芃，等．2019. 腹腔镜胆囊切除发现 Dubin-Johnson 综合征一例. 中华内分泌外科杂志，13(4):349-350.

余思邈，朱云，高含佳，等．2017. Dubin-Johnson 综合征临床及病理特征. 肝脏，22(5):404-405, 409.

张红艳，李亚绒，张艳敏，等．2019. Dubin-Johnson 综合征分子遗传学研究进展. 中国妇幼健康研究，30(11):1481-1486.

病例 11　细节之处见分晓

关键词：肝衰竭，贫血，胆红素/ALP 增高

【病例介绍】

戴某，女，26 岁。因"尿黄、肤黄 8 天"于 2019 年 5 月 14 日入院。

1. **现病史**　患者 2019 年 5 月 4 日因"阴道出血"开始服用中药，5 月 6 日发现皮肤黄染，停中药。外院化验：WBC 15.1×10^9/L，N 0.795，Hb 100g/L，PLT 125×10^9/L，TBIL 577.4μmol/L，DBIL 396.3μmol/L，ALT 19U/L，AST 161U/L，ALP 42U/L，GGT 215U/L，TBA 77.5μmol/L，PA 45.9%，肾功能正常，K^+2.3mmol/L，Ca^{2+} 1.86mmol/L，P 0.29mmol/L。5 月 7 日住院治疗，诊断为"急性肝衰竭、感染（具体部位不详）"，予保肝退黄、抗感染及支持对症治疗。5 月 9 日为行肝移植转至另一医院，诊断"急性肝衰竭、药物性肝损伤可能性大"。入院后查 WBC、PCT 升高、胸部 CT 提示肺部感染，予"泰能"抗感染治疗。因出现急性肾功能损伤行床旁血滤，治疗期间一度因血压降低予血管活性药物治疗。治疗后患者血压、肌酐、电解质正常，但肝功能、凝血功能未见好转。5 月 13 日复查：WBC 10.7×10^9/L，N 0.752，Hb 82g/L，PLT 61×10^9/L，TBIL 584.6μmol/L，DBIL 343.2μmol/L，ALT 18U/L，AST 246U/L，PA 30.2%，BLA 102μmol/L。5 月 14 日来我院，急诊以"肝衰竭合并高氨血症"收入我科。自发病以来，偶有低热，体温最高不超过 37.6℃，精神差，食欲欠佳，睡眠一般，尿色黄，大便色正常，体重无明显变化。

2. **流行病学史**　否认肝炎患者接触史，病后曾输血浆和人血白蛋白。

3. **既往史**　四五岁时患心肌炎，诉已愈，但偶有胸闷、心悸不适，可自行缓解。2018 年 7 月开始间断服用多种保健品及药物（叶黄素、葡萄籽、胶原蛋白、多潘立酮、宫血停、中药汤剂、"白加黑"、左氧氟沙星）。2019 年 2 月中旬出现少量阴道出血，5 月 4 日开始服用"中药"治疗至发病前。否认其他慢性病史，否认外伤、手术史，病后曾输血浆和人血白蛋白。否认药物过敏史，有食物（芒果、海鲜）过敏史，常规进行免疫接种。

4. **个人史**　生长于原籍，2010 年后定居北京，无长期外地居住史，无疫水、疫源接触史，职业教师，无放射物、毒物接触史，无饮酒、吸烟史，无冶游史。

5. **婚育史，月经史**　未婚未育。月经初潮年龄 13 岁，行经期 6 ～ 7 天，既往月经规律。2019 年 2 月中旬开始出现少量阴道出血，持续至今未止。

6. **家族史**　母亲健在，父亲因意外去世，家族中无传染病及遗传病史。

7. **查体**　体温 36.7℃，脉搏 75 次/分，呼吸 19 次/分，血压 116/72mmHg，BMI 17.38kg/m²，营养中等，体形偏瘦，平车推入病房，自动体位，查体合作。神志清楚，精神差，应答切题，定向力、记忆力、计算力基本正常。面色萎黄，皮肤、巩膜重度黄染，结膜轻度苍白，未见瘀点、瘀斑，肝掌阴性，未见蜘蛛痣。全身浅表淋巴结未触及肿大。心脏查

体未见异常。双下肺叩诊呈浊音，呼吸音消失。腹部饱满，未见腹壁静脉曲张，全腹质韧，无压痛、反跳痛，肝肋下触及 2cm，剑突下可触及 5cm，轻度压痛，墨菲征阴性，脾左肋下未触及，肝上界位于右锁骨中线第 5 肋间，肝区叩击痛阳性，脾、双肾区无叩痛，移动性浊音阳性，双下肢轻度水肿。生理反射存在，病理征未引出。扑翼样震颤阳性。

8. 辅助检查　2019 年 4 月 18 日在哈尔滨某医院体检肝脏 CT 增强扫描提示"肝右叶钙化灶、可疑胆汁淤积"，胃镜提示"浅表性胃炎、胆汁反流"，化验：肝功能正常，乙肝表面抗体阳性，抗 HCV、抗 HIV、TPHA 均阴性。5 月 14 日我院急诊检查头部 CT 未见明确病变。胸部 CT 提示双侧胸腔积液，双肺下叶不张。

9. 初步诊断　急性肝衰竭，病因待查，合并胸腔积液、腹水。

【诊治经过】

（一）诊疗第一阶段——初步诊治

1. 2019 年 5 月 15 日　入院后化验：A/G 28/14g/L，TBIL/DBIL 470/318μmol/L，ALT 23U/L，AST 61U/L，ALP 34U/L，GGT 34U/L，AMY 126U/L，BLA 102μmol/L，CRE 64μmol/L，UREA 6.8mmol/L，PCT 0.97ng/ml，ESR、CRP 正常，AFP 10.28ng/ml，铜蓝蛋白 0.19g/L，血清铜 13.2μmol/L，α_1-抗胰蛋白酶正常，PTA 30.2%，INR2.13；TSH 0.01μU/ml，T_3 0.689nmol/L，余正常。抗甲状腺自身抗体正常。WBC 12.9×10^9/L，N 0.753，RBC 2.53×10^{12}/L，Hb 95g/L，MCHC 320g/L，MCV 117.4fl，PLT 58×10^9/L，Ret 0.623×10^{12}，网织红细胞百分比 21.7%，网织血小板 16.7%，Coombs 溶血试验、酸溶血试验阴性，红细胞脆性试验阴性，乙肝表面抗体、乙肝 e 抗体、乙肝核心抗体阳性，HBV-DNA 定量 < 20U/ml，甲、丙、戊型肝炎标志物阴性。自身抗体阴性，γ-GLO 20.3%，IgA 2.5g/L，IgG 11.2g/L，IgM 1.7g/L，抗 CMV-IgM，抗 EBV-IgM 均阴性，再次复查铜蓝蛋白 0.25g/L。腹部超声提示肝实质弥漫性损害、脾大、腹水，肝内多发强回声（考虑肝内胆管结石），胆囊增大、胆囊胆汁淤积，双侧胸腔积液，盆腔积液。MRCP 提示肝内外胆管未见扩张。胆囊增大，胆囊炎。心电图：窦性心律不齐，T 波改变。心脏超声未见异常。

治疗给予吸氧、补充白蛋白、纠正电解质等支持治疗。同时给予保肝退黄、改善凝血功能、脱氨、利尿。

2. 2019 年 5 月 16 日　患者胸闷，应答不完全切题，定向力、记忆力、计算力均降低，扑翼样震颤阳性。查体心肺无异常。复查心肌酶正常，BNP 850.4pg/ml；血气分析正常；BLA 76.3μmol/L；钾 3.3mmol/L；急诊血常规：Hb 99.00g/L，N 0.741，WBC 12×10^9/L。复查心电图心动过速，ST-T 改变。诊断为肝性脑病，给予加强脱氨治疗，并给予吸氧、补钾、加强利尿治疗后上述症状缓解。于 5 月 16 日行血浆置换，胸部 CT 提示双肺感染，加用特治星治疗。

（二）病情发展第二阶段——迷雾重重，经验治疗

2019 年 5 月 26 日　患者病情进行性加重。考虑患者为年轻女性，伴有贫血，Coombs 试验阴性，ALP 不高，因此再次复查铜蓝蛋白 0.12g/L，血清铜 16.3μmol/L，24 小时尿铜 1711.6μg。颅脑 MRI 平扫未见异常。眼科会诊 K-F 环阳性。根据 Leipzig

评分 5 分，肝豆状核变性（Wilson 病）。给予低铜饮食，加用青霉胺、硫酸锌。行腹部增强 MRI 提示肝硬化、肝弥漫性肿瘤。PET-CT 提示肝脏未见异常代谢，肝内多发无代谢稍高密度结节影，考虑良性病变（图 11-1），肝窦阻塞综合征可能，建议穿刺活检、脾大、腹盆腔积液，双肾体积增大。余躯干及脑部未见明显异常代谢征象。

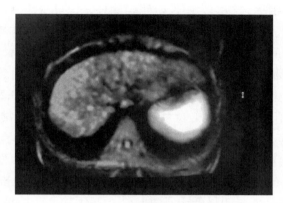

图 11-1　腹部 MRI（普美显特殊造影剂检查）DWI

（三）病情发展第三阶段——明确诊断，一场虚惊

2019 年 7 月 10 日　患者病情无好转，经会诊考虑肿瘤可能性不大，7 月 8 日行肝移植手术。肝组织学病理示：镜下假小叶形成，广泛肝硬化，肝细胞疏松水肿、气球样变，显著肝细胞淤胆，小叶间纤维组织增生伴小胆管增生，少量淋巴细胞浸润，未见肿瘤细胞，考虑 Wilson 病（因外院移植，无法提供病理图片）。7 月 5 日基因检测结果回示：ATP7B 杂合突变（图 11-2），第一位点及第二个位点 ACMG 变异评级均为 Likely pathogenic，第三个位点评级为 VUS，进一步支持 Wilson 病诊断。

（四）最后诊断

慢加急性肝衰竭，肝豆状核变性。

（五）随访情况

患者移植后恢复良好，肝功能正常。

检测突变位点及遗传学验证			
基因	**突变位点**	**患者**	**患者母亲**
ATP7B	c.1708-1G > C chr13:52539170 splice-3	杂合突变	无突变
ATP7B	c.3955C > T chr13:52511478 p.R1319*	杂合突变	杂合突变
ATP7B	c.1168A > G chr13:52548188 p.1390V	杂合突变	无突变

图 11-2　基因检测结果

【诊疗体会】

患者病情进展快，胆红素显著升高、PA 下降，并在起病后 2 周内出现肝性脑病，诊断急性肝衰竭。肝衰竭原因考虑如下：①病毒性肝炎。该病为肝损害最常见病因，入院后查常见嗜肝、非嗜肝病毒标志物均为阴性，明确除外。②自身免疫性。女性多发，可有肝炎相关症状及肝外表现。本例患者青年女性，起病急，但自身抗体均阴性、免疫球蛋白正常，不支持该诊断。③肝脏血管病变。入院后完善肝血管未见异常，除外血管病变。④遗传代谢性肝病。如肝豆状核变性、卟啉病、血色病、抗胰蛋白酶缺乏症，患者入院后查 α_1 抗胰蛋白酶正常，铜蓝蛋白 0.19g/L，较正常值略低，第二次复查 0.25g/L，在正常范围内。考虑铜蓝蛋白略低是由于肝衰竭合成能力下降所致，再次复查正常，Wilson 病诊断依据不足。⑤药物性肝损害。患者发病前有明确用药史，按 RUCAM 量表评分为 5 分，故考虑药物性肝衰竭可能。考虑到药物性肝损害为排除性诊断，应谨慎做出结论，故再次检查铜蓝蛋白、血清铜，均未见降低，颅脑 MRI 平扫未见异常，进一步完善 K-F 环和尿铜检查阳性，第三次检查铜蓝蛋白明显低于正常，结合基因检测，才诊断 Wilson 病。肝移植获取病肝病理检查，提示肝硬化，更新诊断：慢加急性肝衰竭。

【专家点评】

肝豆状核变性又称 Wilson 病（Wilson disease，WD），是一种好发于儿童及青少年的常染色体隐性遗传病，致病基因定位在染色体 13q14.3 的 ATP7B 上。WD 是铜沉积在肝、脑、肾和角膜等组织而引起的一系列临床症状，是一种多系统疾病，肝损伤是最早和最常见的表现。WD 发病机制目前认为是染色体 13q14.3 上的 *ATP7B* 基因突变，导致其编码的 ATP 酶功能降低，影响血清铜蓝蛋白的合成，铜蓝蛋白与铜的结合力下降，胆道铜排泄减少，使铜离子沉积，引起氧化损伤和细胞凋亡，导致进行性加重的肝损伤直至肝硬化、锥体外系和精神症状、肾损害及角膜色素环等。

WD 根据临床表现可分为 4 型：肝型、脑型、混合型及其他类型，其中以肝型占多数。WD 肝损害可以从无症状的转氨酶升高至肝衰竭等不同表现。肝衰竭是 WD 中一种少见的类型，占所有 WD 的 4%～5%。肝衰竭主要发生于青少年期，多见于女性，主要表现为肝细胞急性坏死，临床表现为乏力、食欲缺乏、恶心、腹痛、黄疸进行性加深，多伴有急性溶血，可并发肝性脑病、出血倾向、自发性腹膜炎、肾衰竭等，组织学检查多有肝硬化和结节增生。

对于表现为肝衰竭的 WD 患者，典型病例诊断不难，但不典型病例的诊断较为复杂。因为多种铜代谢参数，包括血清铜、铜蓝蛋白（ceruloplasmin，CER）往往出现非特异性异常。WD 患者血清铜一般降低，但是，当肝衰竭肝细胞大量坏死时，铜被很快释放到血液循环，血清铜可出现增高。CER 多数明显降低，但 CER 正常并不能排除诊断。此外，肝衰竭患者因肝脏合成能力下降，也会表现为 CER 降低。且裂隙灯 K-F 环检查及 24 小时尿铜定量、肝铜检查在医院开展因常受限而延误诊断。

WD 引起肝衰竭时多伴有急性溶血。血管内溶血的机制：①铜是一种强力的细胞毒物，可通过结合细胞膜的巯基直接损伤红细胞膜，对红细胞三磷酸腺苷（ATP）酶及多种糖分解酶有抑制作用；②铜可减少红细胞内谷胱甘肽的含量，导致血红蛋白自动氧化过程加剧，发生溶血。

　　与其他原因所致肝衰竭相比，WD 肝衰竭主要临床特点为：①患者较年轻；② Coombs 试验阴性的溶血性贫血；③ K-F 环阳性；④胆红素 /ALP 比值明显升高；⑤迅速进展至急性肾损伤，低尿酸；⑥尿铜显著增高。本病例因入院查 CER 无明显降低，结合患者肝功能异常前有服用中药病史，初步考虑为药物性肝衰竭，但随着病情发展，注意到患者存在贫血、ALP 未见增高，且是年轻女性，与 WD 所致肝衰竭特点相符，再次复查铜蓝蛋白、K-F 环及尿铜水平等，才明确诊断。WD 所致肝衰竭发病率低，早期症状又较隐匿，当对本病认识不足时容易延误诊断，因此应提高对本病的认识，尤应加强对不典型病例的学习。对不明原因的年轻的肝衰竭患者，尤其伴有贫血，要警惕肝豆状核变性，即使是铜蓝蛋白、血清铜未见异常，要及时行 K-F 环检查、尿铜检查、基因检测进一步明确。

　　WD 所致肝衰竭预后往往极差，患者可在数日至 2 个月内死亡，死亡原因主要为肝衰竭、肝性脑病、出血和继发感染，肝衰竭程度及感染是决定预后的最重要的因素。内科治疗以低铜饮食、血浆置换、短期使用激素及长期规律的驱铜治疗为主，一旦治疗失败或进展为晚期肝衰竭，肝移植便是唯一有效选择。

（作者：解放军总医院第五医学中心　关崇丹
点评专家：解放军总医院第五医学中心　苏海滨）

参 考 文 献

罗红雨，杨旭 . 2007. 暴发性肝衰竭型肝豆状核变性，国际消化病杂志，27(3):213-215.

Guillaud O, Dumortier J, Sobesky R, et al. 2014. Long term results of liver transplantation for Wilson's disease: experience in France. J Hepatol, 60(3) : 579-589.

Sallie R, Katsiyiannakis L, Baldwin D, et al. 1992. Failure of simple biochemical indexes to reliably differentiate fulminant Wilson's disease from other causes of fulminant liver failure. Hepatology, 16(5):1206.

Shah D. 2014. Wilson's disease: hepatic manifestations. Dis Mon, 60(9): 465-474.

病例 12 基因与病理的对话

关键词：肝纤维化，胆管扩张，门静脉高压

【病例介绍】

田某，女，34岁。主因"间断乏力、腹胀2个月"于2018年4月2日入院。

1. **现病史** 患者缘于2018年2月无明显诱因出现乏力、腹胀，当时查肝功能异常（未见化验单），腹部超声提示肝脏弥漫性损害，腹水，予保肝、利尿治疗后不适症状缓解。3月27日为进一步诊治前来我院就诊，门诊查：WBC 5.78×10^9/L，N 0.26，Hb 146.00g/L，PLT 253.00×10^9/L，RBC 4.98×10^{12}/L，ALB 41g/L，ALT 38U/L，AST 43U/L，TBIL 4.8μmol/L，IgG 17.06g/L，INR 0.99，PTA 92.8%，自身抗体均阴性，腹部超声提示：肝硬化（结合临床）、脾大、门静脉高压、侧支循环开放，肝多发囊肿，肝内多发强回声（胆管结石可能），胆囊继发改变，门、脾静脉扩张。为行进一步诊治，门诊以"肝炎"收入我科。

2. **流行病学史** 无肝炎患者接触史；病前无输血及血制品史。

3. **既往史** 既往患者经常出现低热，体温最高不超过38℃，无腹痛、腹泻等不适，应用抗生素后体温即可恢复正常。否认"高血压、糖尿病、冠心病"等病史，否认外伤史，否认其他手术史，否认药物、食物过敏史，预防接种史不详。

4. **个人史** 生于原籍，在原籍长大，无长期外地居住史，无疫水、疫源接触史，无放射物、毒物接触史，无有害粉尘吸入史。无饮酒吸烟史；无冶游史。

5. **婚育史** 适龄结婚，配偶健康状况良好，子女健康状况良好。

6. **家族史** 家族中无其他传染病及遗传病史。

7. **查体** 体温37.2℃，脉搏83次/分，呼吸18次/分，血压125/88mmHg。营养中等，步入病房，自动体位，查体合作。神志清楚，精神尚可，应答切题，定向力、记忆力、计算力正常。面色晦暗，皮肤、巩膜无黄染，未见瘀点、瘀斑，肝掌阳性，未见蜘蛛痣。全身浅表淋巴结未扪及肿大。心肺未见异常。腹部平，未见腹壁静脉曲张，全腹软，无压痛、反跳痛，肝右肋下未触及，剑突下未触及，墨菲征阴性，脾左肋下未触及，肝上界位于右锁骨中线第5肋间，肝、脾、双肾区无叩痛，移动性浊音阴性，双下肢无明显水肿。生理反射存在，病理征未引出。扑翼样震颤阴性。

8. **初步诊断** 肝硬化原因待查。

【诊治经过】

（一）入院诊治第一阶段——常规检查排查病因

1. **2018年3月7日** 入院检查：WBC 6.28×10^9/L，N 0.46，Hb 142.00g/L，PLT 221.00×10^9/L，RBC 4.67×10^{12}/L，ALB 42g/L，ALT 32U/L，AST 41U/L，ALP 149U/L，

GGT 29U/L，TBIL 14.1μmol/L，IgG 17.06g/L，PTA 96.6%。血糖、肾功能、电解质、血脂均正常。PCT、CRP 正常。甲、乙、丙、戊型肝炎血清标志物均阴性，自身抗体阴性，抗 EBV-IgM、抗 CMV-IgM 阴性，血清铜、铜蓝蛋白正常。甲状腺功能、补体、肿瘤标志物均正常。双肺 CT 平扫未见异常。腹部 CT 平扫＋增强提示胆囊炎，肝内外胆管扩张、积气，可见气 - 液平面（感染不除外），肝硬化（请结合临床），脾大，脾静脉曲张，肝门及腹膜后淋巴结（图 12-1）。

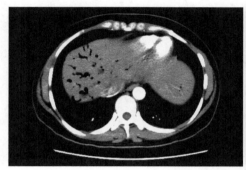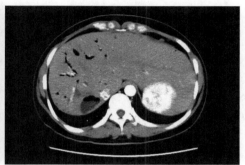

图 12-1　肝内胆管扩张、积气，可见气 - 液平面

患者既往曾反复发热，当时无头晕头痛、恶心呕吐、咳嗽咳痰、里急后重等不适，每次予抗生素治疗有效。本次入院后再次出现发热，来我院腹部 CT 检查提示胆囊炎，肝内外胆管扩张、积气，可见气 - 液平面，目前虽然查体无胆囊区压痛，感染指标阴性，但结合影像学表现，考虑发热可能与胆管炎相关，暂予头孢哌酮钠舒巴坦钠治疗观察，并注意与原发性硬化性胆管炎相鉴别。目前检查基本除外常见病毒性肝炎、嗜肝病毒感染、酒精性肝病等，拟行肝脏穿刺术肝组织病理检查明确病因。

2. 2018 年 4 月 3 日　行肝穿刺术。

（二）入院诊治第二阶段——肝脏病理提示病因

2018 年 4 月 8 日　经过抗炎治疗，患者一般情况好，体温正常。病理回报（图 12-2）：可见宽大的纤维间隔分隔肝实质，呈结节样，间隔内大部分炎症不明显，间隔中心见多个形态不规则的胆管结构，间隔边缘见扩张的细胆管，另有汇管区样结构，间质纤维化，间隔内及汇管区未见明显相应口径的门静脉支，肝实质内未见明显坏死及炎症。考虑先天性肝纤维化伴 Caroli 病。免疫组化：HBsAg（－），HBcAg（－），Hepa（＋），CD34（血管＋），mum-1（个别＋），CD10（＋），CD68（散＋），CK7/CK19 示胆管阳性。特殊染色：铜染色（－），PAS（未见异常糖原沉积），铁染色（－）。

患者病理存在宽大纤维化分隔及胆管扩张，考虑先天性肝纤维化可能，完善基因检测。因肝功能基本正常，体温正常，患者暂时出院，等待基因检测结果。

（三）诊治第三阶段—基因检测明确诊断

2018 年 5 月 20 日　基因检测回报：该样本在 *PKHD1* 基因存在三处杂合突变（图 12-3），家系验证结果显示其父在 c.8966T ＞ C 位点存在杂合突变，其母未进行家系验证。

（四）最终诊断

先天性肝纤维化伴 Caroli 病。

（五）随访情况

患者未来复诊。

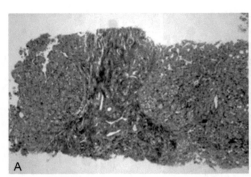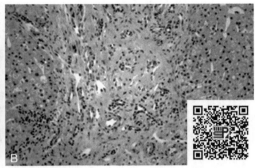

图 12-2　病理图片

A. Masson 染色，100×，宽大的纤维间隔分隔肝实质；B. HE 染色，200×，间隔内见胆管排列不整，形态不规则，周围细胆管反应增生

基因	转录版本 Exon 编号	突变信息	测序深度 突变比例	纯合 / 杂合	正常人携带频率	ACMG 变异类型
PKHD1	NM_138694.3 exon66	c.11740C > T chr6-51491840 p.R3914*	45/25 (0.36)	Het	0.000 012 19	Pathogenic
PKHD1	NM_138694.3 exon66	c.11689G > T chr6-51491891 p.E3897*	33/23 (0.41)	Het	—	Pathogenic
PKHD1	NM_138694.3 exon58	c.8966T > C chr6-51613448 p.L2989P	31/34 (0.52)	Het	—	VUS

图 12-3　基因检测结果（Pathogenic 表示致病突变，VUS 表示临床意义未明突变）

【诊疗体会】

本病例特点为肝功能基本正常伴肝内外胆管明显扩张，且反复发热，入院检查无肿瘤表现，最终通过肝脏病理检查及基因检测明确诊断。先天性肝纤维化及 Caroli 病属于遗传性疾病，通常相伴行。一般认为 Caroli 病通过影像学及基因检测诊断，先天性肝纤维化可以通过肝穿刺病理进行诊断，本病例通过基因检测及病理证实诊断，提供学习，非常珍贵。

【专家点评】

Caroli 病又称交通型海绵状胆管扩张或交通型胆管囊肿，是一种罕见的先天性肝内胆管囊状扩张性疾病，其临床表现多缺乏特异性，早期亦可无明显症状，典型者可表现为腹痛、黄疸和腹部肿块三联征。根据肝纤维化和门静脉高压与否，可将其分为两类：Ⅰ型为单纯性肝内胆管扩张合并胆管炎或胆道结石，但无肝纤维化和门静脉高压；Ⅱ型为合并小胆管增生纤维化，表现为肝硬化，常合并门静脉高压、上消化道出血、脾功能亢进等并发症。该疾病的发病机制可能与 *PKHD1* 基因突变相关，迄今为止，*PKHD1* 基因已发现至少有300 种不同的致病基因。目前关于 Caroli 病及先天性肝纤维化二者是单独两个疾病，或是同一疾病的不同类型，或不同阶段尚有争议。

Caroli 病的超声及 CT 表现有如下特点：①肝内胆管呈节段性扩张，表现为囊状或柱状影，囊柱状扩张多沿肝胆管走行呈簇状分布在外围，而左、右肝管和胆总管不扩张或仅轻度扩张。囊状影与轻度扩张的柱状或树枝状小胆管影及囊状影之间相连，呈"囊尾征"或"蝌蚪征"，具有确诊价值；②扩张的胆管呈球状并将门静脉小分支包绕，增强 CT 上呈囊区中央点状强化即"中心点征"，呈索条状强化并与囊肿壁接触，即"索条征"，均为该病特征性征象。

Caroli 病这种肝内胆管扩张易出现胆汁排泄停滞，进而可能导致结石形成，且容易发生胆管炎、胆管脓肿或败血症等感染性疾病，患者常因反复发热、黄疸或右季肋部疼痛就诊。本病例的影像学突出表现是胆管扩张及胆管积气，胆管积气往往是除手术原因外，因肝内胆管结石或反复胆道感染等所致，符合 Caroli 病容易出现胆道感染的特点。随着胆管炎反复发作，疾病逐渐进展，甚至发展成胆管癌。有报道，Caroli 病胆管癌发生率较正常人高10 ～ 20 倍，因此，本患者应定期复查。

先天性肝纤维化（congenital hepatic fibrosis，CHF）为常染色体隐性遗传性疾病，临床表现通常为肝功能基本正常伴门静脉高压、脾大、脾功能亢进和胃食管静脉曲张。根据不同的临床表现 CHF 分为 4 型：门静脉高压型、胆管炎型、混合型（门静脉高压合并胆管炎型）和无症状型。该病发病年龄以 10 岁以下居多，患者多因消化道出血或不明原因肝脾大而首次就诊，隐匿型患者常表现为成年后不明原因的肝脾大。

肝活检是确诊 CHF 的金指标，病理表现主要有肝细胞板排列基本正常，肝组织内汇管区周围弥漫性纤维化，纤维组织条带厚薄不均，可明显胶原化，纤维间隔穿插、包绕正常肝实质部分或全部，但中央静脉位置不变，仍位于肝小叶的中央，不形成典型的假小叶结构，炎症表现不明显或很轻。本患者通过病理检查可见宽大纤维化条带，高度提示临床医师 CHF 可能。CHF 与特发性门静脉高压临床表现都是肝功能基本正常，都可引起门静脉高压，通过病理检查可进行鉴别，特发性门静脉高压肝内较少见纤维组织，病变主要局限于门静脉分支的周围，无胆管增生表现。

CHF 的诊断主要依靠病理检查，但基因检测能进一步证实诊断并协助家族性预防。报道 *PKHD1* 基因与该疾病相关。对于遗传性疾病的诊断，临床医师要理解其遗传规律、寻找疾病特征，同时要加强对基因报告的学习与分析，充分理解基因突变与表型之间的关系，才能对遗传性疾病做出正确诊断。CHF 为常染色体隐性遗传性疾病（AR），理论上必须在两个等位基因上同时出现致病性突变才有可能致病（纯合或复合杂合突变致病）。该样本在此基因外显子区域发现三处杂合突变：突变位点 c.8966T ＞ C 致病性尚不明确，但正常人群无携带；突变位点 c.11740C ＞ T 及 c.11689G ＞ T 均为终止突变，对蛋白功能的影响可能较大。依据美国医学遗传学与基因组学学会（ACMG）指南，此两突变变异类型均可评级为 Pathogenic（致病性突变）。若此三处突变分别位于两条染色体上且每条染色体上至少有一处致病性突变，则理论上可能致病。结合患者病理检查及基因检测报告，分析患者该遗传性疾病诊断明确。

CHF 主要治疗方法是围绕门静脉高压引起的上消化道出血进行门体分流或脾切除术等。本患者存在脾大、脾静脉扩张、侧支循环开放等门静脉高压表现，但并无明显食管静脉曲张及脾功能亢进表现，目前无切脾适应证，下一步建议完善胃镜检查协助制订治疗方案。

（作者：解放军总医院第五医学中心　王海波

点评专家：解放军总医院第五医学中心　吕　飒）

参 考 文 献

黄志君，陈可可，毛先海，等. 2019. PKHD1 基因新突变致兄弟同患 Caroli 综合征. 中华普通外科杂志，34(11):976-978.

李菲菲，傅兆庆，任万华. 2019. 先天性肝纤维化伴 Caroli 病一例. 中华肝脏病杂志，27(6):463-465.

李旭，金美善，丁忠洋，等. 2020. 先天性肝纤维化四例. 中华消化杂志，40(3):202-204.

吴欣，李忠斌，刘红虹，等. 2013. 35 例先天性肝纤维化患者的临床及病理特点. 胃肠病学和肝病学杂志，22(6):529-532.

吴欣，周超，罗生强. 2014. 先天性肝纤维化不同分型的临床特征——75 例分析. 肝脏，(7):479-482, 490.

赵新颜，王泰龄，贾继东. 2010. 先天性肝纤维化 14 例临床病理特点. 临床肝胆病杂志，26(2):191-193.

病例 13　传承的伤与痛

关键词：肝功能异常，反复，妊娠

【病例介绍】

郭某，女，41 岁。主因"间断肝功能异常 16 年，伴腹胀 1 个月"于 2019 年 5 月 31 日入院。

1. **现病史**　缘于 2003 年妊娠时发现肝功能异常，自诉转氨酶及胆红素均高，产后肝功能好转（自诉转氨酶仍高，但较产前下降，胆红素基本恢复正常），未予重视。2013 年再次妊娠时化验肝功能异常，自诉 ALT 1000U/L 左右，胆红素升高，产后转氨酶及胆红素较前下降（具体不详）。2015 年患者因面部痤疮就诊当地医院，化验肝功能异常（具体不详），应用中药及西药保肝等治疗。2016 年 1 月我院门诊化验：ALT 112U/L，GGT 893U/L，TBIL 19.7μmol/L，自身抗体抗核抗体（荧光法）核颗粒型（1：100），余阴性，予保肝、降酶治疗好转。2017 年 11 月化验肝功能：TBIL 41.4μmol/L，DBIL 26.8μmol/L，ALT 45U/L，AST 91U/L，ALP 202U/L，GGT 190U/L，自身抗体：抗核抗体（荧光法）核颗粒型（1：100），余阴性。2019 年 4 月底患者自觉腹胀，身目黄染。5 月 20 日就诊我院门诊，化验：Hb 142.00g/L，N 0.724，PLT 51.00 × 10^9/L，WBC 6.90 × 10^9/L，GGT 169U/L，AST 311U/L，DBIL 255.4μmol/L，TBIL 343.3μmol/L，ALP 412U/L，ALT 235U/L，ALB 29g/L，CHE 2340U/L，TBA 292μmol/L，IgG 20.81g/L，INR 1.32，活动度 52.7%，ESR 4.00mm/h，AFP 3.03ng/ml，自身抗体：抗核抗体（荧光法）核颗粒型（1：100）、余阴性。腹部 B 超提示肝硬化、脾大、腹水，肝内多发不均质回声结节，门静脉高压、侧支循环开放，胆囊切除术后，脾静脉扩张。患者就诊于内蒙古自治区某医院行保肝、降酶、退黄等治疗。5 月 28 日患者出现意识模糊，呼之不应，当地医院考虑肝性脑病，给予脱氨等治疗后好转。2019 年 5 月 30 日复查肝功能：GGT 65U/L，AST 228U/L，TBIL 318μmol/L，DBIL 254μmol/L，ALP 239U/L，ALT 159U/L，PTA 30%。为进一步治疗就诊我院，门诊以"肝衰竭"收入我科。

2. **流行病学史**　否认肝病患者接触史，病前 6 个月内无输血及血制品应用史。病前 3 个月内无不洁饮食史。

3. **既往史**　2007 年因胆囊结石伴疼痛行胆囊切除术，2013 年行剖宫产术。无"伤寒、结核、猩红热"等传染病史，无"心、脑、肺、肾"等脏器慢性病史，否认外伤史，无药物及食物过敏史。预防接种史不详。

4. **个人史**　生长于原籍，无长期外地居住史，未到疟疾、鼠疫等疫区，无明确血吸虫疫水接触史，否认烟酒等不良嗜好。

5. **婚育史，月经史**　适龄结婚，配偶健康状况良好，育 1 男 1 女，子女健康状况良好。

初潮年龄 15 岁，行经期天数 3 ～ 4 天，间隔天数 28 天，末次月经时间 2019 年 5 月 1 日，经量中等，无痛经及白带增多表现。

6. **家族史** 父母健在，否认家族中其他传染病及遗传病史。

7. **查体** 体温 36.6℃，脉搏 78 次 / 分，呼吸 18 次 / 分，血压 126/74mmHg。身高 153cm，体重 64kg，营养中等，皮肤、巩膜重度黄染，肝掌阳性，未见蜘蛛痣，全身浅表淋巴结无肿大。心肺未见异常。腹软无压痛，肝脾肋下未触及，肝区无叩痛，移动浊音阳性。双下肢轻度水肿。扑翼样震颤阴性。

8. **初步诊断** 肝衰竭原因待查。

【诊治经过】

（一）诊治第一阶段——完善检查，未见端倪

1. 2019 年 6 月 1 日　入院检查：Hb 126.00g/L，N 0.716，PLT 42.00×10⁹/L，WBC 8.26×10⁹/L，ALB 24g/L，CHE 1386U/L，TBA 283.8μmol/L，DBIL 270.9μmol/L，AST 209U/L，ALT 158U/L，ALP 272U/L，GGT 66U/L，TBIL 337.7μmol/L，凝血功能：INR 1.93，活动度 33.2%，BLA 50.1μmol/L，免疫球蛋白 G 15.96g/L，CRP 26.6mg/L，PCT 0.42ng/ml，乙肝五项血清标志物均阴性，甲、戊肝 IgM 抗体均阴性，丙型肝炎抗体阴性，EBV-DNA 定量 < 100U/ml，CMV-DNA 定量 < 100U/ml，抗核抗体（荧光法）核颗粒型（1：100）、余阴性，ESR 2mm/1h。促甲状腺激素 0.09μU/ml，T₄ 157.634nmol/L，余正常，结核抗体阴性，艾滋病抗体、梅毒抗体均阴性。腹水常规结果回报：分类淋巴细胞 0.90，细胞总数 1139×10⁶/L。颜色黄，李凡他试验阴性，分类间皮细胞 0.03，白细胞总数 139×10⁶/L，分类中性粒细胞 0.07，透明度清。肺部 CT 提示双肺部分不张。心电图：窦性心律，胸前导联低电压。腹部 B 超示肝硬化、脾大、腹水，肝内多发稍低回声结节（建议增强影像学检查），门静脉高压、侧支循环开放；脾静脉扩张。肝脏硬度值 20.8kPa，腹部 MRI 提示肝硬化、多发 DN 结节，脾大，副脾，腹水，脾肾分流，动脉期肝内多发异常强化影，考虑：异常灌注或 DN 结节，建议：定期复查（3 ～ 6 个月），脾内多发结节，考虑良性病变，胆囊切除术后。

2. **上级医师查房指出** 患者肝损害原因不明，化验嗜肝病毒均阴性，基本排除病毒性肝炎；无饮酒史，酒精性肝损害排除；病前无可疑肝损害药物服用史，但有药物服用史，考虑药物性肝损害可能性小；患者 ANA 1：100，IgG 正常，虽然无肝穿刺病理结果，但 AIH 诊断可能性小，建议完善肝穿刺病理检查进一步明确肝损害病因。因目前凝血功能差，经皮肝穿刺风险较高，建议行经颈静脉肝穿刺活检，患者本人及其家属因担心手术风险表示拒绝肝穿刺检查。入科后给予保肝、降酶、退黄及利尿等治疗，针对腹膜炎给予头孢哌酮钠舒巴坦钠抗感染治疗，针对凝血功能差给予积极输注血浆，但输注血浆过程中出现高热、寒战症状，经抗过敏治疗后好转，考虑血浆过敏暂不予行人工肝治疗。

（二）诊治第二阶段——追根溯源，拨云见日

2019 年 6 月 20 日。经近 3 周积极保肝、降酶、退黄等治疗，复查：Hb 121.00g/L，中性粒细胞百分比 72.50%，PLT 74.00×10⁹/L，WBC 5.56×10⁹/L。TBIL 471.6μmol/L，ALT

170U/L，AST 302U/L，DBIL 344.4μmol/L，ALB 27g/L，CRE 54μmol/L。PTA 45.0%，INR 1.55。BLA 75.0μmol/L，PCT 0.54ng/ml。

再次追问患者病史：患者既往妊娠两次（妊娠中期左右）开始出现肝损伤，黄疸，胆汁淤积，GGT 最高大于 1000U/L，产后肝功能逐渐改善。二胎时肝损伤严重导致早产，产后保肝治疗（间断性服用熊去氧胆酸胶囊 0.25g/ 次，每日 3 次，每年 2～3 个月），服用后胆红素、GGT 可下降，胆汁酸下降明显。患者有肝损伤的家族史，患者的妈妈、姨妈、表妹（姨妈的女儿）均在妊娠时出现过黄疸，产后肝功能均好转。

综合患者病史特点分析：患者家族中有多位女性存在妊娠过程中肝损害表现，高度警惕遗传性疾病，建议患者行基因检测进一步明确有无合并遗传性肝病可能。

基因检测结果回报：该样本在此基因外显子区域发现一处杂合突变：c.3521_3525dup-AGCTC（插入突变），导致氨基酸改变 p.G1177Sfs*54（移码突变 -54 位后终止）。因患者父母不配合，无法确认突变基因家系来源。HGMDpro 数据库报道该突变导致蛋白翻译提前终止，对蛋白功能的影响可能较大，依据 ACMG 评级为 likely pathogenic（疑似致病突变）。若 ABCB4 基因遵循显性遗传规律，此突变为致病性突变，理论上有可能致病。若 ABCB4 基因遵循隐性遗传规律，ABCB4 基因的杂合突变理论上为携带者，应不致病。ABCB4 基因与家族性进行性肝内胆汁淤积症 3 型（隐性遗传）、妊娠期肝内胆汁淤积症 3 型（隐性遗传 / 显性遗传）、胆囊疾病 1 型相关（隐性遗传 / 显性遗传）相关。家族性进行性肝内胆汁淤积症为常染色体隐性遗传病，该患者存在一处杂合突变，理论上不能诊断该疾病，但文献报道 ABCB4 基因突变与成人肝损伤有密切关系。

（三）最终诊断

① ABCB4 相关肝损伤，肝硬化失代偿期，慢加急性肝衰竭，合并腹水、腹膜炎、肝性脑病；②妊娠期肝内胆汁淤积症（既往）；③胆囊结石切除术后。

（四）随访情况

患者因经济原因要求出院，回当地医院继续治疗，已失访。

【诊疗体会】

肝衰竭发生的原因有很多，思维不能局限于常见的病毒性肝炎、酒精性肝损害、药物性肝损害、自身免疫性肝病等常见病因。结合患者病史及家族史，尤其是家族中有多人发生类似肝损害情况，要注意排查遗传性疾病的可能。本例患者发现肝功能异常 16 年，且两次妊娠时均发生肝损害，妊娠结束后经治疗病情可缓解，且患者第二次发病较第一次病情重。患者的妈妈、姨妈、表妹均在妊娠时出现过肝损伤，提示需要重点考虑遗传因素。患者经完善基因检测协助诊断，且基因相关疾病表现多样，值得学习与探索。

【专家点评】

妊娠期肝内胆汁淤积症（intrahepatic cholestasis of pregnancy，ICP）是一种妊娠期特发性疾病，常发生于妊娠中、晚期，以不明原因的皮肤瘙痒、肝功能异常为表现，但产后迅速消失或恢复正常为临床特点。主要危害为早产、羊水胎粪污染、胎儿窘迫、死胎、死产，导致围生儿死亡率增加。ICP 的发病具有特发性、遗传性和复发性的特点。在我国，ICP 较常见，其发病率约为 6.5%。中华医学会妇产科学分会产科学组于 2011 年和 2015 年相继发布了两版"妊娠期肝内胆汁淤积症诊疗指南"，对我国 ICP 患者的规范诊治起到了重要的指导作用。目前 ICP 的病因尚未完全明确，多种研究显示其与遗传、免疫、环境、激素等因素相关。该患者在两次妊娠期出现肝损害，考虑与基因突变相关，且文献报道，部分 ICP 患者 GGT 水平升高，更常见于存在编码胆汁转运的 *ABCB4* 基因突变的 ICP 患者中。患者基因检测发现 *ABCB4* 存在恶性突变，且 ICP 遗传方式可以为显性遗传，家族中有类似症状，因此该患者 ICP 诊断明确。

进行性家族性肝内胆汁淤积症（progressive familial intrahepatic cholestasis，PFIC）是一组婴儿或儿童期起病，以严重肝内胆汁淤积及皮肤瘙痒为主要特征，在儿童期或者青春期可因肝衰竭而导致死亡的罕见常染色体隐性遗传性疾病。目前确切发病率尚无报道，为 1/100 000 ～ 1/50 000。PFIC 共分 6 型，其中，1、2、4、5、6 型的血清 γ-GGT 特征性降低或正常，而由 *ABCB4* 基因突变导致的 PFIC 3 型（PFIC-3） GGT 升高，肝组织病理表现为明显的小胆管增生和肝纤维化，与非 PFIC 导致的胆汁淤积性肝病不易区分，容易造成误诊漏诊。

ABCB4 基因又称为多药耐药 3（multi-drug resistance 3，MR3）基因，系 ATP 结合转运体超基因家族中 P 糖蛋白基因家族的成员之一，位于常染色体 7q21.1 区域，编码 MDR3 蛋白。MDR3 主要分布于肝细胞的毛细胆管面，为磷脂酰转出酶，介导肝细胞内的磷脂酰胆碱从磷脂双分子层内侧转运至膜外的胆汁中，与胆盐共同形成微粒，使胆盐亲水性增加，减轻胆盐的去垢作用，保护胆管细胞免受胆盐的毒性损害。当 *ABCB4* 基因突变引起 MDR3 蛋白缺失或表达降低时，可导致肝内胆汁淤积症，属于 PFIC3 型。

PFIC3 型临床表现无特异性，以胆汁淤积和胃肠道出血继发肝硬化和门静脉高压症为特点，于婴儿期后期或儿童期出现，极少出现在新生儿期。发病中位年龄为 4.7 岁，常在成年前进展为肝硬化、肝衰竭。Schatz 等报道 PFIC3 型患者中分别有 85% 和 96% 出现肝大和脾大，分别有 62%、69% 患者出现黄疸和门静脉高压，有 60% 的 PFIC3 型患者需要肝移植。胆管增生和纤维化是 PFIC3 型肝组织病理的两个突出表现。

PIFC3 型的药物治疗包括 UDCA、利福平、考来烯胺。其中 UDCA 亲水性强，增加循环的胆汁酸池中亲水性指数，能竞争初级胆汁酸在小肠的重吸收，促进其排出，从而减轻胆汁淤积对肝细胞的损伤，还有免疫调节和抗炎作用。MDR3 中磷脂酰转出酶活性的高低与 UDCA 治疗的反应有关。长期 UDCA 疗法可以延缓肝硬化的进展，推迟肝移植时间。在某些病例中，长期 UDCA 治疗可逆转纤维化。对于进展到终末期肝病、肝癌的 PFIC3 型患者，肝移植是最有效也是最终治疗方式。

在文献报道约 34% 不明原因的成人胆汁淤积患者检测到 *ABCB4* 杂合突变，并可导致明显肝纤维化，*ABCB4* 基因突变可导致不同类型的胆汁酸代谢失调。*ABCB4* 单个等位基因突变时常发生 *ABCB4* 基因突变相关疾病，如妊娠期肝内胆汁淤积症、低磷脂相关胆石症、药物性肝内胆汁淤积症、原发性胆汁性肝硬化等，两个等位基因均突变时则表现为进行性家族性肝内胆汁淤积症。MDR3 蛋白缺失或表达降低时，因其胆汁内缺少磷脂，易合并胆结石，本病例曾因胆囊结石行胆囊切除术，考虑与该基因突变也存在相关性。

（作者：解放军总医院第五医学中心　徐天娇

点评专家：解放军总医院第五医学中心　游绍莉）

参 考 文 献

陈友惠，王辉，蒋文兵，等. 2020. 进行性家族性肝内胆汁淤积症 3 型 :2 例报道并文献复习. 胃肠病学和肝
　病学杂志, 29(2):236-238.

金萌，马昕，朱丹，等. 2019. 进行性家族性肝内胆汁淤积症2型3例临床及遗传学分析. 中国实用儿科杂志,
　34(7):587-590.

Gordo-Gilart R, Andueza S, Hierro L, et al. 2015. Functional analysis of ABCB4 mutations relates clinical
　outcomes of progressive familial intra-hepatic cholestasis type 3 to the degree of MDR3 floppase activity.
　Gut, 64(1) : 147-155.

Mehl A, Bohorquez H, Serrano MS, et al. 2016. Liver transplantation and the management of progressive
　familial intrahepatic cholestasis in children. World J Transplant, 6(2): 278-290.

Schatz SB, Jüngst C, Keitel-Anselmo V, et al. 2018. Phenotypic spectrum and diagnostic pitfalls of ABCB4
　deficiency depending on age of onset . Hepatol Commun, 2(5): 504-514.

Stättermayer AF, Halilbasic E, Wrba F, et al. 2020. Variants in ABCB4 (MDR3) across the spectrum of
　cholestatic liver diseases in adults. J Hepatol, 73(3):651-663.

病例 14 不一样的贫血

关键词：贫血，肝硬化，肝衰竭

【病例介绍】

陈某，男，30 岁。主因"乏力及尿黄 1 年余"于 2021 年 1 月 12 日入院。

1. **现病史** 患者于 2019 年 5 月无明显诱因出现乏力、尿黄，于当地医院诊断为"贫血""肺感染"并住院治疗，行骨穿刺检查后未明确贫血原因，给予输血抗炎等对症治疗后好转出院。2020 年 2 月无明显诱因出现周身皮肤及巩膜黄染，于当地医院再次住院治疗，诊断为"黄疸、贫血"，对症治疗后略好转后出院，未予明确黄疸及贫血原因。2020 年 7 月患者自觉乏力明显，身目黄染加重，再次于当地住院查血常规：WBC 5.23×10^9/L，RBC 3.25×10^{12}/L，Hb 78g/L，ALT 10.4U/L，AST 49U/L，GGT 168U/L，TBIL 107.8μmol/L，DBIL 76μmol/L；甲、乙、丙、戊型肝炎血清标志物阴性。肝脏彩超提示肝大。MRCP 提示胆囊泥沙样结石，肝内外胆管未见扩张。给予退黄等对症治疗后自觉病情未见明显缓解，现为进一步明确诊治来我院，门诊以"黄疸、肝大"收入我区。自发病以来，精神一般，食欲尚可，夜眠佳，小便黄如浓茶样，大便未见异常。无鼻出血及牙龈出血，近 3 个月内体重无明显减轻。

2. **流行病学史** 否认肝病患者接触史，病前 6 个月内无输血及血制品应用史。病前 3 个月内无不洁饮食史。

3. **既往史** 无"伤寒、结核、猩红热"等传染病史，无"心、脑、肺、肾"等脏器慢性病史，否认外伤、手术史，无药物及食物过敏史。预防接种史不详。

4. **个人史** 饮酒史 3 年，平均每日饮白酒半斤，自诉已戒酒 6 个月，吸烟 20 年，每天 20 支。家族史不明确。

5. **查体** 体温 37.3℃，脉搏 100 次 / 分，呼吸 18 次 / 分，血压 129/82mmHg，营养中等，步入病房，自动体位，查体合作。神志清楚，精神尚可，应答切题，定向力、记忆力、计算力正常。面色萎黄，全身皮肤、巩膜重度黄染，未见瘀点、瘀斑，肝掌阴性，未见蜘蛛痣。全身浅表淋巴结未扪及肿大。心肺未见异常。腹部平坦，未见腹壁静脉曲张，全腹软，无压痛、反跳痛。肝肋下约 4cm，质韧无触痛，墨菲征阴性，脾肋下未触及，肝上界位于右锁骨中线第 5 肋间，肝、脾、双肾区无叩痛，移动性浊音阴性，肠鸣音 3 次 / 分，不亢进。双下肢无水肿。扑翼样震颤阴性。

6. **初步诊断** 肝损害并贫血原因待查。

【诊治经过】

（一）入院诊治第一阶段——初步检查

2021 年 1 月 13 日 入院后化验检查：WBC 6.67×10^9/L，RBC 2.22×10^{12}/L，Hb 60g/L，

PLT 279.00×10⁹/L，RET 9.55%，MCHC 26.9；MCV 86.4fl。BLA 35.00μmol/L，ALB 33g/L，ALT 8U/L，AST 49U/L，ALP 113U/L，GGT 115U/L，葡萄糖 6.3mmol/L，TBIL 267.2μmol/L，DBIL 222.3μmol/L，直胆比 0.83，CHE 3802U/L。PTA 42.9%，INR 1.58；ESR 36.00mm/h；IgG 21.35g/L，IgA、IgM 正常。血糖、肾功能、电解质正常，PCT、C 反应蛋白正常，乙型、丙型肝炎血清学标志物阴性，梅毒、艾滋病抗体阴性。血清铜、铜蓝蛋白正常。甲状腺功能、肿瘤标志物正常。尿便常规正常。肝脏彩超提示：酒精性肝损害、脾大、腹水；胆囊增大、胆囊壁毛糙、胆囊胆汁淤积；门静脉高压、侧支循环开放；脾静脉扩张。

综合入院后相关化验检查结果，其肝硬化、慢加急性肝衰竭诊断明确，但原因不明。仔细追问病史，患者既往从事房屋装修工作，可接触到化学物质，但近 2 年未工作。考虑病因不除外酒精、药物性因素，但还需要完善骨穿刺、溶血性贫血等相关检查，排除血液系统疾病、肝血管性疾病、肝淀粉样变性、结核、肿瘤及一些遗传代谢性疾病。暂给予退黄、降酶等对症治疗。

（二）入院诊治第二阶段——血液系统疾病排查

1. 2021 年 1 月 15 日　复查 Hb 56g/L；红细胞脆性完全溶血时间 0.22%，红细胞脆性开始溶血时间 0.40%；糖水试验阴性；酸溶血试验阴性；直接抗人球试验阴性。外周血红细胞形态学检查：成熟红细胞大小明显不等，形态多样，可见椭圆形、盔形、棘形、泪滴形、靶形、裂形红细胞，异形红细胞占 3%～4%。血清铁、铁蛋白、维生素 B_{12} 正常，叶酸 2.51ng/ml。痰涂片抗酸染色找抗酸杆菌阴性；结核金标抗体 1 阴性、结核金标抗体 2 阴性。肝脏弹性检测 30.7kPa。肝脏血管彩超检查示门静脉流速减低，肝动脉流速增高。MRCP 示肝内外胆管未见扩张。心脏彩超示左心室舒张功能减低；二、三尖瓣少量反流。浅表淋巴结提示：双侧腹股沟淋巴结可见。心电图示窦性心动过速，ST-T 改变。腹部 CT 提示肝硬化，脾大，少量腹水，食管胃底及脾静脉曲张，动脉期及门静脉期肝实质强化不均匀，考虑灌注异常；胆囊炎，右肾囊肿。因贫血明显，给予输注洗涤红细胞 2U，继续保肝、退黄、降酶治疗。

2. 2021 年 1 月 19 日　骨穿刺结果回报：骨髓增生活跃，幼稚单核细胞占 1%，粒系增生减低，红系增生明显。全片共见巨核细胞 59 个。血小板散在成簇分布。增生性贫血不除外。铁染色：外铁（+），内铁阳性率 16%，积分 32。给予输注共 4U 洗涤红细胞后复查 Hb 85.00g/L。

患者骨穿刺报告提示骨髓增生活跃，排除再生障碍性贫血，考虑贫血为溶血性贫血或失血性可能性大，交代患者注意观察大便颜色，注意加强营养管理，密切监测血红蛋白变化。该患者的病情用一元论不能充分解释，尤其外周血红细胞形态明显异常，应考虑红细胞疾病，有待进一步检查，必要时可建议基因检测。因目前肝衰竭原因仍不明确，拟行肝穿刺进一步明确病因。鉴于患者肝硬化合并腹水，凝血机制障碍，肝穿刺选择经颈静脉肝穿刺活检术。

（三）入院诊治第三阶段——肝衰竭病因排查

1. 2021 年 2 月 1 日　患者行经颈静脉肝活检穿刺术。

2. 2021 年 2 月 2 日　患者一般状态较前好转。复查 Hb 78.00g/L，ALB 35g/L，ALT 12U/L，

AST 36U/L，GGT 86U/L，TBIL 103.6μmol/L，DBIL 79.6μmol/L。PTA 37.2%、INR 1.80。查体肝脏较前明显缩小，肋下约2cm。肝脏病理报告（图14-1，图14-2）：考虑为酒精性肝炎肝纤维化，局部早期肝硬化改变，可见Mallory小体。肝内见少量铜沉积，伴细胆管增生，建议基因检测以除外铜沉积相关的遗传代谢病，如Wilson病、家族型胆汁淤积症等。

回顾病史资料，患者以肝大、黄疸、贫血为主要表现，有饮酒史，虽然饮酒时间自诉仅为3年，但饮酒量较大，病理亦考虑诊断为酒精性肝病，故目前肝大、黄疸原因考虑与酒精性肝病相关。患者为中重度贫血，自诉血红蛋白最低为4g/L。反复追问病史，排除患者消化道出血等失血原因，结合肝组织有铜沉积现象，不能除外Wilson病，该病也有引起溶血的可能，故完善基因检测，排除遗传代谢性疾病。患者病情好转，要求出院，予带药出院。

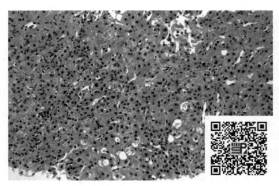
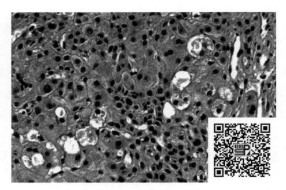

图14-1　肝实质内小坏死灶，中性粒细胞浸润　　　图14-2　肝细胞脂变，气球样变，Mallory小体

（四）再次入院诊治——揭示谜底

1. 2021年3月9日　患者再次住院，复查血常规：WBC 6.84×10^9/L，RBC 2.87×10^{12}/L，Hb 70.00g/L，PLT 251.00×10^9/L，ALB 32g/L，ALT 15U/L，AST 52U/L，ALP 92U/L，GGT 61U/L，TBIL 144.2μmol/L，DBIL 111.1μmol/L，CHE 4073U/L，PTA 42.7%。患者胆红素较出院时略升高，追问病史，患者出院后饮酒一次，自诉量少。

2. 2021年3月15日　胃镜检查：食管静脉曲张（重）伴胃静脉曲张（Lemi，gb，D1.5，Rf1），门静脉高压性胃病（轻），非萎缩性胃炎伴胆汁反流，幽门螺杆菌尿素酶快速检查（-）。基因检测结果：*HBB* 基因变异：c.316-197C > T chr11-5247153 intron，ACMG变异评级为Pathogenic（致病性变异），无家系验证，考虑为珠蛋白生成障碍性贫血。

（五）最终诊断

①酒精性肝硬化失代偿期，慢性肝衰竭；②珠蛋白生成障碍性贫血。

（六）随访情况

2021年4月15日随访患者，化验：Hb 90g/L；ALT 11.2U/L，AST 26U/L，GGT 35U/L，TBIL 64μmol/L，DBIL 30μmol/L。

【诊疗体会】

该病例利用经颈静脉肝穿刺获得肝脏病理，明确诊断为酒精性肝硬化。但临床医师未将思维局限于酒精性肝硬化导致的贫血，紧紧抓住没有明确消化道出血病史、但贫血严重的临床表现，结合外周血红细胞形态异常、脾大，寻找贫血的原因，虽然该患者没有明确遗传疾病家族史，但借助基因检查终于明确了贫血的真相。

【专家点评】

酒精性肝病（alcoholic liver disease，ALD）是由于长期过量饮用含酒精的饮料导致肝脏损害性病变。我国 ALD 指南中明确指出有长期饮酒史（> 5 年，折合酒精量男性 ≥ 40g/d、女性 ≥ 40g/d），或 2 周内有大量饮酒史（折合酒精量 > 80g/d），应考虑酒精性肝病。但有研究显示，饮酒与肝损害的剂量效应关系并不十分明确。解放军总医院第五医学中心朱冰等对收治的 161 例不明原因肝损害患者进行临床及病理对比分析结果发现，饮酒时间 < 5 年的共计 38 人，折合酒精量 ≤ 40g/d 的患者 79 人，这部分患者通过病理检查确定存在酒精性肝损害。可见按照目前饮酒标准来诊断 ALD 可能存在漏诊，酒精导致肝损害虽然有一定的量效关系，但是与个体差异也密切相关。ALD 还受到患者自身因素如种族、体型、易感性等影响。欧洲相关指南中规定酒精量 > 30g/d，不管饮酒时间长短，只要存在临床或生物学异常即可考虑 ALD。美国相关指南既没有规定每日饮酒量，也没有规定饮酒持续时间，主要原因在于患者对饮酒史的描述不可信，建议通过对家族成员问卷调查及实验室检测等对 ALD 进行拟诊，因此在 ALD 的诊断过程中要结合具体情况分析。该患者一方面饮酒时间 3 年，没有达到诊断标准，另外高度怀疑患者隐瞒病史，通过肝脏病理检查才得以明确诊断。

肝硬化患者合并贫血，首先要排除门静脉高压相关急慢性出血；其次要考虑脾大脾功能亢进、再生障碍性贫血等，重要的是酒精性肝硬化患者更要注意排除营养不良性贫血。该患者经过认真追问病史及详细临床观察，其贫血严重程度与临床不符，首先通过骨髓穿刺检查排除再生障碍性贫血。结合外周血红细胞形态异常、脾大，决定行基因检测，结果发现珠蛋白生成障碍性贫血相关基因变异。

珠蛋白生成障碍性贫血是由于珠蛋白基因如 HBB 突变或者缺失导致的珠蛋白链合成减少或完全缺失所引起的遗传性慢性溶血性疾病。患者出生时无症状，多在 2～3 岁后发病，随着年龄增长逐渐加重，主要表现为轻 - 中度慢性贫血，合并感染、妊娠或服氧化剂类药物时可因溶血导致贫血加重。大部分患者无典型的珠蛋白生成障碍性贫血外貌、生长发育正常或稍迟缓，可有肝脾大。部分患者存在继发性铁过载、高凝状态，易出现血栓、肺动脉高压等并发症。大部分患者可长期存活。诊断方面主要包括以下几个方面。① 血液学改变：呈小细胞低色素性贫血，网织红细胞计数正常或增高，白细胞计数多正常，血小板计数常增高，脾功能亢进时白细胞、血小板计数减少；② 骨髓象：呈增生性贫血骨髓象，红系增生显著，以中、晚幼红细胞为主，成熟红细胞改变与外周血相同；③ 血红蛋白分析发现异常；④ 基因检测：常染色体不完全显性遗传性疾病；⑤家系调查：基因诊断证实父母双方或一方为珠蛋白生成障碍性贫血基因杂合子。该患者结合临床与基因检测，可能诊断珠蛋白生成障碍性贫血，但没有经过血红蛋白电泳分析及家系验证，这是不足之处。临床上珠蛋白生成障碍性贫血需要与缺铁性贫血、遗传性球细胞增多症等相鉴别。缺铁性贫血患者常有缺铁诱因，血清铁蛋白含量减低，骨髓外铁粒幼红细胞减少，红细胞游离原卟啉升高，铁剂治疗有效等可鉴别。遗传性球形红细胞增多症可根据贫血、黄疸、肝脾大、球形红细胞增多和红细胞渗透性增高做出诊断。

　　本病目前无根本治愈方法，对于严重的患者可以通过输血、输红细胞进行治疗，长期输血容易引起铁沉积的并发症，患者需要进行去铁治疗。溶血比较严重的患者，可以在短期内使用激素治疗，必要时脾切除治疗，条件允许可行骨髓移植治疗。

（作者：联勤保障部队第 962 医院感染科　黄超群

点评专家：解放军总医院第五医学中心　游绍莉）

参 考 文 献

李雪华，王炳元 . 2012. 中美欧三大指南对酒精性肝病诊断的共识与差异 . 临床肝胆病杂志，28(8):569-570.

吕飒，游绍莉，余强，等 . 2017. 经颈静脉肝穿刺活组织检查在疑难重症肝病诊治中的可行性及意义：单中心 5 例患者分析 . 中华肝脏病杂志，25(10):772-774.

中华医学会儿科学分会血液学组 . 2010. 重型 β 地中海贫血的诊断和治疗指南 . 中华儿科杂志，48(3): 186-188.

中华医学会肝病学分会脂肪肝和酒精性肝病学组，中国医师协会脂肪性肝病专家委员会 . 2018. 酒精性肝病防治指南 (2018 更新版). 中华肝脏病杂志，26(3):188-194.

中华医学会血液学分会红细胞疾病学组 . 2018. 非输血依赖型地中海贫血诊断与治疗中国专家共识 (2018 年版). 中华血液学杂志，39(9):705-708.

朱冰，刘利敏，郭晓东，等 . 2014. 161 例病理确诊酒精性肝病患者临床特点分析 . 中华保健医学杂志，16(1):17-19.

European Association for the Study of the Live. 2012. EASL clinical practical guidelines: management of alcoholic liver disease. J Hepatol, 57(2):399-420.

Prajantasen T, Fucharoen S, Fucharoen G. 2015. High resolution melting analytical platform for rapid prenatal and postnatal diagnosis of β-thalassemia common among Southeast Asian population. Clin Chim Acta, 441:56-62.

病例 15　肝病的"小心机"

关键词：肝功能异常，肌酶升高，肥厚型心肌病

【病例介绍】

李某，男，3 岁。主因"活动量下降、肝功能异常 2 个月"于 2020 年 10 月 28 日到肝病门诊就诊。

1. **现病史**　患儿就诊前 2 个月开始出现活动量下降，少动，跑跳后喜蹲，检查发现肝功能转氨酶及心肌酶升高，ALT 163U/L，AST 227U/L，CK 536U/L，CK-MB 40.5U/L，LDH 1219U/L，羟丁酸脱氢酶（HBDH）1040.3U/L，肌红蛋白 202.8μg/L。在当地医院做心脏彩超检查未发现异常，给予多烯磷脂酰胆碱治疗 1 个月。2020 年 10 月 27 日门诊再次复诊，化验：ALT 229U/L，AST 296U/L，CK 706.2U/L，CK-MB 44.3U/L，LDH 1233U/L，HBDH 1069U/L，肌红蛋白 183.1μg/L，肌钙蛋白 I 0.0156μg/L，为进一步诊治收入院。患儿起病以来无恶心、呕吐，无腹痛、腹泻，生长、智力发育与同龄儿无显著差异。

2. **流行病学史**　患儿出生及生活在吉林长春，无"肝炎"患者接触史。无输血及血制品应用史，无不洁饮食史。

3. **既往史**　健康。

4. **个人史**　生于原籍，足月，母乳喂养，按计划接种疫苗。

5. **家族史**　患儿兄长 12 岁时因肥厚型心肌病去世。

6. **查体**　体温 36.7℃，脉搏 86 次/分，呼吸 18 次/分，血压 125/82mmHg，身高 97cm，体重 14.5kg，营养中等，皮肤、巩膜无黄染，无肝掌蜘蛛痣，全身浅表淋巴结无肿大。心肺未见异常。腹软无压痛，肝脾肋下未触及，肝区无叩痛，移动浊音阴性。四肢肌力及肌张力均正常。

7. **初步诊断**　肝功能、心肌酶谱异常原因待查。

【诊治经过】

（一）入院检查——提示心肌及骨骼肌病变

2020 年 10 月 30 日　入院后检查：WBC 10.7×10^9/L，L 70.9%，N 0.227，Hb 137g/L，PLT 380×10^9/L。ALT 239U/L，AST 302U/L，ALP 326.4U/L，GGT 10U/L，TBIL 10.4μmol/L，ALB 43.3g/L。CK 695.5U/L，CK-MB 35.3U/L，LDH 1221U/L，HBDH 1188.4U/L，肌红蛋白 207.6μg/L，肌钙蛋白 I 0.0196μg/L，肌钙蛋白 T 0.021ng/ml。甲、乙、丙、戊肝血清学标志物均阴性，自身抗体均阴性。凝血功能、尿便常规、AFP、BLA、甲状腺功能正常。抗 EBV-IgM、EBV 早期抗原，核抗原，衣壳抗原的 IgG 抗体及 EBV-DNA 均阴性，抗 CMV-IgM 阴性。血清铜 18.51μmol/L，铜蓝蛋白 0.663g/L。气相色谱-质谱分析：尿有机

酸谱正常。肝胆脾彩超正常。心脏彩超：室间隔增厚，非梗阻性肥厚型心肌病。室间隔厚度 14～15mm。主动脉根部内径 17mm，左心房内径 17mm，右心室内径 10mm，左心室舒张末内径 31mm，左心室后壁厚度 4mm，肺动脉内径 14mm。左心室舒张末容积（EDV）35ml，左心室收缩末容积（ESV）12ml，每搏量（SV）23ml，射血分数（EF）64%。四肢肌电图：左股四头肌 MUPs 时限缩短，大力时呈早募集，呈肌源性损害。所检神经传导速度及波幅正常。

患儿入院详细检查基本排除嗜肝病毒、EBV、CMV 等感染，考虑患儿肝酶、肌酶同时异常，伴有非梗阻性肥厚型心肌病表现及四肢肌电图肌源性损害表现，结合其兄长因肥厚型心肌病去世，考虑遗传疾病可能性大，于是抽取患儿及其父母血液送检高通量基因测序。患儿出院等待结果，嘱其避免高强度体育运动，未予药物治疗。

（二）基因测序——明确病因

2020 年 11 月 26 日　通过高通量基因测序结合生物信息分析进行单基因病变突变位点分析，在患儿血液样本中分析到 Ⅱ 型溶酶体相关膜蛋白基因有 1 个半合子突变：c.453dupT（exon4，NM_002294），导致氨基酸改变 p.R152X，为无义突变，根据美国医学遗传学与基因组学学会（ACMG）指南，该变异初步判定为疑似致病性变异（likely pathogenic）PVS1+PM2（PVS1：非常强致病，该变异为无义突变，可能导致基因功能丧失；PM2：中等强致病，在正常人群数据库中的频率为零，为低频变异，文献数据库未有该位点的相关性报道，Clin Var 数据库无该位点致病性分析结果）。家系验证分析，受检人之父该位点无变异，受检人之母该位点杂合变异。

（三）最终诊断

Danon 病（OMIM：300257）XLD（X 连锁显性遗传）。

（四）随访情况

患儿目前随访中，转氨酶、肌酶仍高，但生长发育、智力发育与同龄人无显著差异。

【诊疗体会】

该例患儿因 ALT、AST 升高到肝病门诊就诊，但接诊时医师注意到患儿主要临床表现为活动量下降，化验异常以 AST 升高更为明显，同时伴随有更突出的 CK、CK-MB、LDH 及 HBDH 等酶的升高，因此考虑其不是肝脏原发疾病，而可能是以心肌或骨骼肌损害为主的疾病。通过追问家族史，询问到患儿哥哥 12 岁时因肥厚型心肌病去世，因此考虑到可能为家族遗传性疾病，并与患儿父母亲充分沟通，尽早做了基因测序。另外，虽然曾在当地医院行心脏彩超未提示异常，医师仍在多重线索中锁定可能会有心肌损害，再次要求复核心脏彩超，结果发现非梗阻性肥厚型心肌病，为该病的最终确诊奠定了基础。可贵的是最终还获得了基因学证据。

【专家点评】

1981 年，Danon 在 *Neurology* 首次报道了两例 16 岁男性患者，同时有肥厚型心肌病、近端肌病及智力低下。其肌肉病理表现类似 Pompe 病（是由于溶酶体内酸性麦芽糖酶缺乏导致糖原在溶酶体内蓄积），但血液及骨骼肌中酸性麦芽糖酶活性正常，因此称其为"酸性麦芽糖酶正常的溶酶体糖原贮积症"，此后将该病命名为 Danon 病，又称糖原贮积病Ⅱb 型，是一种 X 染色体连锁显性遗传的溶酶体糖原贮积病。

Danon 病主要表现为肥厚型心肌病、骨骼肌病和智力障碍三联征，主要病理特征是骨骼肌和心肌细胞中含有自噬物质和糖原的胞质内空泡。一般来说，男性多见，且在较年轻的时候就会出现一些迹象，包括肌无力和可能的运动技能迟缓。较大的肌肉群通常会受到影响，包括背部、肩膀、颈部和大腿的肌群。症状可能表现为手臂抬起困难，从椅子上站起来困难，或上楼梯困难。疲劳、呼吸困难和下肢水肿可能是进行性心肌病的表现。男性多表现为肥厚型心肌病（90%），多在 20～30 岁因心脏病引起心脏性猝死。女性患者一般在成年后出现心肌病，偶伴轻度的肌无力症状，可能表现为肥厚型心肌病或扩张型心肌病。其他临床表现可有肝酶异常、视觉障碍、智力缺陷、全面发育迟缓、认知障碍、呼吸肌无力、高弓足等。

Ⅱ型溶酶体相关膜蛋白（lysosome-associated membrane protein-2，LAMP2）基因突变的检出是诊断本病的重要证据。这一基因突变的重要意义是由 Nishino 等在 2000 年第一次报道的，此后 *LAMP2* 基因突变与 Danon 病之间的重要关系引起很多学者关注。相继有 160 余个 *LAMP2* 基因突变位点被发现。*LAMP2* 基因突变会导致自噬小体的自体吞噬功能缺陷、溶酶体与靶细胞融合过程障碍、细胞器运动力丧失，最终引起心肌和骨骼肌细胞内自噬小体的堆积和胞质内糖原的贮积。

Danon 病属于少见病，预后差，目前还没有明确的诊断或管理 Danon 病患者的指南，也缺乏特效的治疗方法。对于新诊断的患者，需要进行彻底的心脏检查，包括心电图、超声心动图、血清脑钠肽水平和 24 小时动态心电图监测。恶性室性心律失常和心力衰竭是缩短患者寿命的最重要原因。对于有中重度心肌病、有症状性心律失常、有心脏性早亡家族史的患者，置入式心律转复除颤器、必要的心脏射频消融术可能对心律失常提供暂时治疗，最终心脏移植可能是显著提高患者 5 年生存率的有效方法。另外，标准的物理治疗和适量的运动可能有利于保持肌肉的力量和灵活性，全面系统的神经心理检查有助于诊断神经认知问题，眼科进行基线视力检查并密切随访也是非常重要的。同时，给患者家庭提供遗传咨询和讨论生殖风险也是非常必要的。随着 Danon 病发病机制被逐渐阐明，基因治疗与细胞移植治疗有望成为其有效治疗方法。

本病例提示我们，临床上遇到肝脏、心肌同时受累的幼年患者，需要考虑到遗传代谢性疾病的可能，必要的进一步检查有利于评估病情，而基因测序 *LAMP2* 基因突变则为 Danon 病的确诊提供依据。本病例家系验证分析，其母亲 *LAMP2* 位点杂合变异，但其母亲目前当地医院检查肝功能、心肌酶谱及心脏彩超暂正常，尚需后续进一步的随访观察。本病例家族在外地，尚未进行完整的家系基因检测分析，后续随访进行家族成员完整的检查评估及适当的治疗干预是有必要的。

（作者：中国医科大学附属盛京医院感染科　丁　洋　盛秋菊

点评专家：中国医科大学附属盛京医院感染科　窦晓光）

参 考 文 献

蔡迟 . 2012. Danon 病临床研究进展 . 心血管病学进展 , 33(1):39-42.

Boucek D, Jirikowic J, Taylor M. 2011. Natural history of Danon disease. Genet Med, 13(6):563-568.

Danon M J, Oh S J, DiMauro S, et al. 1981. Lysosomal glycogen storage disease with normal acid maltase. Neurology, 31(1):51-57.

D'souza RS, Levandowski C, Slavov D, et al. 2014. Danon disease: clinical features, evaluation, and management. Circ Heart Fail, 7(5):843-849.

Kim H, Cho A, Lim B C, et al. 2010. A 13-year-old girl with proximal weakness and hypertrophic cardiomyopathy with Danon disease. Muscle Nerve, 41(6):879-882.

Mattei M G, Matterson J, Chen J W, et al. 1990. Two human lysosomal membrane glycoproteins, h-lamp-1 and h-lamp-2, are encoded by genes localized to chromosome 13q34 and chromosome Xq24-25, respectively. J Biol Chem, 265(13):7548-7551.

Nishino I, Fu J, Tanji K, et al. 2000. Primary LAMP-2 deficiency causes X-linked vacuolar cardiomyopathy and myopathy (Danon disease). Nature, 406(6798):906-910.

病例 16　同病小哥俩

关键词：长期，胆汁淤积，肝纤维化

【病例介绍】

徐某，男，4岁。因"发现肝功能异常2年"于2009年8月25日第一次入住我院。

1. **现病史**　缘于2007年8月其母亲发现患儿颜面部毛细血管显现，当地医院检查发现 AST 98U/L，ALT 41U/L。患者间断皮肤瘙痒，无发热、乏力、食欲缺乏、眼黄、尿黄等其他不适，予降酶保肝治疗效果不佳，进一步查甲、乙、丙、戊型肝炎病毒学指标均阴性，铜蓝蛋白正常，B超提示肝脾大。2009年8月18日复查：ALT 107.5U/L，AST 212.3U/L，用复方甘草酸苷片1片/次，每日2次，治疗1个月。因诊断不清，为求进一步诊治来我院，门诊以"肝功能异常原因待查"收入我区。

2. **流行病学史**　发病前无明确肝炎患者接触史，无输血及血制品史，病前3个月无不洁饮食史。

3. **既往史**　2008年7月"右股骨骨折"，经牵引治愈。否认伤寒、结核等传染病史，无"先天性心脏病"等其他慢性病病史，无手术史，无中毒史。无药物、食物过敏史。预防接种史不详。

4. **个人史**　生于原籍，在原籍生长，生长发育正常。第1胎、第1产，足月顺产，母乳喂养。无血吸虫病疫水接触史，无放射性物质、毒物接触史，无其他特殊嗜好。

5. **家族史**　父母体健，否认家族遗传性疾病及传染病史。

6. **查体**　体温36.5℃，脉搏91次/分，呼吸18次/分，血压98/58mmHg，身高105cm，体重17kg，发育正常，营养中等，神志清，精神可，全身皮肤粗糙，可见散在抓痕，皮肤、巩膜无黄染，颜面部可见毛细血管扩张，肝掌阳性。心肺无异常，腹平软，肝右肋下6cm，剑突下3cm，质硬、边锐、表面光滑，无触痛，脾左肋下平脐，质中，边钝，表面光滑，无触痛。移动性浊音阴性，双下肢不肿。

7. **初步诊断**　肝功能异常原因待查。

【诊治经过】

（一）诊治第一阶段——病理结合临床，初步诊断

2009年8月27日　入院检查：WBC 4.51×10^9/L，N 1.39×10^9/L，RBC 4.01×10^{12}/L，Hb 109.0g/L，PLT 83.0×10^9/L，ALB/GLO 34/25g/L，TBIL/DBIL 18.5/9.9μmol/L、ALT 104U/L，AST 190U/L，TBA 30μmol/L，ALP 337U/L，GGT 112U/L，TBA 30μmol/L，CHE 2932U/L，凝血酶原时间/活动度13.0秒/82.0%，铜蓝蛋白0.42g/L。尿铜102.2μg/24h（参考值15～30μg），予青霉胺试验后尿铜378μg/24h。双角膜K-F环阴性。颅脑MRI

未见异常。抗 -HCV、抗 -HIV、HBsAg、EBV-IgM 抗体、CMV-IgM 抗体均阴性。自身抗体五项均阴性。腹部超声：轻度脂肪肝脾大、脾静脉扩张。肝脏病理：可见肝小叶结构紊乱，假小叶形成，肝细胞弥漫性水样变性，轻度脂肪变性，易见呈假性腺样排列的肝细胞，部分胞质嗜酸性变，汇管区纤维性扩大，少量炎细胞浸润，增生纤维组织较宽大且致密，小胆管轻度增生，轻度界面炎。铜染色阳性，考虑肝硬化，活动期，不除外 Wilson 病所致。外送血行 *ATP7B* 基因学检测提示存在 1 个变异位点杂合子，依据 Leipzig 评分为 4 分，临床诊断为肝豆状核变性，嘱其低铜饮食和二巯丁二酸胶囊、硫酸锌片排铜、抑制铜吸收及保肝对症等治疗。

（二）诊治第二阶段——长期随访，病情进展

患者每 6 个月至 1 年在我院随访复查，患者皮肤瘙痒症状无改善。2013 年 1 月腹部 CT 提示肝硬化、脾大、脾肾分流，肝 S6 占位性病变，不除外肝癌。家属拒绝诊治，定期观察，占位未见明显增大。2015 年 7 月复查 ALB 29g/L，TBIL 43.7μmol/L，DBIL 32.3μmol/L，ALT 30U/L，AST 58U/L，ALP 416U/L，GGT 131U/L，TBA 226μmol/L，CHE 2846U/L，肝功能指标无改善，影像学检查显示肝硬化、脾大逐渐进展，患者临床治疗效果欠佳，因此对患者肝豆状核变性的诊断逐步产生疑问，需要行进一步检查以明确。

（三）诊治第三阶段——兄弟发病，基因确诊

1. 2015 年 5 月　因患者弟弟 9 月龄时亦出现肝功能异常，且临床症状与患者相似，我院肝脏病理检查：肝小叶结构紊乱，早期假小叶结构形成。肝细胞假腺样排列易见，弥漫性水样变性，区域性气球样变，少数肝细胞脂肪变性，散在点灶状坏死，凋亡小体易见；窦周炎及窦周纤维化可见；汇管区明显扩大，纤维组织增生，纤维间隔易见，大量混合性炎细胞浸润，嗜酸性粒细胞易见，轻度界面炎。小胆管增生。提示慢性肝炎，病变程度相当于 G2S4，请临床结合基因学检查除外肝豆状核变性，并不完全除外重叠非嗜肝病毒、药物等因素。外院病理会诊：肝内轻度铜沉积，慢性淤胆伴肝纤维化 S3，符合 Wilson 病。患者弟弟病变亦发展至肝硬化，考虑存在家系遗传代谢病，建议再次行基因检查，遂 2015 年 8 月行兄弟二人基因检查。

2. 2016 年 2 月 28 日　全外显子基因检测结果：兄弟二人在 *ABCB4* 基因外显子区域发现 3 处相同的杂合突变点：c.2570C > T（胞嘧啶>胸腺嘧啶），chr7：87046740，导致 p. T857I（苏氨酸>异亮氨酸）；c.2212A > T（腺嘌呤>胸腺嘧啶），chr7：87051541，导致 p. I738F（异亮氨酸>苯丙氨酸）；c.1694C > G（胞嘧啶>鸟嘌呤），chr7 87069020，导致 p. T565R（苏氨酸>精氨酸）。进一步通过 Sanger 测序验证，确认 c.2570C > T 来自于母亲，另外两个杂合突变点来自于其父亲。HGMDpro 数据库均未见报道，ACMG 突变变异类型：均为临床意义未明突变。兄弟俩均有皮肤瘙痒、胆汁淤积、肝纤维化，父母正常，以此推断在此家系中遵循隐性遗传规律，理论上此三处杂合突变为复合杂合突变，若母源突变为致病性突变，其父源的两个突变至少有一个致病性突变，理论上有致病的可能。软件预测结果有致病风险。

（四）最终诊断

进行性家族性肝内胆汁淤积症 3 型（PFIC-3）。

（五）诊治随访情况

患者停用二巯丁二酸、硫酸锌，予口服联苯双酯、复方氨基酸、熊去氧胆酸等对症治疗，但肝功能仍无明显改善，发展至肝硬化失代偿期，白蛋白、胆碱酯酶、胆汁酸等生化指标仍异常，但 GGT 下降至正常。弟弟经熊去氧胆酸、双环醇维持治疗，随访 3 年疾病无明显进展，白蛋白正常，转氨酶、GGT、TBA 均降至正常，但仍有皮肤瘙痒，目前兄弟二人仍在定期随访中。

【诊疗体会】

这是一家系 PFIC-3 病例报道，患者属于不明原因的高 GGT 水平的胆汁淤积，我院肝脏病理提示肝硬化，铜染色阳性，考虑肝豆状核变性，外院行肝豆基因学检测提示存在 1 个变异位点杂合子，Leipzig 评分为 4 分，初期拟诊为肝豆状核变性，给予低铜饮食及排铜治疗后病情并未得到有效控制，直至弟弟亦出现胆汁淤积、肝硬化，行第二次基因检测后确诊为 PFIC-3。患者兄弟二人肝穿刺病理均提示铜染色阳性，病理报告倾向肝豆状核变性，但实际上肝豆状核变性并不能依靠病理表现确诊，肝铜定量才是有价值的诊断依据之一，但肝铜定量非常规检测。长期胆汁淤积也可能出现铜染色阳性，曾有文献报道证实某些胆汁淤积时间较长的 PFIC-3 患者可能有肝组织大量铜沉积和尿铜增加，易造成对"肝豆状核变性"的误诊。虽然 Leipzig 评分（表 16-1）可协助我们对肝豆状核变性的诊断，但在临床上需要进一步随访及反复确认才能减少误诊。

表 16-1　肝豆状核变性诊断的 Leipzig 评分系统

常规指标	分值	特殊检查	分值
K-F 环		肝铜（无胆汁淤积者）	
有	2	＞ 5× 正常值上限（ULN）（＞ 4μmol/g）	2
无	0	0.8 ～ 4.0μmol/g	1
神经系统症状		正常（＜ 0.8μmol/g）	-1
重度	2	罗丹宁阳性的颗粒	1
轻度	1	尿铜（无急性肝炎者）	
无	0	正常	0
铜蓝蛋白		（1 ～ 2）×ULN	1
正常（＞ 0.2g/L）	0	＞ 2×ULN	2
0.1 ～ 0.2g/L	1	正常，但使用青霉胺后＞ 5×ULN	2
＜ 0.1g/L	2	突变分析	
Coombs 阴性溶血性贫血		两条染色体均有突变	4
有	1	一条染色体有突变	1
无	0	无突变	0

注：≥ 4 分，诊断成立；3 分疑似诊断，需进一步检查；≤ 2 分，排除诊断

【专家点评】

PFIC-3 即 ABCB4 缺陷病，是编码多耐药蛋白 3（multi-drug resistance-3-p-glycoprotein，MDR3）的基因突变，导致 MDR3 蛋白缺失或表达降低。MDR3 蛋白主要位于肝细胞毛细胆管膜上，为磷脂输出泵，其功能缺失会造成胆汁中磷脂缺乏，胆盐不能与磷脂构建混合微粒，游离的胆盐会对毛细胆管膜发生毒性去垢作用，从而导致胆管细胞受损，出现胆汁淤积、小胆管增生、炎细胞浸润，逐渐进展为门管区纤维化、肝硬化及门静脉高压，最后发展为终末期肝病。目前研究表明 *ABCB4* 基因突变的类型与淤胆的严重程度相关：纯合的无义突变引起严重的 PFIC-3，而杂合的无义突变、杂合的错义突变、纯合的错义突变则可能引起妊娠相关性肝内胆汁淤积或胆石症。

PFIC-3 患者起病的年龄早晚不一，平均为 3.5 岁，瘙痒较轻微，其严重程度与黄疸程度不成正比。胆汁淤积呈慢性和进行性特点，严重者可发生肝脾大、门静脉高压症、食管静脉曲张破裂出血，常死于肝衰竭，无肝外表现。婴儿多以黄疸、瘙痒、白陶土样便为首发症状，且常在儿童期就进展为肝硬化，而年龄相对较大的儿童常以肝脾大、胃肠道出血等肝硬化及门静脉高压表现为首发症状。本病例患者兄弟二人均起病较早，进展快。患者 4 岁发病时病理显示活动性肝硬化，弟弟 10 月龄时病理提示早期肝硬化，有瘙痒症状，皮肤粗糙，全身可见散在抓痕，黄疸不明显，查转氨酶、TBA、GGT 均偏高，符合 PFIC-3 的临床特点。

根据致病基因不同，可将 PFIC 分为 1～6 型，PFIC-3 是 PFIC 的一种亚型。大多数 PFIC 患者均有血清胆汁酸和转氨酶升高，多数伴有血清胆红素及碱性磷酸酶水平升高，胆汁中初级胆汁酸水平降低，各型 PFIC 除 PFIC-3 患者外，血清 γ - 谷氨酰转肽酶（GGT）均基本正常甚至偏低，借此可以区别于其他原因引起的胆汁淤积性肝病。但 PFIC-3 的 GGT 水平是升高的，因此与其他原因引起的胆汁淤积性肝病不易区分，容易造成误诊漏诊。PFIC-3 肝穿刺病理并无特异性，可表现为纤维化、小胆管增生及炎细胞浸润、胆汁淤积、肝硬化，这些病变与其他淤胆性肝病不易区分。PFIC-3 患者免疫组化可发现肝细胞毛细胆管膜上 MDR3 表达缺失，但并非病理常规检查内容。

PFIC-3 的药物治疗：熊去氧胆酸疗效相对确切，是本病最初的治疗策略，可改善肝功能，延缓肝硬化的进展，推迟肝移植时间，而苯巴比妥、考来烯胺、利福平等可改善瘙痒症状，适当补充脂溶性维生素 A、维生素 D、维生素 E、维生素 K、中链脂肪酸及钙等可以满足患者生长发育所需。胆汁分流手术多数可改善肝功能。肝移植是治疗 PFIC-3 最有效的方法。大部分 PFIC-3 患者会发展至肝病晚期，10 年内需要行肝移植。本病例患者确诊较晚，之后虽经药物治疗但病情仍持续进展，14 岁已发展至肝硬化晚期，肝脾大，脾功能亢进明显，门静脉高压伴侧支循环开放，肝占位性病变。弟弟发现、诊断早，经熊去氧胆酸等治疗后肝硬化并无明显进展。因此 PFIC-3 早期诊断及干预十分重要，尽早给予熊去氧胆酸等干预治疗可能会延缓疾病进展。

通过本病例也可以得到一些经验教训。患者在疾病起始阶段属于未明原因的胆汁淤积性肝病，肝穿刺病理提示铜染色阳性，病理报告倾向肝豆状核变性，化验 24 小时尿铜偏高，外院首次做的基因检测是肝豆状核变性靶向基因 *ATP7B* 检测，发现 1 个变异位点杂合子，拟诊为"肝豆状核变性"。直到弟弟又出现类似病情才促成第二次基因检测，行全外显子检测，发现了 *ABCB4* 的突变，最终明确诊断。随着基因检测技术的不断发展和完善，对不明原因疾病的诊断也起到了关键作用。临床上对于未明原因的 GGT 升高的胆汁淤积性肝病，需考虑 PFIC-3 可能，并及早建议患者做适当的基因检测，早日明确诊断，恰当治疗，尽最大努力改善预后。

（作者：解放军总医院第五医学中心　李爱芹

点评专家：解放军总医院第五医学中心　张　敏）

参 考 文 献

李爱芹，董漪，徐志强，等．2020，进行性家族性肝内胆汁淤积症 3 型一家系 2 例报告．临床肝胆病杂志，36(7):1601‐1604.

Davit-Spraul A, Gonzales E, Baussan C, et al. 2009. Progressive familial intrahepatic cholestasis. Orphanet J Rare Dis, 4:1.

Reichert MC, Lammert F. 2018. ABCB4 gene aberrations in human liver disease: An evolving spectrum. Semin Liver Dis, 38(4):299‐307.

Schatz SB, Jüngst C, Keitel-Anselmo V, et al. 2018. Phenotypic spectrum and diagnostic pitfalls of ABCB4 deficiency depending on age of onset. Hepatol Commun, 2(5):504‐514.

Wang JS, Li LT. 2018. Advances in the study of familial intrahepatic cholestasis. Chin J Appl Clin Pediatr, 33(19):1451‐1454.

病例 17　近亲婚配之殇

关键词：肝功能异常，近亲婚配，杜兴型肌营养不良

【病例介绍】

彭某某，男，7 岁。主因 "发现转氨酶高 3 年余" 于 2016 年 7 月 22 日住院诊治。

1. **现病史**　缘于 2013 年患儿因扁桃体炎体检时发现肝功能异常，ALT 约 400U/L，当地医院未能明确病因，曾给予复方甘草酸苷、促肝细胞生长素、复方氨基酸注射液等保肝治疗，转氨酶下降不明显，未进一步诊治，之后未定期复查。2016 年 7 月 18 日患儿扁桃体摘除术前体检再次发现肝功能异常，ALT 429U/L，AST 356U/L，TBIL、GGT 均正常。为进一步诊治来我院住院。

2. **流行病学史**　否认肝炎患者接触史，无输血及血制品史，发病前无明确不洁饮食史。

3. **既往史**　患者 2 岁后因 "扁桃体炎" 常应用 "头孢类抗生素、蒲地蓝口服液" 等治疗，每年发作 4 ～ 5 次，每次用药约 1 周。按国家计划预防接种。

4. **个人史**　生于原籍，足月顺产，第 2 胎，第 2 产，足月剖宫产，出生体重 2.7kg。母乳喂养至 1.5 岁，运动能力发育较差，走路易跌倒，且每次跌倒头先着地。

5. **家族史**　父母体健，父母为近亲婚配（患儿父亲的姥姥为患儿母亲的奶奶）。

6. **查体**　体温 36.5℃，脉搏 80 次 / 分，呼吸 18 次 / 分，血压 106/61mmHg。身高 120cm，体重 20kg，全身皮肤、巩膜无黄染。肝掌阳性。头颅五官无畸形，心肺阴性。肝脾肋下未触及。走路步态不稳，翼状肩胛，双侧腓肠肌肥大。肌力检查：上肢内收 3 级，下肢内收、伸膝 2 级，腱反射减低，Gowers 征阳性。

7. **初步诊断**　肝功能异常原因待查。

【诊治经过】

（一）第一次住院——初步诊断背后疑影重重

2016 年 7 月 24 日　入院后完善检查：血常规正常，ALT 386U/L，AST 231U/L，ALB 38g/L，CHE 5033U/L，GLU 3.8mmol/L，CK 9288U/L，CK-MB 207.4ng/ml。铜蓝蛋白低 0.02g/L。腹部超声：肝回声增粗（有无肝实质损害结合临床）、脾大、副脾。眼科会诊：双眼角膜 K-F 环阴性。心脏超声：三尖瓣少量反流。肝穿刺病理：考虑遗传代谢障碍性肝病，肝豆状核变性可能性大 G2S2 ～ 3。24 小时尿铜 105.8μg（参考值 15 ～ 30μg/24h）。根据肝豆状核变性诊断评分系统确诊（铜蓝蛋白、24 小时尿铜定量，评分为 4 分）。因肌酸激酶显著高于正常及肌力检查异常而请神经内科会诊，同时安排基因检测。神经内科同意肝豆状核变性诊断，同时认为 *ATP7B* 基因邻近基因座含有肌营养不良基因，有邻近基因综合征可能，建议完善大腿 MRI、肌肉活检及肌营养不良基因检测。开始给予硫酸锌片抑制铜吸收治疗，并嘱患儿择期再次来院就诊。

（二）第二次住院——基因检测明断案

患儿 2016 年 11 月再次来我院，复查 ALT 422U/L，AST 337U/L，CK 13723U/L，CK-MB 260.7ng/ml，铜蓝蛋白 0.02g/L，血清铜 1.2μmol/L。复查 24 小时尿铜 75.3μg。双大腿 MRI：双侧臀大肌及大腿肌肉脂肪浸润伴多发水肿改变，建议结合临床。左肱二头肌病理诊断：骨骼肌呈肌营养不良样病理改变。基因检测结果回报：该样本在肝豆状核变性相关基因 *ATP7B* 存在两处纯合突变（致病突变），家系验证结果显示此两处纯合突变分别来自于其父母。同时发现该样本杜兴型肌营养不良症（DMD）基因 51 号外显子有缺失突变。

（三）家系分析——溯源求证，近亲婚配之殇

先证者父母为近亲结婚（先证者的奶奶 II-2 与其姥爷 II-8 是亲兄妹）。通过详细问诊做家系调查，发现家族中有多例肝豆状核变性和（或）杜兴型肌营养不良症患者。行父亲、母亲、姐姐、表兄、小姨、舅舅 ATP7B c.2333、ATP7B c.2310、*DMD* 基因 51 号外显子 3 个变异的基因验证。结果显示先证者母亲（III-3）存在 *ATP7B* 基因双杂合突变及 *DMD* 基因 51 号外显子的杂合缺失变异；先证者父亲（III-2）存在 *ATP7B* 基因双杂合突变，无 *DMD* 基因 51 号外显子的缺失变异，临床表型正常；先证者的姐姐 IV-1 存在与其相同位点的 *ATP7B* 基因纯合突变，临床诊断为肝豆状核变性，同时存在 *DMD* 基因 51 号外显子的杂合缺失变异，为 *DMD* 女性携带者。先证者大姨（III-4）是其母亲（III-3）的同卵双生姐姐（外观推测），未行基因验证。其儿子（先证者表哥 IV-3）亦转氨酶高，且伴肌酸激酶显著升高，有 *DMD* 基因 51 号外显子缺失突变，未发现 *ATP7B* 基因突变，确诊为杜氏肌营养不良症。先证者舅舅 III-7 未发现 *ATP7B* 基因突变及 *DMD* 基因 51 号外显子的缺失重复变异；其小姨 III-4 存在 *ATP7B* 基因双杂合突变，未见 *DMD* 基因 51 号外显子的缺失重复变异，临床表型正常。

II 代亲属中有三人 50 岁左右死于不明原因肝硬化。根据问诊及基因验证画出家系图谱（图 17-1）。

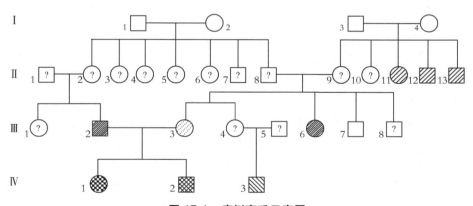

图 17-1 病例家系示意图

□. 正常男性；○. 正常女性；☐?☐?. 未行基因检测；▨◪. 肝豆状核变性患者；▨◗. 携带肝豆状核变性基因；▦. 携带肝豆状核变性 + 携带 *DMD* 基因；▩. 肝豆状核变性患者 + 携带 *DMD* 基因；▨. 肝豆状核变性 +DMD；▨. DMD 患者

家系图注释：Ⅲ-3、4 同卵双生，基因理论上相同，均为携带两种致病突变。

Ⅱ-8、9 均携带 *ATP7B* 突变，Ⅱ-9 携带 *DMD* 基因异常。Ⅲ-3、4 的 *DMD* 基因异常均源自Ⅱ-9，Ⅲ-6（小姨）未携带 DMD，诊断肝豆状核变性，*ATP7B* 突变分别来自Ⅱ-8、9 父母。

Ⅱ-9 家族有 *DMD* 和 *ATP7B* 两个致病基因，Ⅰ-4 女性为两病携带者或 *DMD* 携带 + 肝豆状核变性患者。

（四）最终诊断

①肝豆状核变性；②杜兴型肌营养不良症。

（五）随访情况

给予加用青霉胺片排铜治疗，同时再次请神经内科会诊，建议减少活动，每天泡脚、按摩、康复训练，并口服甲泼尼龙片、果味钾、沙丁胺醇、二甲双胍、钙尔奇 D、西洛他唑、左卡尼汀口服液等治疗肌营养不良。转氨酶、肌酸激酶持续异常，肌萎缩进行性加重，已无法行走。

【诊疗体会】

肝豆状核变性与肌营养不良均为罕见遗传病，肝细胞损伤及肌细胞损伤均可导致转氨酶的升高。见到不明原因肝功能异常，临床上肝病医师对肝豆状核变性的诊断敏感性更高，较易做出，但当常规降酶保肝治疗无效或效果不显著时，需要进一步考虑特殊病因的存在。保肝降酶药针对肌肉损伤导致的转氨酶升高收效甚微，临床表现又指向肌肉相关疾病，因此患者的基因检测至关重要，可以更加迅速地精准诊断。本例患儿家族有近期结婚的原因导致了双重罕见病同时出现的不良后果，而进一步溯源和建议遗传咨询可能避免家族中出现更多患者。

【专家点评】

肝豆状核变性是一种常染色体隐性遗传病，是由编码铜转运所需 P 型 ATP 酶的 *ATP7B* 基因突变所致。病理学改变首先表现为肝脏中铜的毒性蓄积，铜过载后便在其他部位（例如神经系统、角膜、肾脏和心脏）中沉积，逐步进展为肝硬化、肝衰竭或不可逆的脑损伤。肝豆状核变性的患病率约为 1：30 000，主要通过肝豆状核变性诊断评分系统确诊（铜蓝蛋白、24 小时尿铜定量、肝铜、罗丹宁铜染色、K-F 环、神经系统症状、Coombs 阴性的溶血、基因检测）。本病例铜蓝蛋白 0.02g/L，24 小时尿铜 105.8μg，基因检测提示存在两处纯合突变，为 ATP7B c.2333G > T chr13：52532469 p.R778L（已知致病突变）和 c.2310C > G chr13：52532492 p.L770L（疑似致病突变），肝豆状核变性诊断明确。

假肥大型肌营养不良症包括杜兴型肌营养不良症（DMD）和贝克型肌营养不良症（BMD），二者均是由于抗肌萎缩蛋白（dys）基因突变所致的 X 连锁隐性遗传病。男婴 DMD 的发病率约为 30/10 万。DMD 早期的主要表现为下肢近端和骨盆带肌萎缩和无力、小腿腓肠肌假性肥大、鸭步和 Gowers 征，晚期可出现全身骨骼肌萎缩，通常在 20 多岁死于呼吸衰竭或心力衰竭。DMD 患者病情进展快，预后差。通过典型临床表现（双下肢无力进行性发展、腓肠肌肥大）、肌酶显著升高、肌电图、肌活检、超声心动图、肌肉 MRI、DMD 基因检测进行确诊。对于典型的 DMD 患儿，若基因已确诊，则不须再行肌活检与肌电图。先证者经基因检测证实，DMD 基因 51 号外显子存在缺失突变；其母亲、姐姐均存在相同位点的杂合缺失变异，但运动能力正常，检测肌酶正常，未诊断为 DMD，但均为 DMD 携带者；其母亲及其母亲的孪生姐姐为同卵双生，其表哥Ⅳ-3 存在 DMD 基因 51 号外显子缺失突变，确诊 DMD。结合家族史及家系图谱，可预知先证者母亲及其母亲的孪生姐姐Ⅲ-4 再次生育男婴患 DMD 概率高达 50%。而经基因检测，Ⅲ-6、Ⅲ-7 一男一女均未见 DMD 基因 51 号外显子的缺失重复变异，Ⅰ代亲属及Ⅱ代直系亲属男女均无 DMD 家族史，考虑 DMD 基因变异来自Ⅰ-4 及Ⅱ-9 女性携带者。可进一步完善Ⅱ代基因检测以证实。

通过家系分析，Ⅰ代父系家庭中含有 ATP7B 致病突变，Ⅰ代母系家族中含有 ATP7B 致病突变和女性 DMD 基因 51 号外显子缺失突变携带，Ⅱ代母系家族已出现多名肝豆状核变性患者。Ⅲ代母系女性两名携带 DMD 基因 51 号外显子缺失突变，与Ⅲ代携带 ATP7B 致病突变的男性近亲通婚，导致Ⅳ代男性出现肝豆状核变性合并 DMD。为防止Ⅳ代女性子女的发病，强烈建议遗传咨询及产前检查。

如单纯为肝豆状核变性，发病之初尚未形成肝硬化，经严格低铜饮食及规律排铜治疗，一般均可获得长期的肝功能稳定。但本病例同时患有两种遗传性疾病，肌病进展尚无有效治疗方法，导致转氨酶无法恢复正常。

近亲婚配的风险在于，婚配者从共同祖先得到同一基因，将这同一基因同时传递给子女的概率明显升高，使隐性纯合子患者出现的频率大大增高。因此，禁止直系亲属或旁系 3 代的亲属通婚是十分必要的。同时，为防止近亲婚配子女下一代发病，强烈建议进行孕前遗传咨询。

（作者：解放军总医院第五医学中心　闫建国

点评专家：解放军总医院第五医学中心　张　敏）

参 考 文 献

中华医学会神经病学会，中华医学会神经病分会神经肌肉病学组，中华医学会神经病学分会肌电图与临床神经生理学组 .2016. 中国假肥大型肌营养不良症诊治指南 . 中华神经科杂志，49(1):17-20.

Busbby K, Finkel R, Bimkrant DJ, et al. 2010. Diagnosis and management of Duchenne muscular dystrophy, part 2:implementation of multidisciplinary care.Lancet Neurol, 9(2):177-189.

Falzarano MS, Scotton C, Passarelli C, et al. 2015. Duchenne muscular dystrophy: from diagnosis to therapy. Molecules, 20(10): 18168-18184.

Socha P, Janczyk W, Dhawan A, et al. 2018. Wilson's disease in children:A position paper by the Hepatology Committee of the European Society for Paediatric Gastroenterology, Hepatology and Nutrition. J Pediatr Gastroenterol Nutr, 66(2):334-344.

病例18　病理是金标准吗？

关键词：黄疸，病理，基因

【病例介绍】

患者，女，22岁。因"皮肤瘙痒伴身目黄染3个月余"于2019年3月13日入院。

1. **现病史**　患者于2018年12月15日无明显诱因出现发热，最高体温38℃，无腹痛、腹泻，偶有咳嗽，无明显咳痰，考虑"上呼吸道感染"，自服复方氨酚烷胺片（1片/天，连续2天）对症治疗，体温恢复正常，但1周后出现身目黄染伴瘙痒，渐觉尿黄，尿色如浓茶水色，无发热、咳嗽、咳痰，无腹胀、腹泻、腹痛等不适，无恶心、呕吐。2019年1月31日就诊于某三甲医院，行腹部MRCP提示：肝脾大，胆囊壁水肿。肺部CT提示：左肺下叶外基底段钙化灶。化验：ALT 102U/L，AST 69U/L，ALP 93U/L，GGT 10U/L，TBIL 305μmol/L，DBIL 233.3μmol/L。2月4日给予甲泼尼龙40mg/d，共10天，2月13日复查：ALT 140U/L，AST 77U/L，ALP 101U/L，GGT 13U/L，TBIL 314μmol/L，DBIL 217μmol/L，激素治疗期间，黄疸无明显改善，遂逐渐减量，2月14日～3月7日口服甲泼尼龙片（32mg/d～28mg/d～24mg/d～20mg/d，各7天左右），3月13日减量12mg/d，症状持续未见好转。现为进一步诊治来我院就诊，门诊以"黄疸待查"收入我科，发病以来大便颜色较浅，伴皮肤瘙痒，体重减轻约3kg。

2. **流行病学史**　否认肝病患者接触史，病前6个月内无输血及血制品应用史。病前3个月内无不洁饮食史。

3. **既往史**　无"伤寒、结核、猩红热"等传染病史，无"心、脑、肺、肾"等脏器慢性病史，否认外伤、手术史，无药物及食物过敏史。预防接种史不详。

4. **个人史**　生长于原籍，无长期外地居住史，无疫区接触史，否认烟酒等不良嗜好。月经史：初潮年龄15岁，行经期天数3～4天，间隔天数28天，末次月经时间2019年3月6日，经量中等，无痛经及白带增多史。

5. **家族史**　父母健在，否认家族中其他传染病及遗传病史。

6. **查体**　体温37.1℃，脉搏83次/分，呼吸18次/分，血压100/67mmHg。营养中等，步入病房，自动体位，查体合作。神志清楚，精神尚可，应答切题，面色晦暗，皮肤、巩膜重度黄染，未见瘀点、瘀斑，肝掌阳性，未见蜘蛛痣。全身浅表淋巴结未扪及肿大。心肺未见异常。腹部平，未见腹壁静脉曲张，全腹软，无压痛、反跳痛，肝右肋下未触及，剑突下未触及，墨菲征阴性，脾左肋下未触及，肝上界位于右锁骨中线第5肋间，肝、脾、双肾区无叩痛，移动性浊音阴性，双下肢无明显水肿。生理反射存在，病理征未引出。扑翼样震颤阴性。

7. **初步诊断**　肝功能异常原因待查。

【诊治经过】

（一）诊治第一阶段——内科综合诊治

1. 2019 年 3 月 16 日　患者入院化验：AST 74U/L，ALT 90U/L，ALB 34g/L，GLO 18g/L，TBIL 328.5μmol/L，DBIL 261.5μmol/L，ALP 108U/L，GGT 20U/L，CHE 4079U/L，TBA 459.7μmol/L。WBC 6.5×10^{12}/L，PLT 236×10^9/L，Hb 100g/L，RBC 3.34×10^{12}/L。TC 5.9mmol/L，TG 8.53mmol/L、低密度脂蛋白胆固醇 4.1mmol/L，高密度脂蛋白胆固醇 1.05mmol/L，载脂蛋白 A10.23g/L，载脂蛋白 B3.65g/L。AFP 1.34ng/ml。血清铜 30.4μmol/L，铜蓝蛋白 0.54g/L。尿、便常规，凝血功能、肾功能、血糖、甲状腺功能均正常。IgA 0.4g/L，IgG 6.18g/L，IgM 0.3g/L，嗜肝及非嗜肝病毒血清学标志物检测结果均阴性。自身免疫性肝病相关自身抗体谱阴性，类风湿因子阴性。腹部超声提示：肝回声增粗（肝损害结合临床）、脾大；胆囊实体样改变。腹部 CT 及血管成像提示肝脏体积增大，脾大。胆囊未充盈并胆囊内结石可能。胃左动脉先天变异；脾静脉曲张，附脐静脉开放。肝脏瞬时弹性检测为 11.1kPa。

患者青年女性，因发热服用退热药物后出现肝功能异常，经检查排除嗜肝及非嗜肝病毒感染，排除自身免疫性肝病，排除血管性肝病。患者发病前服用药物，但胆红素高水平与临床较轻症状不相符，ALP、GGT 正常，药物性肝损害诊断不典型，为进一步提供诊断依据，拟行肝脏穿刺术，继续保肝、退黄、降酶内科治疗。

2. 2019 年 3 月 19 日　行经皮肝穿刺术。

3. 2019 年 3 月 23 日　患者经治疗，病情略好转，AST 122U/L，ALT 90U/L，ALB 34g/L，GLO 18g/L，TBIL 312μmol/L，DBIL 252μmol/L，ALP 99U/L，GGT 20U/L，CHE 4499U/L，TBA 269μmol/L。

北京第一家三甲医院肝脏病理检查提示：急性淤胆性肝炎，结合临床考虑急性药物性肝损伤，重度肝内淤胆，炎症坏死病变程度相当于 G1。在北京第二家三甲医院肝脏病理检查提示：肝内单纯性胆汁淤积，伴小叶间胆管损伤或消失，需结合临床除外药物性所致的胆管损伤，另外，建议行基因检测除外家族性肝内胆汁淤积。在北京第三家三甲医院肝脏病理检查提示：急性淤胆性肝炎，胆盐转运蛋白功能障碍相关胆汁淤积可能性大。

针对三家医院的病理检查结果，上级医师查房指出：患者发病前曾服用退热药，发病时生化指标以胆红素升高为主，转氨酶水平轻度异常，ALP、GGT 正常，不符合常见的药物性肝损害生化改变特点，且患者治疗过程中使用大量激素治疗无反应，考虑免疫介导相关肝损害可能性不大。为进一步除外遗传代谢性肝病，行基因检测。

4. 2019 年 3 月 30 日　患者经内科综合治疗，化验：AST 75U/L，ALT 94U/L，TBIL 321.5μmol/L，GGT 19U/L，TBA 207μmol/L，Hb 95g/L，病情稳定，总胆汁酸继续下降，予继续服用熊去氧胆酸胶囊及复方甘草酸苷片退黄、保肝治疗，准予办理出院。

（二）诊治第二阶段——基因解密

2019 年 4 月 16 日　基因检测报告回报：该样本在进行性家族性肝内胆汁淤积症 2 型、良性复发型肝内胆汁淤积症 2 型相关基因 *ABCB11* 存在一处纯合突变，c.2077G > C chr2-

169820817 p.A693P，家系验证结果显示此纯合突变分别来自于其父母，即父亲及母亲均为杂合突变。结合基因报告及患者转归、病理等，本病例确诊为良性复发性肝内胆汁淤积的首次发作。

（三）最终诊断

良性复发性肝内胆汁淤积症。

（四）随访情况

7月17日门诊复查化验：AST 62U/L，ALT 51U/L，ALB 48g/L，GLO 25g/L，TBIL 16.8μmol/L，DBIL 8.9μmol/L，ALP 63U/L，GGT 28U/L，TBA 8μmol/L。

继续随访患者6个月，肝功能恢复正常，此后失访。

【诊疗体会】

组织病理检查往往认为是疾病诊断的金标准，但是病理检查是一个主观检测，病理特征受病理科医师知识面、临床经验、个人因素等诸多的影响，同一幅图像，从眼输送到大脑，进一步梳理总结形成文字描述，这期间会出现各种误差，甚至错误。另外药物性肝损伤的病理特征多样，无特异性，因此容易误诊。该病例的诊治经验告诉我们，临床医师需要综合各种资料及患者临床特征进行分析，对于非典型疾病，不能依靠某一项单独检测结果草率下结论。

本例中患者为青年女性，发病前有流感样症状及服用药物史，以黄疸和瘙痒为主要临床表现，发病过程中一般状态良好，实验室检查以胆红素（主要为结合胆红素）升高为主，伴转氨酶轻度升高，ALP及GGT始终处于正常水平。嗜肝及非嗜肝病毒血清学检测结果均阴性。抗核抗体、自身免疫性肝病相关抗体、类风湿因子均阴性，血清铜及铜蓝蛋白无明显下降，可初步排除病毒性肝炎、自身免疫性肝病、肝豆状核变性引起的肝损害，患者腹部CT未提示血管性疾病及胆管扩张，暂不考虑肝脏血管异常及胆道梗阻导致肝损害。患者高胆红素血症，除黄疸和瘙痒外，无明显的消化道症状，也无腹部疼痛等不适表现，三家病理报告相同之处在于肝组织炎症程度很轻，不符合常见肝炎所致高胆红素血症的临床及病理表现，也正因为如此不断排查才得以明确诊治。

【专家点评】

进行性家族性肝内胆汁淤积症（progressive familial intrahepatic cholestasis，PFIC）是一组以胆汁淤积为主要特征的遗传性疾病，主要表现为黄疸、皮肤瘙痒和肝功能异常，瘙痒是多数患者最明显的临床特征。PFIC1，也称为拜勒病，由*ATP8B1*基因变异所致；PFIC 2，为胆汁酸盐输出泵疾病，由*ABCB11*基因变异所致；PFIC 3由*ABCB4*基因变异所致，血生化特点为γ-谷氨酰转肽酶（GGT）持续升高。随着基因诊断的不断进展，近几年PFIC 4、PFIC 5、PFIC 6不断出现。良性复发型肝内胆汁淤积症（benign recurrent intrahepatic cholestasis，BRIC），目前已知主要为*ATP8B1*基因或*ABCB11*基因突变所致。

*ABCB11*基因突变可引起PFIC2及BRIC2两种疾病。PFIC2是一种早发性胆汁淤积症，疾病会发展为肝纤维化、肝硬化和终末期肝病，而BRIC2临床特征为间断性胆汁淤积症，通常不会发展为慢性肝损伤。BRIC2引起的肝内胆汁淤积症现在归为肝内胆汁淤积性疾病，

该类疾病症状从轻度、间歇性发作至严重、慢性、进行性肝内胆汁淤积症不等。且 *BRIC* 基因突变主要发生在相对非保守区段，仅导致 FIC1 蛋白功能部分失活，故 BRIC 多发生在成人期，临床表现为间断性胆汁淤积发作，预后良好。

BRIC 是一类以反复发作的自限性严重瘙痒症和黄疸为特征的胆汁淤积性肝病。最早由 Summerskill 和 Walshe 首次提出。该病多于青年发病，男女发病率无差异，存在季节性发病的特点，每年冬春季是该病的高峰期，发作期可持续几周甚至几个月，无症状期可持续几个月至数年。BRIC 是一种常染色体隐性遗传病，是由于肝细胞胆汁转运体蛋白功能缺陷造成的胆汁形成和排泄障碍。

BRIC 的标志性症状和体征为瘙痒和黄疸。瘙痒通常发生于黄疸出现前的 2～4 周，但 1/4 的患者即使发生明显黄疸也可无瘙痒症状。其他常见症状包括全身不适、易激惹、恶心、呕吐和厌食等。其他可见发热、关节痛、头痛、荨麻疹和皮肤红斑等。长期厌食和脂肪吸收不良可导致体重下降。维生素 K 吸收不良可引起皮肤血肿、阴道或牙龈出血等凝血障碍。某些因素可诱发 BRIC，最常见的诱因为流感样症状和胃肠炎等。该病每次发作即出现瘙痒，血清胆红素峰值通常超出正常上限的 10 倍。与此不同的是，血清丙氨酸氨基转移酶（ALT）和天冬氨酸氨基转移酶（AST）通常正常或仅轻度升高。BRIC 的一个特征为 γ- 谷氨酰转移酶（GGT）水平正常或仅轻度升高，胆汁酸水平升高。其他实验室异常包括脂溶性维生素吸收不良所致的凝血酶原时间延长；由于厌食和脂肪泻病程较长的患者可发生低蛋白血症等。

BRIC 的诊断标准为：①持续数月至数年的无症状间隔黄疸至少发作 2 次；②实验室指标符合肝内胆汁淤积；③ GGT 水平正常或仅轻微升高；④继发于胆汁淤积后严重的瘙痒症；⑤肝组织病理学证实小叶中心性胆汁淤积；⑥胆管造影术显示肝内或肝外胆管正常；⑦没有已知的其他导致胆汁淤积的因素（药物、妊娠等）。该病目前尚缺乏特异性治疗药物，仅为支持对症治疗，治疗方法包括：①促进黄疸消退、缓解瘙痒症状的药物治疗，对于胆汁淤积不严重者，常规保肝、退黄、利胆内科药物治疗即可缓解疾病发作，包括抗组胺药物、阿片类受体拮抗剂、酶诱导剂等；②减少疾病复发的药物，熊去氧胆酸可能对防止复发有作用但效果不确切。

（作者：首都医科大学附属北京世纪坛医院介入治疗科　王　宁

首都医科大学附属北京佑安医院　刘　晖

点评专家：解放军总医院第五医学中心　游绍莉）

参 考 文 献

段维佳，王晓明，王宇，等 . 2018. 良性复发性肝内胆汁淤积症 5 例临床特点分析 . 中华肝脏病杂志 , 26(6): 466-468.

徐铭益，陆伦根 . 2015. 良性复发性肝内胆汁淤积诊治进展 . 中国医学前沿杂志 (电子版), (4):5-9.

赵俊波，袁林，周颖蕾，等 . 2020. ATP8B1 基因突变致良性复发性肝内胆汁淤积症 1 例报道并临床及分子病理特点分析 . 胃肠病学和肝病学杂志 , 29(12):1437-1440.

中华医学会肝病学分会药物性肝病学组 . 2015. 药物性肝损伤诊治指南 . 临床肝胆病杂志 , 31(11): 1752-1769.

病例 19　天生的"肝硬化"

关键词：胆管扩张，肝纤维化，多囊肾

【病例介绍】

王某某，女，35岁。主因"发现肝硬化6个月，呕血1次"于2015年9月16日就诊。

1. 现病史　缘于2015年3月11无明显诱因出现恶心、呕血，呕血量约1000ml，为鲜红色血液伴血块，同时伴柏油样便2次，共约500ml，有头晕、心慌、口渴、四肢湿冷，无意识障碍，于山东烟台经济开发区某医院诊断为"上消化道出血"，给予止血、输血、补液等治疗，病情无好转，仍有黑粪，遂转烟台某医院止血、输血、补液。急诊胃镜检查明确：食管胃底静脉曲张破裂出血。给予内镜下胃底静脉曲张栓塞术 + 食管胃底静脉曲张结扎术。住院检查：乙型肝炎表面抗原阴性，丙型肝炎抗体阴性，自身抗体检验未见异常，肝功能基本正常。腹部CT：肝硬化、脾大、门静脉高压，胆囊增大，肝内胆管增宽，胃底静脉术后表现。确诊为食管胃底静脉曲张破裂出血，肝硬化失代偿期。病情稳定后出院。出院后给予口服雷贝拉唑抑酸、天晴甘平保肝治疗。2015年4月3日，为进一步治疗于安徽省某人民医院住院，诊断为肝硬化失代偿期、脾功能亢进、门静脉高压。为治疗脾功能亢进，预防再次出血，给予脾栓塞术。4月14日复查血常规，RBC 2.65×10^9/L，Hb 65g/L，PLT 96×10^9/L，病情稳定后出院。出院后给予甘草酸二铵保肝治疗，术后1个月复查血常规血小板再次下降，结果不详。5月份再次住院给予第二次脾栓塞术，出院后继续给予保肝等口服药治疗。饮食、睡眠可，无明显不适。为进一步检查，于2015年9月15日来我院门诊就诊，肝功能检查未见异常，WBC 3.18×10^9/L，RBC 3.88×10^9/L，Hb 112g/L，PLT 50×10^9/L。瞬时肝脏弹性44.3kPa，腹部超声提示第一肝门区低回声区（建议增强影响血检查），肝硬化、脾大、腹水，脾静脉扩张。为求进一步诊治收入院。

2. 流行病学史　患者自幼生活在安徽太和，无肝炎患者密切接触史。2015年3月份消化道出血曾给予输血。

3. 既往史　既往体健，无"伤寒、结核、猩红热"等传染病史，无"心、脑、肺、肾"等脏器慢性病史，2011年有剖宫产手术史。无药物及食物过敏史。

4. 个人史　生长于原籍，无长期外地居住史，未到过血吸虫病等疫区，无明确血吸虫、钩虫等疫水接触史，无烟酒等不良嗜好，无毒物接触史，无长期服药史。

5. 婚育史，月经史　既往月经规律，已婚，孕2产2，爱人及儿子、女儿身体均健康。

6. 家族史　父母健在，家族中无传染病史及其他遗传病史。

7. 查体　体温36.8℃，脉搏70次/分，呼吸18次/分，血压120/91mmHg，神志清楚，面色晦暗，全身皮肤及巩膜无黄染，肝掌阴性，未见蜘蛛痣，皮肤无出血点，心肺未见异常，腹平，下腹部可见陈旧性手术瘢痕，腹部触软，无压痛及反跳痛，肝脏剑突下约 4cm，质中，无触痛，墨菲征阴性，脾左肋下 3cm，质中，无触痛。肝上界右锁骨中线第 5 肋间，肝脾区无叩痛，移动性浊音阴性，双下肢无水肿，扑翼样震颤阴性。

8. 初步诊断　①肝硬化失代偿期合并腹水；②食管胃底静脉曲张栓塞 + 结扎术后；③脾栓塞术后。

【诊治经过】

（一）第一阶段诊治——肝硬化明确，病因仍扑朔

入院后化验检查结果：RBC 3.53×10^{12}/L，WBC 2.60×10^9/L，Hb 102g/L，PLT 47×10^9/L，二便常规正常，肝功能基本正常。纤维蛋白原 1.79g/L、活化部分凝血活酶时间 32.0 秒、INR 1.04，活动度 76.8%、肝纤维化四项Ⅳ型胶原 98μg/L、Ⅲ型前胶原 N 端肽 7μg/L，透明质酸 36μg/L，层粘连蛋白 33μg/L，甲、乙、丙、戊型肝炎血清标志物均阴性。自身免疫性肝炎确诊试验均阴性，血清铜 17.8μmol/L、铜蓝蛋白 0.29g/L，ESR 6mm/h，腹部 CT：肝硬化，脾大及脾栓术后改变，食管胃底静脉曲张，动脉期肝实质强化不均匀考虑为异常灌注，建议定期复查（3 个月）。肝 S5/6 钙化灶。胆囊增大，肝内胆管扩张，有无硬化性胆管炎？建议 MRCP 进一步检查。胃镜：治疗术后食管静脉曲张（轻）伴胃静脉曲张（Lemi，gb，D0.3，Rf1），非萎缩性胃炎伴糜烂，幽门螺杆菌尿素酶快速检查阴性。根据现有的化验及检查结果，肝硬化诊断基本明确，但具体的病因却不清楚。

（二）第二阶段诊治——创造条件行肝穿刺，病理检查明诊断

为了明确肝硬化的病因，拟行肝穿刺病理检查。术前对患者手术风险进行了评估。患者肝功能基本正常，凝血功能正常，影像学检查未发现腹水，肝功能 Child 分级为 A 级，PS 评分为 0 分。手术风险在于 PLT 47×10^9/L，可能容易术后出血，经讨论给予皮下注射白介素 11 提升血小板治疗 1 周。1 周后复查 PLT 55×10^9/L，基本符合我院经皮肝穿刺检查专家共识。9 月 22 日行超声引导下肝穿刺检查。病理结果回报（图 19-1）：穿刺肝组织内纤维间隔易见，多数纤维间隔较致密宽大，可见假小叶结构形成，炎细胞浸润不明显，部分胆管扩张、纡曲，少量管腔狭窄，小胆管增生；多数肝细胞板走向尚大致有序，肝细胞区域性水样变性；肝窦内少量炎细胞浸润。免疫组化：HBsAg（-），HBcAg（-），Hepa（+），CD34（血管 +），mum-1（少数 +），CD3（少数 +），CD10（+），CD20（少数 +），CD68（散 +），CK7/CK19示：胆管增生、扩张。特殊染色：铜染色（-），PAS（未见异常糖原沉积），铁染色（-）。印象：肝硬化，静止期；Caroli病，伴先天性肝纤维化。

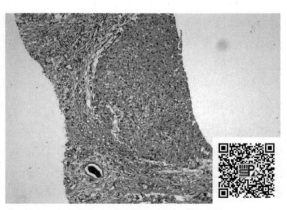

图 19-1　肝穿刺病理图片（HE 染色，10×）

（三）最终诊断

Caroli 病，伴先天性肝纤维化。

（四）随访情况

患者目前随访 5 年，未予特殊治疗，定期复查，肝功能无明显变化。暂时未出现呕血、黑粪。

【诊疗体会】

临床上引起肝硬化的病因很多，最常见的是病毒性肝炎，其次为酒精性肝损伤、自身免疫性肝病、药物性肝损伤等。本病例中患者为青年女性，以呕血、黑粪起病，影像学检查为肝硬化，脾大，食管胃底曲张静脉破裂出血，肝硬化诊断明确。关于病因方面，化验检查排除了病毒性肝炎、自身免疫性肝病，患者也无长期饮酒及药物应用史。该患者最大的特点在于存在肝硬化，肝功能一直正常，凝血指标也正常。我们一定要拓宽诊断思维，对于不明原因的肝硬化门静脉高压表现，除了要考虑常见病以外，对于少见遗传相关性肝病也要有所考虑。

【专家点评】

1958 年，法国学者 Jacques Camli 首先描述了一种罕见的、节段性肝内胆管囊性扩张为特征的常染色体隐性遗传疾病，命名为 Caroli 病。它的特点是涉及整个肝、叶或段的多灶性、节段性肝内胆管扩张，可以合并肝内胆管结石、胆管炎、肝脓肿。Caroli 病分为Ⅰ型和Ⅱ型，Ⅰ型为单纯型 Caroli 病，表现为肝内胆管呈多发性囊性扩张，常伴肝内胆管结石。Ⅱ型又称 Caroli 综合征，其特征是在Ⅰ型 Caroli 病的基础上合并先天性肝纤维化（congenital hepatic fibrosis，CHF）和（或）多囊肾病（polycystic kidney disease，PKD）。病理学特征表现为汇管区周围有纤维组织增生伴小胆管增生。Caroli 病通常在儿童期或青少年期被发现。发病率尚无明显的性别差异。Caroli 病的病因尚不清楚，目前认为可能与胚胎发育过程中的胆管板畸形相关。研究证实，Caroli 病是一种罕见的常染色体隐性遗传病，位于染色体 6p12 的遗传性多囊肾病相关的 *PKHD1*（polycystic kidney and hepatic disease 1）基因突变可能与本病的发生相关。所以临床上常发现 Caroli 病在影像学表现上在多发性胆管扩张基础上多伴有多囊性肾病。遗憾的是这个病例没有进行基因检测进一步论证诊断。

Caroli 病发病率极低，临床表现多缺乏特异性，以肝内胆管扩张和胆汁淤积所致的肝内小胆管炎症及结石形成为其临床特点。因此 Caroli 病的诊断常依赖于影像学检查，对 Caroli 病诊断灵敏度最高的是 ERCP。ERCP 可以评估整个胆道系统，也可以鉴别肝内肿块，具有高灵敏度和特异性。Caroli 综合征由于合并肝纤维化病变，临床上有门静脉高压、上消化道出血等表现，往往不易与肝硬化区分，可能需要肝脏组织学检查来明确诊断。在本病例中，患者为青年女性，以呕血、黑粪发病，腹部 CT 检查提示肝硬化，脾大，门静脉曲张，肝内胆管扩张，各项化验检查结果也排除了肝硬化的常见原因，包括病毒感染、自身免疫性肝病及代谢性肝病等，也没有饮酒及药物应用史，经过肝脏组织学检查明确了病理表现上有肝内胆管扩张及先天性肝纤维化的典型表现，明确了 Caroli 综合征的诊断。腹部 CT 也提示了有肝内胆管扩张，影像学检查已经对 Caroli 病的诊断有所提示。

关于 Caroli 病的治疗方面，目前也未用特效的治疗方案。主要是对症治疗。熊去氧胆酸可以降低胆固醇在肝脏的合成，分泌并提高胆固醇的肠吸收，从而增加胆汁的流动性，可以作为 Caroli 病引起的胆道炎症的治疗药物。ERCP 引流，可以缓解黄疸并协助管理胆管炎，但是不能阻止疾病的进展，且其可能与并发复发性败血症有关，临床上要注意。一部分 Caroli 病可发生胆道癌变，且癌变早期无特征性表现，一旦确诊多已广泛转移，故提倡对 Caroli 病应早发现，早期积极切除病灶，通畅引流。手术治疗选择包括节段性或肝叶状肝切除。对病变累及左右肝不能彻底切除病灶时，应慎重选择手术。肝移植是本病的最终手段，但由于供体的来源及费用问题，不能广泛应用。本病例患者上消化道出血后进行了内镜下曲张食管静脉的硬化剂治疗，随访 5 年病情一直相对稳定。后期仍需继续坚持随访，及时对症治疗。

（作者：解放军总医院第五医学中心　王建军

点评专家：解放军总医院第五医学中心　纪　冬）

参 考 文 献

李菲菲，傅兆庆，任万华 .2019. 先天性肝纤维化伴 Caroli 病一例 . 中华肝脏病杂志，27(6):463-465.

李嘉林，陈铭 . 2020. 常染色体隐性遗传性多囊肾合并多囊肝 1 例报告 . 临床肝胆病杂志，36(3):655-656.

李娟，刘立伟，罗娟，等 . 2020. Caroli 病或 Caroli 综合征患者 21 例临床病理特征分析 [J]. 中华医学杂志，100(38):3005-3009.

李旭，金美善，丁忠洋，等 . 2020. 先天性肝纤维化四例 . 中华消化杂志，40(3):202-204.

病例 20 马耳他十字的故事

关键词：肝移植，肝衰竭，病理

【病例介绍】

王某，男，46 岁。因"间断肝功能异常 19 年"于 2019 年 11 月 21 日入院。

1. 现病史 2000 年无明显诱因反复出现皮肤巩膜黄染，排除各种病毒性肝炎、自身免疫性肝炎可能。2006 年于当地医院行肝组织活检，提示中度肝硬化、肝内小胆管阻塞，给予保肝利胆治疗。2009 年 8 月，患者无明显诱因出现右上腹胀痛，偶向肩背部放射，当地医院诊断为"胆囊结石伴急性胆囊炎"于 2009 年 10 月行"胆囊切除术"。2009 年 11 月出现腹胀、腹痛，伴停止排气排便，于当地医院就诊，考虑"不全性肠梗阻"，予以对症治疗后好转。2009 年 12 月病情加重，出现乏力、尿黄，化验：TBIL/DBIL 345/262μmol/L，ALP/GGT 188/157U/L，ALT/AST 81/100U/L，PT/PA 15.9 秒 /50%。腹部 CT：肝硬化、脾大、腹水、食管胃底静脉曲张、胆总管扩张，胆囊切除术后。诊断原发性硬化性胆管炎（PSC）可能性大。于 2010 年 1 月在外院行肝脏移植术。术后病理提示：结节性肝硬化，局部组织自溶，肝细胞、胆管及肝窦内可见弥漫胆栓。术后 9 年间定期复查肝功能指标基本正常，长期服用他克莫司（FK506）胶囊 1mg，12 小时 1 次，吗替麦考酚酯胶囊 0.5g，12 小时 1 次，近 7 年未调整过抗排斥用药剂量，FK506 谷浓度维持在 3 ～ 4ng/ml。2019 年 7 月因劳累和生气后再次出现皮肤、巩膜黄染，化验：TBIL 100 ～ 200μmol/L，Hb 100 ～ 90g/L，当地医院给予思美泰等保肝利胆治疗未见明显好转，为求进一步诊治入住我科。

2. 流行病学史 否认肝炎患者接触史，既往有多次输血及血制品史。

3. 既往史 否认"高血压、糖尿病、心脏病"等病史，否认外伤史。否认药物、食物过敏史，预防接种史不详。

4. 个人史 生于原籍，在原籍长大，无长期外地居住史，无疫水、疫源接触史，无放射物、毒物接触史，无有害粉尘吸入史，无饮酒史，无吸烟史，无冶游史。

5. 婚育史 适龄结婚，配偶健康状况良好，夫妻关系和睦，婚后育 1 子，健康状况良好。

6. 家族史 父母均健在，否认家族传染病及遗传病史。

7. 查体 体温 36.6℃，脉搏 98 次 / 分，呼吸 19 次 / 分，血压 126/89mmHg，身高 175cm，体重 70kg，BMI 22.85kg/m²。营养中等，面色晦暗，皮肤、巩膜黄染，无肝掌蜘蛛痣，全身浅表淋巴结无肿大。心肺未见异常。腹部可见既往胆囊切除和肝移植手术瘢痕（切口总长 36cm），全腹软，未触及压痛及反跳痛，肝脾双肾肋下未触及，移动性浊音可疑阳性，肠鸣音 3 次 / 分，双下肢未见水肿。

8. 初步诊断 ①肝功能异常；②肝移植术后状态。

【诊治经过】

（一）诊治第一阶段——雪上加霜

1. 2019 年 11 月 22 日　入院化验：嗜肝病毒性肝炎血清标志物阴性，自身免疫抗体阴性，免疫球蛋白 A、G、M 正常，抗 EBV-IgM、抗 -CMV-IgM 阴性。TBIL/DBIL 113 /89μmol/L，ALT/AST 112/113U/L，ALP/GGT 193/583U/L，WBC 3.76×10^9/L，N 0.569，RBC 3.26×10^{12}/L，Hb 88g/L，PLT 41×10^9/L，PT/PA 14.9 秒 /53.7%。MRCP：胆总管中断，部分显示不清，肝内胆管未见明显扩张。腹部增强 CT 提示脾大、少量腹水、胆囊切除术后；肝动脉和门静脉血供未见异常。

2. 2019 年 12 月 4 日　为进一步明确肝损害原因，行肝组织活检术。

3. 2019 年 12 月 6 日　患者乏力加重，TBIL 持续升高至 TBIL/DBIL 283/215μmol/L，PT/PA 17.4 秒 /43.9%，大便颜色略浅。为排除胆道梗阻行 ERCP 支架置入术，术中造影示胆总管中段局限性狭窄，其上胆管略扩张，柱状球囊扩张狭窄段至 8mm，取石球囊清理胆管，取出少许泥沙样结石，放置 2 支 8.5Fr-9cm "双猪尾"塑料支架（图 20-1）。

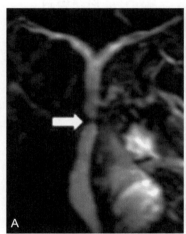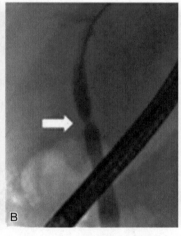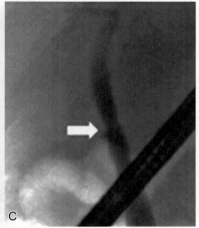

图 20-1　患者胆道造影情况

A. MRCP 胆总管中段局部显示不清（黄色箭头所指）；B. ERCP 术中造影示胆总管中度局限性狭窄（黄色箭头所指）；C. 柱状球囊扩张狭窄段至 8mm，取石球囊清理胆管，狭窄段基本消失（黄色箭头所指）

4. 2019 年 12 月 9 日　在等待肝组织病理结果期间患者出现呕血、血便。胃镜：食管静脉曲张（中度）破裂出血，给予硬化剂治疗。

5. 2019 年 12 月 16 日　患者出现发热，体温 39℃，复查：WBC 8.59×10^9/L，N 0.863，Hb 86g/L，PLT 53×10^9/L，TBIL/DBIL 421/317μmol/L，ALT 120U/L，AST 147U/L，ALP 241U/L，GGT 523U/L，PCT 3.85ng/ml，CRT 70.0mg/L，PT 15.4 秒，PA 53.9%，INR 1.35，诊断为胆道感染，给予头孢哌酮钠舒巴坦钠治疗 3 天后体温恢复正常，复查 TBIL 下降到 233μmol/L，之后未能继续下降。

（二）诊治第二阶段——病理指引，基因揭秘

1. 2019 年 12 月 18 日　病理结果回报：肝小叶结构紊乱，汇管区内轻中度炎细胞浸润，部分小胆管内充满棕红色粗大管型，肝细胞明显肿大，胞质内可见大小不一的棕红色颗粒，多数毛细胆管扩张，充以红棕色圆形"胆栓"，偏光镜下呈鲜红色双折光，其中可见 Maltese 十字（图 20-2），提示卟啉病。追问病史，患者自 3 岁开始日光照射皮肤后出现疼痛症状，随即出现水肿、水疱，之后结痂、蜕皮好转，尤以面部和双手明显（图 20-3）。既往在当地皮肤科诊断"日光性皮炎"，给予避光指导，未重视。根据病理结果提示，于 2019 年 12 月外院送检尿卟啉、尿胆原、尿含铁血黄素均为阴性。粪卟啉及红细胞游离原卟啉未能化验。为进一步明确诊断，患者及其父母均行 *FECH* 基因检测。

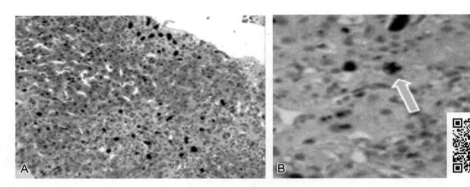

图 20-2　肝穿刺病理

A. 肝小叶结构紊乱，汇管区内轻中度炎细胞浸润，小叶内肝细胞明显肿大，胞质内可见大小不一的棕红色颗粒，多数毛细胆管扩张，充以红棕色圆形"胆栓"（HE 染色，20×）；B. 偏光镜下可见 Maltese 十字（黄色箭头所指）（20×）

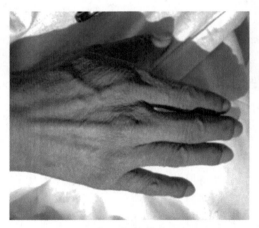

图 20-3　手背、指关节皮纹加深粗糙

再次借阅 2010 年院外肝脏移植手术时病肝病理切片，偏光镜病理结果同样可见 Maltese 十字（图 20-4）。综合以上检查，明确诊断为肝移植术后红细胞生成性原卟啉病（EPP）复发。

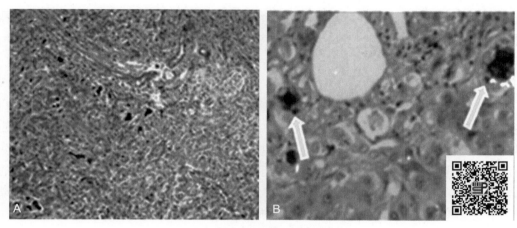

图 20-4　肝移植时病肝病理

A. 肝细胞、胆管及肝窦内可见弥漫胆栓（HE 10×）；B. 偏光镜下可见马耳他十字（黄色箭头所指）
（HE 20×）

2. 2020 年 1 月 1 日　给予熊去氧胆酸、思美泰等保肝利胆治疗，间断输注红细胞、血浆改善贫血和凝血指标。化验：WBC 3.54×10^9/L，Hb 94g/L，PLT 50×10^9/L，ALT 45U/L，AST 61U/L，TBIL/DBIL 209/162μmol/L，ALP 160U/L，GGT 289U/L，ALB 37g/L，PA 55.3%。患者准予出院。

3. 2020 年 1 月 16 日　基因结果显示患者及其母亲均检测到相应的突变位点，父亲此基因无突变（表 20-1）。

表 20-1　患者及其母亲基因检测结果

基因	突变位点	合子型	正常人群携带率	转录版本 Exon 编号	家系验证	ACMG变异评级	疾病信息
FECH	c.315-48T > C chr18-55238820 intron	杂合 38/40 0.51	0.067 638 3	NM_000140.3 intron3	母源	VUS	红细胞生成性原卟啉病 1 型（AR）
FECH	c.440T > C chr18-55238647 p.L147P	杂合 49/57 0.54		NM_000140.3 exon4	新生	Likely pathogenic	红细胞生成性原卟啉病 1 型（AR）

（三）最终诊断

①红细胞生成性原卟啉病；②肝移植术后状态。

（四）随访情况

出院后病情稳定，肝功能逐渐恢复。2020 年 12 月 7 日因乏力、食欲缺乏来我院就诊，12 月 17 日因解暗红色血便 2 次，急诊内镜行食管静脉曲张破裂出血硬化术。术后出现血氧、血压不能维持，考虑上消化道出血后误吸，行气管插管后转入外科 ICU 进一步治疗，消化道出血停止。患者肝肾功能持续恶化，化验：ALB 28g/L，ALT 89U/L，AST 117U/L，

TBIL/DBIL 456.2/338.1μmol/L，BUN 31.5mmol/L，CRE 373μmol/L，PA 26.2%，转回当地医院观察治疗后死亡。

【诊疗体会】

该患者在肝移植前后均出现严重肝脏受累表现，均未能与皮肤症状相联系，肝脏病理不够仔细，进而造成该病的误诊及漏诊。第二次肝组织病理检查发现 Maltese 十字才使病情得以明确诊断。原卟啉可经胆汁排泄到肠道，故粪便中可检测到卟啉。绝大多数医院不具备诊断卟啉病的全套生化检查。本文患者也未能行血、便卟啉化验，但已存在典型的临床及病理特点，表现以皮肤、巩膜黄染为首发症状，排除常见急慢性排斥反应、病毒性肝炎、自身免疫性肝炎、药物性、酒精性肝损伤及肝移植相关胆道并发症的可能性后，积极行肝穿刺病理，偏光镜下可见典型马耳他十字，结合基因检测报告，可确诊为 EPP。

【专家点评】

红细胞生成性原卟啉病（erythropoietic protoporphyria，EPP），首先于 1961 年由 Magnus 等提出，是一种染色体遗传病，原卟啉IX经亚铁螯合酶转变为血红素，当该酶缺乏时可导致过多的原卟啉在红细胞、血浆、皮肤及肝内聚集，从而引起相关临床症状。因此 EPP 患者红细胞、血浆、粪便中原卟啉增加，而尿卟啉阴性。EPP 患者早期主要临床症状为光敏性皮肤病，一般发生于幼儿时期（3～5 岁）。我国报道的 EPP 多以皮肤表现为主，主要表现为皮肤呈灼烧样疼痛，伴红斑、水疱，以暴露在日光下的皮肤最明显。减少光过敏是 EPP 皮肤病变的基本治疗，同时 β 胡萝卜素可对日光的耐受起到保护作用，该患者 3 岁时即出现光过敏表现，长期以"日光性皮炎"诊治，接诊医师也未能仔细询问病史及关注皮肤的查体，导致未进一步筛查。

腹痛是 EPP 较突出的症状，发作性绞痛大多较重，疼痛部位可以局限，也可以波及整个腹部。该患者在发病时反复出现腹痛、腹胀，诊断为胆囊结石伴胆囊炎和肠梗阻。腹痛症状发作时未与该病联系起来，再次延误治疗。

EPP 患者中肝胆系统受累并不常见，5%～20% 的患者可出现肝胆系统的并发症。目前对于肝脏损伤性病变认为有两种机制：原卟啉的蓄积作用和其诱发的氧化应激反应。由于原卟啉是脂溶性的，不溶于水，故化验尿卟啉为阴性，但其易溶于胆汁，过多的卟啉积聚于肝内，可引起肝内胆栓形成，发展到肝硬化、肝衰竭，发生肝衰竭的概率为 3% 左右。

当患者卟啉病已导致肝硬化，甚至发展为肝衰竭时，无有效治疗方法，可服用优思弗、考来烯胺，促进原卟啉从粪便排泄，并可短期应用糖皮质激素减轻淤胆。文献报道，可通过反复输注含铁血红素、血浆置换多余的原卟啉来治疗 EPP。当肝脏进展到肝硬化失代偿期时，肝移植手术是唯一有效的治疗方法。该患者肝移植 10 年后，仍出现卟啉病的复发，移植后骨髓中原卟啉的过量生产仍在继续，这可能是导致移植后疾病复发的原因。虽然肝移植手术不能改变患者的基因缺陷，但可以根治肝硬化、肝衰竭，对于延长患者生命及改善生活质量起着不可或缺的作用。遗憾的是该患者不能早期明确诊断，尽早干预治疗，且由于多种因素未能再次行肝移植治疗。如果及时发现容易出现严重肝病的患者，为他们提供造血干细胞移植，可能会避免肝移植。

　　南京医科大学曾报道一例 32 岁男性患者因红细胞生成性原卟啉症导致肝衰竭，行肝移植手术，术后随访 3 年无复发。一项针对美国所有因 EPP 肝病移植的回顾性研究，1979—2004 年对 12 例男性和 8 例女性 EPP 患者进行的肝移植手术，术后 1 年、5 年、10 年的总体生存率分别为 85%、69% 和 47%。另一项针对欧洲的因 EPP 肝病移植的回顾性研究，1983—2008 年在 31 例欧洲 EPP 患者中进行的 35 次肝移植手术，61.3% 患者为男性，患者总体生存率：1 年为 77%，5 年和 10 年为 66%。移植物中疾病的总复发率为 69%。

（作者：解放军总医院第五医学中心　李丽昕
点评专家：解放军总医院第五医学中心　王洪波）

参 考 文 献

陈洋．李晓青．2017. 2017 年美国推进转化科学中心罕见疾病临床研究网络卟啉病联合会：急性肝卟啉病的评估和长期管理建议摘译．临床肝胆病杂志，33(11):2083-2086.

李晓青，师杰，赖雅敏，等．2017. 4 例以黄疸为主要表现的红细胞生成性原卟啉病临床　病理及遗传学分析．临床肝胆病杂志，33(7)：1332-1335.

Besur S, Hou W, Schmeltzer P, et al. 2014. Clinically important features of porphyrin and heme metabolism and the porphyrias. Metabolites, 4 (4): 977-1006.

Khalili MJ, Farahmand F, Hirbod-Mobarakeh A, et al. 2012. Erythropoietic protoporphyria and early onset of cholestasis. Turk J Pediatr, 54(6):645-650.

Wahlin S, Stal P, Adam R, et al. 2011. Liver transplantation for erythropoietic protoporphyria in Europe. Liver Transpl, 17(9):1021-1026.

病例 21　腹痛见真情

关键词：黄疸，腹痛，光过敏

【病例介绍】

李某，男，59 岁。主因"间断尿黄、眼黄 2 年"于 2019 年 11 月 15 日到门诊就诊。

1. **现病史**　患者 2017 年无明显诱因出现尿黄、眼黄，当地医院化验：TBIL 500μmol/L（其他不详），予以保肝治疗（具体不详）后肝功能无明显好转出院。自服中药汤剂 2 个月后化验肝功能正常。此后多次复查肝功能均在正常范围。2019 年 10 月再次出现尿黄，无发热，于当地县医院化验：ALT 80U/L，TBIL 50μmol/L，未予治疗。此后尿黄进行性加重，约 10 日后复查：ALT 289U/L，AST 198U/L，GGT 924U/L，TBIL 272μmol/L，腹部 CT提示肝硬化，胆囊结石，脾大，右侧肾上腺腺瘤可能。予以静脉滴注保肝药物并口服中药治疗 1 个月（具体不详）后病情无好转。2019 年 11 月 14 日就诊于我院门诊，化验：AST 289U/L，GGT 903U/L，ALT 283U/L，ALP 219U/L，TBIL 279.9μmol/L，PA 48.9%，INR 1.41。门诊以"胆汁淤积性肝炎"收入我科。自本次发病以来，精神欠佳，食欲一般，睡眠欠佳，小便色黄，近 3 日未排大便，体重无明显变化。

2. **流行病学史**　否认肝炎患者密切接触，无输血及血制品应用史。病前 3 个月内无不洁饮食史。

3. **既往史**　既往体健，否认药物、食物过敏史，预防接种史不详。

4. **个人史**　生于原籍，在原籍长大，无长期外地居住史，无疫水、疫源接触史，无放射物、毒物接触史，无有害粉尘吸入史。饮酒十余年，平均每周 1 次，白酒 2～3 两/次（约 45g 酒精），2017 年病后已戒酒。吸烟 20 余年，平均每日 7～8 支，无冶游史。

5. **婚育史**　适龄结婚，配偶健康状况良好，夫妻关系和睦，育 1 子，健康状况良好。

6. **家族史**　父母已故，死因不详，1 弟去世（具体病因不详），家族中无传染病及遗传病史。

7. **查体**　体温 36.7℃，脉搏 82 次/分，心率 82 次/分，血压 112/67mmHg，身高164cm，体重 64.5kg，BMI 23.98kg/m²，发育正常，营养良好，神志清楚，慢性肝病面容，全身皮肤、黏膜重度黄染，肝掌、蜘蛛痣阴性。全身浅表淋巴结无肿大及压痛。巩膜重度黄染，口唇可见皲裂及色素沉着，口周皱褶明显，心肺未见异常。腹部饱满，腹壁静脉未见曲张，未见肠型及蠕动波。腹软，无压痛反跳痛，全腹未触及包块。肝脾肋下未触及，移动性浊音可疑阳性，四肢无畸形，双下肢轻度水肿，神经系统检查未见阳性体征。

8. **初步诊断**　黄疸原因待查合并腹水。①酒精性肝硬化？②病毒性肝炎肝硬化？③梗阻性黄疸？④遗传代谢性疾病？

【诊治经过】

（一）诊治第一阶段——常规检查及诊治

2019 年 11 月 18 日 入院后化验：RBC 3.20×10^{12}/L，Hb 94g/L，PLT 48×10^9/L WBC 6.9×10^9/L，ALT 303U/L，AST 310U/L，TBIL 303.4μmol/L，DBIL 228.4μmol/L，GGT 976U/L，CHE 2781U/L，GLU 9.0mmol/L，K^+ 3.0mmol/L，Cu^{2+} 24.3μmol/L，铜蓝蛋白 0.39g/L，PA 60.1%，INR 1.26，γ-GLO 15.6%，IgA、IgG、IgM 正常，自身抗体系列阴性，乙肝血清标志物 HBsAb、HBeAb、HBsAb 阳性，甲、戊肝抗体均阴性，丙肝抗体阳性，甲状腺功能正常，血清肿瘤标志物正常。进一步行 HCV RNA 及 HBV DNA 均为阴性。腹部超声提示肝硬化、脾大、腹水，肝内多发稍低回声（建议结合临床进一步检查），胆囊继发改变、胆囊多发结石，脾静脉扩张。肝脏血管超声未见明显异常。肺 CT 提示双肺下叶局限性膨胀不全。心电图未见异常。

上级医师查房分析病情：①患者入院后化验乙肝五项提示乙肝表面抗体阳性，丙肝抗体阳性，但 HBV-DNA 及 HCV-RNA 为阴性，考虑患者存在 HBV 及 HCV 既往感染，病毒感染后肝炎肝硬化可能性不大。②酒精性肝硬化：患者既往饮酒 10 余年，平均每周 1 次，每次 2～3 两白酒，未达到酒精性肝炎诊断标准，考虑酒精性肝病可能性小。③肝豆状核变性：该患者入院后化验铜蓝蛋白正常，血清铜稍高于正常，考虑此病可能性不大，行眼科会诊了解有无 K-F 环。④自身免疫性疾病：免疫球蛋白、γ-球蛋白均正常，自身抗体系列阴性，初步可排除自身免疫性疾病。⑤药物性肝病：患者无明确应用损肝药物史，生活工作中无毒物接触史，基本排除。⑥淀粉样变：此病常累及肝脏、心脏、肾脏及脾脏等，该患者无多器官受累表现，可初步排除。排除以上病因，结合患者查体可见口唇可见皲裂及色素沉着，口周皱褶明显，追问病史，患者诉既往有光过敏现象，伴局部刺痛，光过敏加肝损伤，高度怀疑卟啉病。进一步行相关检查。

（二）诊治第二阶段——反复问诊，积极检查，明确诊断

1. 2019 年 11 月 20 日 患者出现腹痛、腹胀症状。查体：腹部有压痛，无反跳痛，叩诊为浊音与鼓音并存，移动性浊音阳性（腹水量较前增多），肠鸣音弱，约 3 次 / 分。MRCP 提示肝内外胆管未见扩张，胆囊炎、不排除胆囊结石。K-F 环检测为阴性。为排除腹腔感染行腹腔穿刺术，腹水常规提示白细胞总数 38×10^6/L，李凡他试验阴性，腹水白蛋白 5g/L。排除腹腔感染，计算 SAAG 为 29g/L，明确腹水性质为门静脉高压相关。反复追问病史，患者补充：自幼间断有类似腹痛、腹胀症状，与进食无关（自以为是胃肠道疾病表现，与肝病无关，因此在入院后多次询问病史均未反应该症状），既往日光过敏（表现为红斑，伴刺痛）。弟弟有类似光过敏及腹痛症状，已去世。

上级医师查房分析：本例患者临床特点为中年男性，起病隐匿，慢性病程。MRCP 检查未提示胆管病变，K-F 环检测阴性，血清铜升高不明显及铜蓝蛋白正常，排除梗阻性病因及肝豆状核变性。起病后间断出现腹痛、光感性皮肤损害伴刺痛。家族中有类似病例根据以上特点，且已排除常见肝衰竭病因，临床诊断卟啉病。补充血、尿卟啉检测。

2. 2019 年 11 月 22 日 结果回报血细胞内锌卟啉 42.9μg/gHb（参考范围 0～4.7μg/gHb），

尿卟啉阴性。支持卟啉病诊断。建议患者及其家属进一步行基因检测，患者拒绝，并放弃治疗，住院8天后出院。

（三）最终诊断

卟啉病，肝硬化，慢加急性肝衰竭合并腹水。

（四）随访情况

6个月后病逝。

【诊疗体会】

黄疸属于肝病常见表现，引起黄疸的病因种类繁多，涉及肝内与肝外、先天与后天等因素，且发病机制各不相同。嗜肝病毒感染、饮酒、药物损伤及自身免疫性损伤为主要病因，但不能忽略其他少见病因，如肝豆状核变性、家族性胆汁淤积、淀粉样变性、卟啉病等。分析病因不能被表象迷惑，见饮酒史即为酒精肝，见乙肝核心抗体阳性就考虑与HBV有关。详细的查体、仔细的问诊尤为重要，不能放过任何蛛丝马迹。查体可见该患者口唇皲裂及色素沉着，口周皱褶明显。反复追问病史诉既往多有腹痛及光过敏症状，结合其弟早逝，虽死因不明，通过仔细询问得知与患者有类似光过敏及腹痛表现，考虑与患者存在类似疾病。诸多因素结合进一步行血、尿卟啉检查，虽未能行基因检测（患者经济困难，拒绝检查），临床仍可明确诊断为遗传代谢性疾病：卟啉病。卟啉病的诊断可从腹痛、光敏感及口唇皮肤改变入手，直至完成基因检测明确诊断。

【专家点评】

卟啉病是人体在合成血红素（铁＋卟啉＝血红素）的过程中，酶发生异常改变或缺陷导致合成受阻，没有转化成血红素的卟啉在红细胞、血浆、皮肤及肝脏内聚集，造成细胞损伤，又称紫质病。根据酶的缺陷可将卟啉病分为8种类型：XLPP（X连锁原卟啉病）、ADP（ALA脱水酶卟啉病）、AIP[胆色素原脱氨酶（PBGD）部分缺乏引起的急性神经内脏卟啉病]、CEP（先天性红细胞生成性卟啉病）、PCT[肝脏尿卟啉原脱羧酶（UROD）活性降低的卟啉病]、HCP[线粒体酶粪卟啉原氧化酶（CPOX）基因的杂合突变导致酶活性缺陷所致卟啉病]、VP[由原卟啉原氧化酶（PPOX）基因杂合突变导致的常染色体显性遗传病]、EPP[亚铁螯合酶（FECH）缺乏导致的常染色体显性遗传病]；按卟啉生成的部位可分为红细胞生成性卟啉病和肝性卟啉病；按临床表现可分为皮肤光敏型、神经症状型及混合型卟啉病；按发病机制可分为遗传性和获得性卟啉病。

卟啉病的主要临床表现为光敏性皮炎、神经内脏症状，或伴红棕色尿液、溶血及肝病等表现。大疱性皮肤卟啉病表现为慢性发疱性病变，急性非发疱性皮肤卟啉病则表现为日光暴露后数分钟内出现皮肤针刺感、烧灼感和显著疼痛，部分患者可并发眼损害如结膜炎、角膜炎及虹膜炎等。神经内脏症状间歇性急性发作，严重时可能危及生命。药物、酒精、性激素、饥饿和应激等可诱发。急性腹痛常见，多为重度、持续、定位模糊疼痛，有时伴痛性痉挛，可有便秘、腹胀、恶心、呕吐消化道症状。此外有感觉和运动神经病变，严重者可导致四肢瘫痪、呼吸肌无力甚至呼吸衰竭。自主神经系统受累时表现为心动过速、高血压、出汗、躁动和震颤等。当红细胞内的卟啉水平过高可导致溶血。氨基乙酰丙酸（ALA）、卟胆原（PBG）和卟啉持续升高的患者肝硬化、胆石症和肝细胞癌的风险升高，高血压、慢性肾功能不全是其远期并发症。

相关检查主要包括：将患者新鲜尿液置于阳光下数小时，尿中无色的 PBG 经光照可转变为棕红色或酒红色的卟啉类化合物，是该病特征性改变。实验室检查包括：①血、尿卟啉及其前体的检测；②血浆荧光发射峰检测；③基因检测。部分患者尿卟啉水平不升高，因此应同时行血浆检测，避免漏诊。当然，尿卟啉升高也可见于非卟啉病，如肝病、铅中毒、饮酒、其他药物摄入或毒素所致。此外，病理检查也是诊断方法之一，肝活检可以确立原卟啉性肝病的诊断并排除其他肝脏疾病，病理通常为小结节型肝硬化，伴胆汁淤积，原卟啉的显著沉积是其特征性病理表现，原卟啉沉积表现为深棕色，偏光显微镜可见到特征性的双折射"马耳他十字"。皮肤活检不能用于确诊卟啉病，但有助于与其他光敏性或大疱性皮肤病相鉴别。

结合家族史、实验室检查、血液／尿液／粪便中相应的卟啉物质增加和基因分析结果，可以明确诊断。大部分皮肤卟啉症均需要与其他常见的光敏性皮肤病相鉴别。表现为急性腹痛的急性肝卟啉病需与各种急腹症相鉴别。确诊的卟啉病患者出现急性腹痛，也需考虑合并其他急腹症的可能性。

（作者：解放军总医院第五医学中心　刘晓燕
点评专家：解放军总医院第五医学中心　苏海滨）

参 考 文 献

中华医学会血液学分会红细胞疾病(贫血)学组. 2020. 中国卟啉病诊治专家共识(2020年). 中华医学杂志，100(14):1051-1057.

Bonkovsky HL, Guo JT, Hou W, et al. 2013. Porphyrin and heme metabolism and the porphyrias. Compr Physiol, 3(1):365-401.

Wang B, Rudnick S, Cengia B, et al. 2019. Acute hepatic porphyrias: review and recent progress. Hepatol Commun, 3(2):193-206.

病例 22 韬光隐晦

关键词：光过敏，放射状纹理，肝衰竭

【病例介绍】

高某某，男，52 岁。因"间断尿黄 3 个月，腹胀、眼黄、皮肤黄 1 个月"于 2017 年 6 月 26 日入院。

1. 现病史 缘于 2017 年 3 月底患者无诱因间断出现尿黄，呈深褐色，无其他不适症状，未予诊治。2017 年 5 月底患者出现腹胀，发现眼黄、皮肤黄，自感全身乏力，当地医院查立位腹部 X 线片提示肠胀气，入住于当地传染病医院查肝功能异常，转氨酶及胆红素明显升高（具体不详），PA 28.8%，考虑"肝衰竭"，给予保肝、降酶、退黄及对症等治疗，患者仍反复腹胀，大便干结，数天 1 次，呈羊粪状。6 月 3 日查血常规：WBC 10.53×10^9/L，RBC 4.36×10^{12}/L，Hb 134g/L，PLT 113×10^9/L，ALB 36.98g/L，GLO 40.72g/L，TBIL/DBIL 129.7/79.3μmol/L，ALT 119.5U/L，AST 309.1U/L，ALP 131.6U/L，GGT 406.7U/L，TBA 33.3μmol/L，CHE 5066U/L，PT/PA 17.1 秒 /55.9%，PCT 0.39ng/ml，甲、乙、丙、丁、戊型肝炎病毒学指标均阴性。腹部 CT：胆总管及胰管轻微扩张，脾大（轻度）。立位腹部 X 线片：腹部肠管扩张积气。胃镜：慢性浅表性胃炎。继续保肝等治疗，因患者病情重，后转入另外一家三甲医院进一步诊治。患者仍反复腹胀，自感腹痛，无排气，考虑"肠梗阻"，行肠镜前予清洁灌肠治疗，患者排出硬质粪块，肠镜中未见异常，取病理（距肛门 40cm，小米粒大组织）示：黏膜组织慢性炎，伴息肉样增生。给予保肝、降酶、退黄及输注人血白蛋白等治疗（具体不详），并行肝组织病理检查：肝细胞呈结节性生长，肝细胞重度变性淤胆，间质纤维组织增生伴多量炎细胞浸润，请结合临床诊治。免疫组化：Hep（+），Arg-1（部分弱 +）、Gly-3（-）、AFP（-）、CD34（血管 +）、Ki-67 阳性率约 2%。某三甲医院行肝脏病理会诊提示：符合药物性肝损害，肝内毛细胆管阻塞性黄疸 G3S2。患者因肝衰竭原因不明，病情无好转，故于 2017 年 6 月 26 日来我院以"肝衰竭原因待查"收入我科。患者发病以来精神、食欲可，间断腹胀，尿黄呈浓茶色，大便干燥，睡眠正常，体重无明显变化。

2. 流行病学史 其父亲因"肝硬化"去世（具体不详），曾生活在一起，密切接触，无输血及血制品应用史。病前 3 个月内无不洁饮食史。

3. 既往史 否认结核等其他传染病史，否认其他慢性病史，否认外伤和手术史。对阳光过敏，表现为皮疹或水疱。发病前无特殊用药史。否认药物和食物过敏史，预防接种史不详。

4. 个人史 生长于原籍，无血吸虫病疫水接触史，无放射物、毒物接触史，无饮酒史，否认不良嗜好。

5. **家族史**　父亲因"肝硬化"去世（具体病因不详），母亲和 1 姐姐、1 儿 1 女均体健，否认家族遗传病史。

6. **查体**　体温 36.5℃，脉搏 92 次 / 分，呼吸 18 次 / 分，血压 135/87mmHg，身高 170cm，体重 75.5kg，BMI 26.12kg/m^2。发育正常，营养可，神志清，精神可，面容晦暗。颜面部、手臂暴露部位可见色素沉着。全身皮肤重度黄染，肝掌阴性，未见蜘蛛痣。巩膜重度黄染。口周破溃，伴放射状纹理。心肺检查未见异常。腹部平软，全腹压痛、反跳痛阴性，肝脾肋下未触及，移动性浊音阴性，肠鸣音减弱，双下肢不肿。

7. **初步诊断**　肝衰竭原因待查。

【诊治经过】

（一）诊断第一阶段——逐一排查找病因，怀疑遗传代谢病

2017 年 6 月 28 日　入院后检查：WBC 9.93×10^9/L。中性粒细胞百分比 84.10%，中性粒细胞绝对值 8.350×10^9/L，RBC 3.77×10^{12}/L，Hb 118.00g/L，PLT 49.00×10^9/L。尿、粪常规未见异常。ALT 64U/L，AST 198U/L，TBIL 254.7μmol/L，DBIL 187.8μmol/L，ALB 26g/L，CHE 2037U/L，ALP 137U/L，GGT 161U/L，TBA 114μmol/L。肾功能、血糖、血脂均正常。PT/PA 18.9 秒 /39.9%。铜蓝蛋白 0.30g/L，血清铜 14.5μmol/L，α$_1$- 抗胰蛋白酶 1.71g/L。免疫球蛋白、蛋白电泳未见异常。BLA 64.3μmol/L。CRP 34.5mg/L。甲胎蛋白正常。贫血三项正常。甲、乙、丙、戊型肝炎病毒学指标阴性。抗 -HIV、TPHA-H 阴性。自身免疫性肝病确诊试验、抗核抗体谱、抗中性粒细胞胞质抗体均阴性。男性肿瘤标志物筛查未见明显异常。X 线胸片、心电图未见异常。腹部彩超：肝脾大，下腹少量积液（12mm），肝回声增粗、脾静脉增宽，肝内管道弥漫性回声增高，胆囊继发改变，双肾未见明确异常。瞬时肝脏弹性 67.8kPa。腹部磁共振：肝实质弥漫性损害表现，脾大，脾静脉曲张，胆囊炎，双肾囊肿。

根据入院后检查结果及参考院外资料，可除外病毒感染、酒精、药物、免疫、血管疾病和肿瘤导致的肝衰竭，结合患者肝硬化家族史，重点考虑遗传代谢性疾病。外院曾行肝脏病理检查提示肝内毛细胆管阻塞性黄疸，考虑药物性肝损害可能，为进一步明确诊断，送我院病理科进一步会诊。

（二）诊断第二阶段——症状组合显端倪，晒尿复检现症结

2017 年 7 月 6 日　患者入院后第 3 天出现间断嗜睡、睡眠中自言自语，偶有尿失禁、手足不自主抖动等症状，碰触后可清醒，回答问题准确。查体扑翼样震颤弱阳性。查 BLA 64.3μmol/L（轻度升高），头颅磁共振未见异常。我院病理科会诊（外院病理片）：重度淤胆性肝炎，考虑亚急性或慢性药物性肝损伤，病变程度相当于 G3S2，重度肝内淤胆（图 22-1）。患者出现嗜睡、睡眠中自言自语现象，结合血氨轻度偏高，开始考虑肝性脑病，给予脱氨药物治疗，症状未见缓解。单用肝性脑病不能完全解释其神经精神症状，不除外患者本身存在神经系统疾病，请神经内科医师会诊除外神经系统病变。分析患者病例特点：①有光过敏现象（面部、手臂暴露部位色素沉着伴瘙痒）。②查体见口周破溃，呈放射状萎缩性纹理。③非肝性脑病的神经精神症状（嗜睡、睡眠中自言自语，偶

有尿失禁、手足不自主抖动等）。④长期便秘（大便干结，偶有腹痛），诊断考虑卟啉病。为进一步寻找卟啉病证据，将尿曝光后可见变色为紫红色（图 22-2）。进一步送北京某医院查：血细胞内锌卟啉 38.2μg/gHb（参考值：0 ～ 4.7μg/gHb），尿卟啉、尿卟胆原阴性。肝组织病理再次送会诊：肝细胞呈结节样排列，肝细胞内明显淤胆，小胆管内可见较多胆栓，偏光显微镜下可见少许红色折光，汇管区扩大，有纤维组织增生及明显的炎细胞浸润，纤维组织已深入到小叶内并分割小叶，形态符合胆汁淤积性肝硬化改变，不除外合并卟啉代谢性疾病。因条件所限无法做酶活性测定，遂做基因检测以进一步明确诊断。

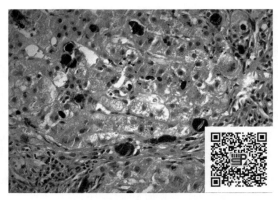

图 22-1　肝组织 HE 染色，400×

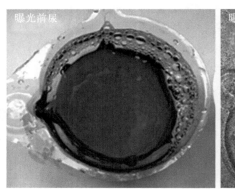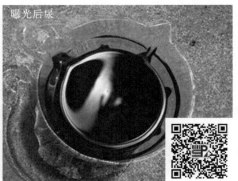

图 22-2　患者尿液暴晒前后颜色变化

（三）诊断第三阶段——有的放矢找线索，基因助力定诊断

2017 年 08 月 1 日　基因结果回报：卟啉病相关基因 *FECH* 剪切位点区域和内含子区域发现三处杂合突变点：c.1078-1G ＞ A（鸟嘌呤＞腺嘌呤），c.315-48T ＞ C（胸腺嘧啶＞胞嘧啶），c.68-23C ＞ T（胞嘧啶＞胸腺嘧啶），导致氨基酸改变 splicing（剪切突变）。HGMDpro 数据库报道情况：c.1078-1G ＞ A 位点报道为致病突变。c.315-48T 位点报道为疾病相关多态性位点。c.68-23C ＞ T 位点报道为可疑致病突变。家系验证：父亲已故，母亲体健，无验证，父亲因"肝硬化"去世，其子女均可见 2 处杂合突变（c.315-48T ＞ C、 c.68-23C > T），未发病。

（四）最终诊断

红细胞生成性原卟啉病（EPP）。

（五）治疗和随访情况

患者给予保肝、降酶、退黄、脱氨、补充白蛋白及通便等治疗，肝功能有所恢复（ALT 37U/L，AST 208U/L，TBIL/DBIL 189.4/146.9μmol/L，PT/PA 17.1 秒 /42.5%），神经精神症状有所缓解，病情好转出院。出院后对患者进行随访，2 个月后因多脏器功能衰竭病逝于当地医院。

【诊疗体会】

成人肝衰竭首先考虑较常见的病因，如病毒性肝炎、酒精性肝病、自身免疫性肝病、药物性肝损伤等。本患者为中年男性，病情发展迅速，表现为肝衰竭，但常见病因经排查均无收获，肝衰竭表现比较"蹊跷"，住院期间后续出现的神经精神症状与肝衰竭常见的并发症肝性脑病临床表现不相符，此时反思，结合有光过敏史、肝硬化家族史、皮肤特殊表现、长期显著的便秘等，不得不考虑到成年患者迟发的遗传代谢病卟啉病，遵循这条思路并查阅相关文献，与患者临床表现相对应，最终通过临床症状、病理特征及基因检测明确诊断。

【专家点评】

这是一例典型的红细胞生成性原卟啉病。患者是以肝衰竭为主要表现发病，其出现的典型临床症状为光过敏现象、神经精神症状、长期便秘，尿曝光后可见紫红色，血细胞内锌卟啉升高、尿卟啉阴性、尿卟胆原阴性。肝组织病理偏光显微镜下可见少许红色折光。经基因检测证实 *FECH* 基因复合杂合突变。

卟啉病（porphyria）是由于血红素生物合成途径中的酶活性缺乏，引起的卟啉或其前体和卟胆原浓度异常升高，并在组织中蓄积，造成细胞损伤而引起的一类代谢性疾病。卟啉病是罕见病，属于常染色体显性遗传伴不全外显的遗传疾病，不同类型的卟啉病发病率不一。

卟啉病根据不同分类方法有不同的分类。

（1）根据酶的缺陷可分为 8 种类型（图 22-3），成人中以迟发性皮肤卟啉病（PCT）、急性间歇性卟啉病（AIP）和红细胞生成性原卟啉病（EPP）最常见。

（2）按卟啉生成的部位可分为红细胞生成性卟啉病和肝性卟啉病。红细胞生成性卟啉病可分为先天性红细胞生成性血卟啉病（CEP）和红细胞生成性原卟啉病（EPP）。肝性卟啉病包括急性肝血卟啉病，如急性间歇卟啉病（AIP）和遗传性粪卟啉病（HCP）、混合型血卟啉病（VP）及 ALA 脱水酶缺乏型血卟啉病（ALADP）；慢性肝卟啉病包括 PCT。

（3）按临床表现可分为皮肤光过敏型、神经症状型及混合型卟啉病。皮肤光敏型包括 XLPP、CEP、HEP 和 EPP。神经症状型包括 AIP 和 ADP。混合型可同时具有皮肤表现和神经精神症状，包括 HCP 和 VP。

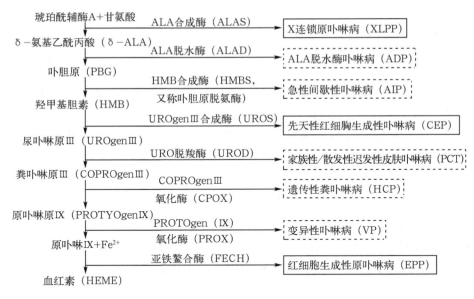

图 22-3 血红素生物合成通路、酶及 8 种卟啉病示意图

（4）按发病机制可分为遗传性和获得性卟啉病。红细胞生成性原卟啉病（EPP）是卟啉合成途径中最后一个催化酶亚铁螯合酶（FECH）活性下降，使原卟啉在体内蓄积沉积于皮肤等全身组织，导致以皮肤光敏为主的遗传性疾病。多发于儿童期，发病率 1 ∶ （7.5 万～ 20 万）。

EPP 有三大临床症状：光过敏、腹痛、神经病变。EPP 的主要诊断依据：①皮肤光敏性损伤。②红细胞、血浆和粪中游离原卟啉的浓度增高。光显微镜下可见红细胞红色荧光阳性。③组织病理学改变。④基因检测。由于其他类型的卟啉病也有类似临床表现，最终确定卟啉病分型还需要基因检测。

EPP 病例以皮肤表现为主，肝胆系统受累在 EPP 患者中并不常见。当卟啉生成过多超过肝代谢时，卟啉在肝脏淤积形成胆结石，并出现肝功能异常，1%～ 4% 严重者引起肝硬化、肝衰竭。EPP 肝受累、肝衰竭多出现在成人，鲜有早发性出现于儿童期，这与原卟啉长久蓄积造成肝损害的机制相一致。肝组织病理表现为：双折光性原卟啉结晶沉积于肝细胞 Kupffer 细胞内，形成特征性褐色沉积，肝细胞坏死、肝门和门静脉周围纤维化、胆汁淤积和较少发生的肝硬化。

EPP 的基础治疗是控制光敏感，以避光为主。对于有神经症状的 EPP，在发作期主要以支持治疗为主，维持体液平衡和纠正电解质紊乱，特别是低钠血症和低镁血症，缓解腹痛，改善精神症状及神经症状。EPP 肝脏受累的治疗方法有限，有研究认为考来烯胺可阻断原卟啉的肠肝循环，促进原卟啉从粪便中排出，熊去氧胆酸也可用于治疗 EPP。有部分研究者采用反复输血提供血红素、血浆置换清除过多的原卟啉来治疗 EPP 合并急性胆汁淤积。当 EPP 合并肝衰竭，可考虑肝移植，但是肝移植不能改变患者的基因缺陷，移植后仍可出现复发，卟啉再次沉积于肝。近年来，更多研究围绕基因治疗卟啉病和酶替代疗法等，有望为卟啉病治疗提供新的治疗手段。

卟啉病是一种罕见病，发病率低，目前有关文献研究及报道不多，且病变累及全身多系统多脏器，临床表现缺乏特异性，容易误诊而延误治疗，应提高对该病认识，对于无明显原因出现神经系统症状、腹痛、皮肤损害或排除血尿的暗红色小便，应考虑卟啉病可能。病理学检查是其常规诊断的主要方法之一。随着基因检测技术的不断发展，基因检测可进一步明确诊断。早期治疗能改善预后。

（作者：解放军总医院第五医学中心　曹丽丽
点评专家：解放军总医院第五医学中心　董　漪　张　敏）

参 考 文 献

李晓青，师杰，赖雅敏，等.2017. 4 例以黄疸为主要表现的红细胞生成性原卟啉病临床、病理及遗传学分析 . 临床肝胆病杂志，33(7): 1332-1335.

中华医学会血液学分会红细胞疾病 (贫血) 学组 . 2020. 中国卟啉病诊治专家共识 (2020 年). 中华医学杂志，100(14): 1051-1056.

Frank J, Nelson J, Wang X, et al. 1999, Erythropoietic protoporphyria: identification of novel mutation in the ferrochelatase gene and comparison of biochemical markers versus molecular analysis as diagnostic strategies. J Investig Med, 47(6): 278-284.

Khalil MJ, Farahmad F, Hirbod-mobarakeh A, et al. 2012. Erythropoietic protoporphyria and early onset of cholestasis. Turk J Pediatr, 54, (6): 645-650.

Lecha M, Puy H, Deybach JC. 2009. Erythropoietic protoporphyria. Orphanet J Rare Dis, 4(1): 19.

Yao Q, Su X, Altman RD. 2010. Is remitting seronegative symmetrical synovitis with pitting edema(RS3PE)a subset of rheumatoid arthritis?. Semin Arthritis Rheum, 40(1): 89-94.

第二章

特殊条件肝损伤

病例 23　微妙的三角关系

关键词：药物性肝损伤，自身免疫性肝炎，糖皮质激素

【病例介绍】

徐某，女，59 岁。因"皮肤黄染、乏力、食欲缺乏 20 余日"于 2019 年 10 月 11 日入我科住院治疗。

1. **现病史**　患者于 2019 年 9 月 15 日无明显诱因出现皮肤、巩膜黄染，伴食欲缺乏、乏力，无发热、咳嗽、咳痰、腹胀、腹泻、腹痛、大便灰白等，于当地医院化验示肝功能：ALT 659U/L，AST 290U/L，ALP 123U/L，GGT 370U/L，TBIL 202μmol/L，DBIL 156.2μmol/L；抗平滑肌抗体阳性。腹部增强 CT 示胆囊结石，胆囊炎；肝脏密度不均，考虑肝损害；腹腔少许积液。肺部 CT 示右肺上叶钙化灶。MRCP 提示胆囊结石，胆囊炎，肝脏信号不均。当地接受保肝对症治疗及头孢唑肟钠、舒普深抗感染治疗 5 天（感染诊断不明确），病情未见明显好转。2019 年 9 月 20 日入住安徽某三甲医院，复查肝功能：ALT 112U/L，AST 95U/L，ALP 119U/L，GGT 256U/L，TBIL 410μmol/L，DBIL 339μmol/L，血常规示：WBC 3.43×10^9/L，Hb 97g/L，PLT 230×10^9/L；凝血：PTA 70%，抗核抗体可疑阳性。接受肝穿刺活检术，术后病理回报：个别肝细胞轻度水肿，散在点状坏死，局部碎片状坏死，Kupffer 细胞显著增多，局部中度界面炎及小叶炎，部分汇管区显著扩大伴多量炎细胞浸润（以淋巴细胞为主，少量嗜酸性粒细胞和浆细胞），部分汇管区可见细胆管反应，局部纤维组织轻度增生。免疫组化显示 HBsAg（－），HBcAg（－）。综上，病理组织学图像示损伤程度达肝炎(G3S1～2)样改变，具体类型不除外药物性肝炎或自身免疫性肝炎可能。住院期间接受保肝、降酶、退黄对症治疗，经治疗肝功能、胆红素未见明显好转，现为进一步诊治入我科住院治疗。

2. **流行病学史**　否认肝病患者接触史，病前 6 个月内无输血及血制品应用史。病前 3 个月内无不洁饮食史。

3. **既往史**　发现 2 型糖尿病 1 年余，不规律注射胰岛素，血糖控制欠佳。无"伤寒、结核、猩红热"等传染病史，无"心、脑、肺、肾"等脏器慢性病史，否认外伤、手术史，无药

物及食物过敏史。预防接种史不详。

4. 个人史　发病前 1 个月服用中药 8 天保养身体（具体不详）。生长于原籍，无长期外地居住史，否认疟疾、鼠疫等疫区、血吸虫疫水接触史，否认烟酒等不良嗜好。

5. 婚育史、月经史　初潮年龄 15 岁，经期 3 ～ 4 天，周期天数 28 天，平素月经规律，闭经年龄 56 岁。

6. 家族史　父母已故，死因不详，否认家族中其他传染病及遗传病史。

7. 入院查体　生命体征平稳，神志清楚，精神尚可，应答切题，定向力、记忆力、计算力正常。肝病面容，皮肤、巩膜重度黄染，未见瘀点、瘀斑，肝掌阳性，未见蜘蛛痣。全身浅表淋巴结未扪及肿大。心肺未见异常。腹部平坦，未见腹壁静脉曲张，全腹软，无压痛、反跳痛，肝脾肋下未触及，墨菲征阴性，肝上界位于右锁骨中线第 5 肋间，肝、脾、双肾区无叩痛，移动性浊音阴性，双下肢无明显水肿。生理反射存在，病理征未引出，扑翼样震颤阴性。

8. 初步诊断　肝功能异常原因待查。①自身免疫性肝病？②药物性肝损害？③病毒性肝炎？

【诊治经过】

（一）诊治第一阶段——突破诊断困境，协助制订方案

2019 年 10 月 14 日　入院后完善相关化验检查：WBC 3.39×10^9/L，Hb 97.00g/L，PLT 259.00×10^9/L；CMV-DNA 定量 < 100U/ml，EBV-DNA 定量 < 100U/ml，甲、乙、丙、丁、戊型肝炎血清学标志物均为阴性，抗核抗体 1 ： 100（核仁型）、p-ANCA 阳性 1 ： 32，其他自身抗体阴性。PTA 84.9%，INR 1.06，ALT 71U/L，AST 77U/L，ALP 159U/L，GGT 248U/L，TBIL 459.4μmol/L，DBIL 352μmol/L。IgG 16.98g/L，CA19-9 642.00U/ml，AFP 38.34ng/ml，CEA 4.94ng/ml，CA125 6.42U/ml。肝脏弹性检查示肝脏硬度值 29.8 kPa。腹部超声示：肝实质弥漫性损害、脾稍大、副脾；肝内多发不均质回声；腹盆腔积液。肺部 CT 示右肺下叶及左肺上叶局限性肺不张，右侧少量胸腔积液，右肺上叶陈旧性病变。腹部 MRI 示肝硬化、多发肝硬化结节，脾大、腹水，胆囊炎、胆囊结石。腹部增强 CT 示：胆囊结石，胆囊炎；肝脏密度不均，考虑肝损害；腹腔少许积液。佑安医院肝脏病理会诊结果回报：可见肝细胞融合性坏死及桥接坏死，中 - 重度混合性肝炎（小叶性肝炎及毛细胆管胆栓），轻度界面炎，G3S1 ～ 2，请结合临床除外药物或化学毒物性肝损伤。

患者既往无长期大量饮酒史，发病前有可疑肝损药物使用史（自服中药保健，具体不详），嗜肝病毒和非嗜肝病毒相关指标均为阴性，抗核抗体 1 ： 100（核仁型），IgG 轻度升高，外院肝穿刺病理结果及佑安医院病理科会诊均不排除药物性肝损伤，自身免疫性肝炎简化评分为 5 分，药物性肝炎 RUCAM 评分为 9 分，综上考虑诊断为药物性肝炎。入院后经积极保肝、利胆、退黄治疗后复查胆红素无明显变化。考虑到患者抗核抗体 1 ： 100（核仁型），IgG 16.98g/L 轻度升高，有自身免疫样肝炎特征表现，综合考虑后，在除外激素禁忌情况，2019 年 10 月 15 日开始应用激素治疗（醋酸泼尼松龙 60mg/d，使用 1 周后逐步

减量)。

经激素治疗,2019 年 11 月 14 日患者 TBIL 逐渐下降至 102μmol/L,LPA 65%,ALT 18U/L,AST 76U/L,ALP 359U/L,GGT 1237U/L,患者顺利出院,院外继续服用复方甘草酸苷片、熊去氧胆酸胶囊、双环醇片,激素于 11 月 20 日逐渐减停,停激素时复查 TBIL 恢复到 80.6μmol/L,PA 正常。

(二)诊治第二阶段——病情复发,激素再次调整

1. 2020 年 1 月 12 日　患者停用激素后继续服用保肝降酶退黄药物,激素停用 1 个月余患者复查 TBIL 上升至 164μmol/L,AST 102U/L,于当地医院住院,在当地医院住院静脉给药,给予保肝、降酶、退黄等对症治疗,病情无缓解。1 周后转到杭州某三甲医院继续住院诊治,给予人工肝治疗 2 次,黄疸仍无下降,鉴于患者年龄较大,第二次启用普通糖皮质激素治疗风险较大,给予布地奈德片 6mg,2 次 / 日治疗,逐步减量至 3mg,2 次 / 日,TBIL 仍无下降,升高至 263μmol/L,患者为求进一步诊治,再次入我科住院治疗。

2. 2020 年 1 月 16 日　入院复查:糖化血红蛋白 4.7%,WBC 4.81×10⁹/L,Hb 99.00g/L,PLT 166.00×10⁹/L,RBC 3.42×10¹²/L。活动度 63.2%,INR 1.22。ALB 31g/L,ALT 19U/L,腺苷脱氨酶 38U/L,葡萄糖 9.1mmol/L,AST 94U/L,ALP 392U/L,GGT 490U/L,TBIL 238.5μmol/L,前 ALB 97mg/L,TC 4.7mmol/L。IgG 18.04g/L,自身抗体谱五项均阴性(抗线粒体抗体、抗核抗体、抗肝 / 肾微粒体抗体、抗平滑肌抗体、抗中性粒细胞胞质抗体)。BLA 59.8μmol/L,LA 1.18mmol/L。肺部 CT 提示:左肺上叶局限性膨胀不全,与 2019 年 10 月 23 日 CT 相比,变化不大,右肺上叶陈旧性病变。心电图提示:窦性心律,QT 间期延长。腹部超声提示:肝实质弥漫性损害、脾大、副脾;肝内多发不均质回声区(建议定期复查或进一步检查);轻 - 中度脂肪肝;胆囊继发改变、胆囊结石;腹水。

患者入院后继续保肝、降酶、退黄等对症治疗,给予更改糖皮质激素治疗方案,即停用布地奈德,换为甲泼尼龙片 40mg/d,3 天后复查 TBIL 由 239μmol/L 降至 198μmol/L,提示甲泼尼龙治疗有效,服用 1 周,激素逐步减量至 5mg/d,维持 1 个月,此次激素共计服用 2 个月停药,6 个月后复查总胆红素为 17.7μmol/L。

(三)最终诊断

药物性肝损伤,RUCAM 评分为 9 分,胆汁淤积型。

(四)随访情况

患者随访 2 年,病情稳定无复发,肝功保持正常。

【诊疗体会】

药物性肝损伤在临床上可有多种表现形式,从无症状、急性肝炎、慢性肝炎,到严重危及生命的肝衰竭。肝损害药物可通过不同的机制导致肝损伤,可表现为特异质性,临床上也缺乏药物性肝损害的特异性诊断标志物,因此诊断较为困难,进而导致治疗方案的制订欠精准。该患者第一次加用常规糖皮质激素后病情好转,但停药后复发,加之体质较弱、年龄较大,应用常规糖皮质激素治疗风险较高,因此换用了第二代糖皮质激素布地奈德,但是治疗效果并不好,再次启用常规糖皮质激素治疗后好转。布地奈德目前已作为自身免疫性肝炎一线可选择药物，但由于未在我国上市、价格较昂贵等原因，目前在国内应用较少。根据国外研究结果，对常规激素不耐受患者可使用布地奈德，医师对其带有很大期许，但该患者治疗效果并不是很理想，该病例提供了我们一个学习和参考的机会，特别药物性肝炎临床难以诊断及难治性实例展示。

【专家点评】

传统上将药物性肝损伤（drug-induced liver injury，DILI）分为固有型 DILI（直接损伤型）和特异质型 DILI。固有型 DILI 的典型特征是具有剂量依赖性、可预见性、潜伏期较短，特异质型 DILI 的典型特征是通常不具有剂量依赖性、难以预见、潜伏期差异大（数日至数周）。固有型 DILI 和特异质型 DILI 的发病机制有共性，但差异性更显著。共性是两者的发病均与药物的化学性质（特别是亲脂性和生物转化）有关，活性代谢产物与宿主蛋白共价结合并引起氧化应激，激活多种炎症信号通路，诱发线粒体和内质网等细胞器应激，干扰胆汁酸转运，其结果是导致坏死和凋亡。固有型 DILI 是药物或代谢产物对肝脏的直接损伤，也称直接损伤型。特异质型 DILI 是环境、药物和宿主（基因、年龄、性别、免疫因素和已患疾病）相互作用的结果，特异质型通常由适应性免疫反应介导，少部分患者具有特定遗传背景，固有免疫激活提供的共刺激信号和药物半抗原与宿主蛋白形成的加合物可激活适应性免疫应答，从而引发特异质型 DILI。

DILI、药物诱导的 AIH（drug-induced autoimmune hepatitis，DIAIH）和自身免疫性肝炎样 DILI（autoimmune-like drug induced liver injury，AL-DILI）的鉴别诊断是临床一大难题。在诊断为 DILI 的患者中，约 9% 表现为 DIAIH，而诊断为自身免疫性肝炎的患者中，2%～9% 考虑与 DILI 有关。可引起 DIAIH 的药物有呋喃妥因、米诺环素、双氯芬酸、他汀类药物及肿瘤坏死因子拮抗剂等。DILI 风险等位基因可能有助于 DIAIH 的诊断。目前有文献指出，对于 DILI 使用糖皮质激素治疗的患者，病情缓解而撤除激素后，长期随访监测无复发，则支持 DIAIH 诊断；而自身免疫性肝炎在停用激素后 1 年和 5 年复发率可分别达 63% 和 75%。但在临床上我们发现越来越多的慢性 DILI 存在复发的临床特征，这些数据也仅是参考，因此肝组织学检查对鉴别诊断显得格外重要。肝组织学检查的临床意义包括：①可精确评价肝病分级和分期；②部分 AIH 患者血清自身抗体阴性（10%～20%）、IgG 和（或）γ - 球蛋白水平升高不明显，肝组织学检查可能是确诊的唯一依据；③有助于与其他肝病（如药物性肝损伤、Wilson 病等）相鉴别，明确有无与其他自身免疫性肝病如 PBC 和 PSC 的重叠存在；④肝组织学仍有轻度界面炎的患者停用免疫抑制剂后 80% 以上会复发，所以可协助判断合适的停药时机。因此，建议所有拟诊 AIH 的患者尽可能行肝组织学检查以明确诊断并指导治疗。AIH 特征性肝组织学表现包括界面性肝炎、浆细胞浸润、肝细胞玫瑰花环样改变、淋巴细胞穿入现象和小叶中央坏死等。

该名患者肝功能受损在初期治疗时难以明确是自身免疫性肝炎还是药物性肝损伤，但无论是自身免疫性肝炎还是药物性肝损伤，在无激素禁忌情况下均可以考虑使用糖皮质激素治疗。该患者在激素治疗后胆红素指标迅速下降，病情缓解，但未再使用可疑肝损伤药物情况下，停用激素 1 个月余再次出现了指标的反复，这提示患者的肝损伤有免疫反应的参与。按照自身免疫性肝炎小组（International Autoimmune Hepatitis Group， IAIHG）简化评分为 5 分，不能诊断为自身免疫性肝炎，因此还是考虑诊断为 AL-DILI 更适合，目前针对 AL-DILI 的治疗方案没有明确规定，只是个体化和经验性诊治，可以考虑激素治疗，激素治疗方案可参考 AIH 实施。患者停用激素后病情复发，没有进行第二次肝穿刺排除 DIAIH，这是不足之处，但第二次使用激素停药后随诊两年病情无复发，不支持 DIAIH 诊断。

根据 2019 年美国肝病学会关于自身免疫性肝炎诊断指南及中华医学会"自身免疫性肝炎诊断和治疗共识（2015）"中指出，AIH 患者一般优先推荐布地奈德或泼尼松（龙）和硫唑嘌呤联合治疗方案，联合治疗可显著减少泼尼松（龙）剂量及其副作用。泼尼松（龙）可快速诱导症状缓解、血清转氨酶和 IgG 水平的复常。DIAIH 及 AL-DILI 重症患者及复发患者在临床上均参考 AIH 治疗方案实施。布地奈德（budesonide）是第二代糖皮质激素，其在肝脏的首过清除率较高，布地奈德与糖皮质激素受体的亲和性高，据报道抗炎疗效相当于泼尼松（龙）的 5 倍，但其代谢产物（16-OH- 泼尼松龙）无糖皮质激素活性。布地奈德的主要作用部位为肠道和肝脏，而全身副作用较少。欧洲的多中心临床研究报道，布地奈德和硫唑嘌呤联合治疗方案较传统联合治疗方案能更快诱导缓解，而糖皮质激素相关副作用显著减轻，并且对骨密度的保护作用会使患者长期获益，可作为 AIH 的一线治疗方案。但是，在肝硬化门静脉侧支循环开放患者中，布地奈德可通过侧支循环直接进入体循环而失去首过效应的优势，反而可能有增加门静脉血栓形成的风险，因此布地奈德不适宜在肝硬化患者中使用。在非肝硬化患者中，如果不考虑经济问题，是否选用布地奈德更好没有明确规定。本病例患者应用过程中发现患者应用布地奈德并没有取得良好的效果，将布地奈德换为甲泼尼龙后，胆红素指标明显下降，我们分析其主要原因是患者肝损害较重，病理提示肝细胞融合性坏死及桥接坏死明显，肝脏重症炎症期患者首过效应也受影响，不适宜使用布地奈德，因此该患者使用布地奈德未获得良好临床疗效。

（作者：解放军第一医学中心风湿科　胡拯源

点评专家：解放军第五医学中心肝病科　游绍莉）

参 考 文 献

史浚颉，谭友文．2019. 布地奈德与泼尼松分别联合硫唑嘌呤治疗自身免疫性肝炎疗效与安全性的 Meta 分析．中国肝脏病杂志（电子版），11(3):36-41.

中华医学会肝病学分会，中华医学会消化病学分会，中华医学会感染病学分会．2016. 自身免疫性肝炎诊断和治疗共识 (2015). 中华肝脏病杂志，24(1):23-35.

中华医学会肝病学分会药物性肝病学组．2015. 药物性肝损伤诊治指南．临床肝胆病杂志，31(11): 1752-1769.

Mack CL, Adams D, Assis DN, et al. 2020. Diagnosis and Management of Autoimmune Hepatitis in Adults and Children: 2019 Practice Guidance and Guidelines From the American Association for the Study of Liver Diseases. Hepatology, 72(2):671-722.

病例 24　说变就变的尴尬

关键词：自身抗体，肝损伤，自身免疫

【病例介绍】

刘某，女，49 岁。主因"乏力、食欲缺乏 13 天，尿黄、眼黄 10 天"于 2020 年 9 月 15 日住入我院。

1. **现病史**　患者自诉 2020 年 9 月 2 日乘车时突然出现恶心、乏力、食欲缺乏，并伴头晕、头痛，当时无呕吐、厌油、腹痛、腹胀、腹泻等，未在意。9 月 3 日晚自觉畏寒，仍感恶心、乏力、食欲缺乏、头晕、头痛，无鼻塞、流涕、咳嗽、咳痰，未测体温，自服"感康"治疗后畏寒症状消失。9 月 4 日开始出现厌油、周身皮肤瘙痒，并间断腹痛、腹泻，每日排便 3～4 次，大便颜色变浅，呈糊状，无黏液及脓血，排便后腹痛可减轻。9 月 5 日发现眼黄、尿黄，并逐渐加重，仍感恶心、乏力、食欲缺乏，头晕、头痛逐渐缓解。9 月 6 日后未再腹痛、腹泻。9 月 9 日外院化验：ALT 1561U/L，AST 1286U/L，ALP 184U/L，GGT 270U/L，TBIL/DBIL 142.2/124.7μmol/L，TBA 300μmol/L，HBsAg、抗 HCV 阴性，ANA 阳性，AMA-M2 可疑阳性，抗 CMV-IgG 阳性，抗 EBV-IgG 弱阳性，腹部超声：肝内胆管结石，胆囊壁粗糙增厚，胆囊腔内胆汁淤积可能，MRCP：肝脏近膈顶部血管瘤或囊肿，肝实质信号弥漫性改变，考虑为肝肿胀，胆囊炎性改变，胆囊周围积液，给予保肝、降酶、退黄、对症治疗。9 月 10 日晚间出现发热，体温最高 38.2℃，无畏寒、寒战、鼻塞、流涕、咳嗽、咳痰、腹痛、腹泻、尿频、尿痛等，给予对症治疗后体温恢复正常。9 月 11 日加用头孢哌酮舒巴坦抗感染治疗，9 月 15 日为进一步诊治入住我院。

2. **流行病学史**　否认"肝炎"患者密切接触史；否认输血及血制品应用史；否认不洁饮食史。

3. **既往史**　2018 年 8 月发现"胆管结石，未治疗；2020 年 1 月诊断"甲状腺功能减退"，3 月开始口服优甲乐治疗，8 月 25 日停用，期间间断服用"蒲地蓝"治疗，末次为 8 月中旬曾服用 1 周；2015 年因"痔疮"行局部激光治疗，同年因"宫颈纳囊"行局部治疗（具体不详）。

4. **个人史**　从事出租车司机职业，2000 年自建养殖厂（目前主要养殖牛，曾养羊，2015 年后未再养羊），偶出入养殖厂；2010 年始平均每年染发 2～3 次，2017 年始平均每年染发 3～4 次；2004 年始偶有少量饮酒，近期为 2020 年 8 月 28～30 日曾饮酒 3 次，折合酒精量分别约 40g、20g、40g。

5. **婚育史、月经史**　20 岁结婚，配偶 2015 年曾患"布鲁氏菌病"，已治愈，目前健康状况良好，孕 3 产 2 流 1，2 个儿子健康状况良好；初潮年龄 14 岁，行经期天数 3～5 天，间隔天数 28～30 天，末次月经时间 2020 年 9 月 4 日，经量中等，无痛经及白带增多史。

6. **家族史**　其父患有"肝血管瘤、脑血管病"，目前身体状况可，其母因"输尿管癌、肝转移瘤"病故，有1兄2姐1妹，均体健，家族中无其他传染病及遗传病史。

7. **查体**　体温36.5℃，脉搏84次/分，呼吸18次/分，血压136/86mmHg，身高160cm，体重65kg，营养良好，体形匀称，全身皮肤及巩膜重度黄染，肝掌阴性，蜘蛛痣阴性，全身浅表淋巴结未触及肿大，心肺未见异常，腹部平软，无压痛及反跳痛，肝右肋下及剑突下均未触及，墨菲征阴性，脾左肋下未触及，肝上界位于锁骨中线第5肋间，肝脾区无叩痛，移动性浊音阴性，双下肢无水肿，扑翼样震颤阴性。

8. **初步诊断**　①原发性胆汁性胆管炎？②自身免疫性肝炎？③药物性肝损伤？

【诊治经过】

（一）第一次住院治疗——临床诊断明确，治疗效果确切

1. **2020年9月19日**　入院化验：ALT 603U/L，AST 539U/L，TBIL 112.9μmol/L，DBIL 94.8μmol/L，GGT 248U/L，ALP 166U/L，TBA 222μmol/L，PA 91.0%，AMA-M2阳性，抗核抗体阴性；白细胞计数，嗜酸性粒细胞计数，平均红细胞体积（MCV），血糖，血脂，肾功能，甲胎蛋白，铜蓝蛋白，免疫球蛋白A、M、G（IgA、M、G），铜蓝蛋白，α_1-抗胰蛋白酶，甲状腺功能，抗甲状腺自身抗体，尿常规，便常规均无异常；甲、乙、丙、戊型肝炎病毒血清学标志物，CMV及EBV-DNA均为阴性；腹部超声：肝回声增粗，胆囊炎性改变；心电图无异常；胃镜：反流性食管炎（A级），非萎缩性胃炎，幽门螺杆菌检测阴性；肝脏瞬时弹性检测8.2kPa；腹部CT：肝S8小囊肿，脾稍大，肝动、静脉及门静脉未见明确异常。诊断为：原发性胆汁性胆管炎（PBC）。给予复方甘草酸苷、双环醇、还原型谷胱甘肽、丁二磺酸腺苷蛋氨酸、熊去氧胆酸等治疗。

2. **2020年10月13日**　患者症状逐渐好转，各项指标逐渐恢复，复查：ALT 8U/L，AST 27U/L，TBIL 15.9μmol/L，DBIL 9.3μmol/L，GGT 49U/L，ALP 49U/L，TBA 4μmol/L，10月16日好转出院。出院后继续双环醇片、熊去氧胆酸胶囊等治疗。

（二）第二次住院治疗——肝功能出现波动，及时修正诊断

1. **2020年11月7日**　患者出院后继续服用熊去氧胆酸胶囊、双环醇片治疗，无明显不适，当地医院复查发现肝功能波动：ALT 34U/L，AST 116U/L，遂加用"复方甘草酸苷"口服降酶治疗。12月18日于当地医院再次复查，化验：ALT 87U/L，AST 411U/L，遂于12月21日第二次住我院。

2. **2020年12月23日**　入院后化验：WBC 3.46×10⁹/L，嗜酸性粒细胞计数0.15×10⁹/L，ALT 61U/L，AST 274U/L，TBIL 10.6μmol/L，DBIL 4.1μmol/L，GGT 102U/L，ALP 80U/L，IgG 19.22g/L，ANA阳性（1：100），AMA-M2阴性；肝穿刺病理：急性/亚急性肝损伤，可见轻度界面炎，汇管区见大量混合炎细胞浸润，易见嗜酸性粒细胞和吞噬色素颗粒的巨噬细胞，考虑药物/环境类毒物等因素所致可能性大，诊断为药物性肝损伤，肝细胞损伤型，急性，RUCAM6分（很可能），严重程度3级。给予复方甘草酸苷、还原型谷胱甘肽、双环醇等治疗后，肝功能逐渐恢复正常，将复方甘草酸苷减量后，AST再次升高至52U/L。根据自身免疫性肝炎（AIH）综合诊断积分系统（1999年）治疗前评分为12分，为可能

的 AIH，结合肝组织显微镜下表现考虑为 AIH 样的药物性肝损伤（AL-DILI），遂加用糖皮质激素治疗（甲泼尼龙片 48mg，每日 1 次，口服），其他药物不变，1 周后复查肝功能恢复正常，出院。

（三）最终诊断

药物性肝损伤，肝细胞损伤型，急性，RUCAM 6 分（很可能），严重程度 3 级。

（四）随访情况

患者目前随访中，无明显不适，并根据肝功能结果调整糖皮质激素用量，甲泼尼龙口服，48mg/d，共 1 周，当地医院复查肝功能正常，减量至 32mg/d，共 1 周，当地医院复查肝功能正常，减量至 24mg/d，共 2 周，当地医院复查肝功能正常，减量至 16mg/d，拟逐步减量，每 4 周当地医院复查肝功能均正常，2021 年 7 月我院复查肝功能正常。

【诊疗体会】

该患为中年女性，既往无慢性肝病史，无肝病患者接触史，无输血及血制品史，有可疑的药物（蒲地蓝）及化学试剂（染发剂）应用史，有牛羊等牲畜接触史，偶有少量饮酒，本次起病急，主要表现为乏力、食欲缺乏、恶心、腹痛、腹泻、头晕、头痛、尿黄、眼黄、皮肤瘙痒等，曾有发热、畏寒，院外化验肝功能异常，以 ALT、AST、BIL 明显升高为主，ANA 阳性，AMA-M2 可疑阳性，临床第一印象诊断急性肝损伤，根据患者入院后化验 GGT、TBA 明显升高，ALP 轻度升高，线粒体 M2 抗体阳性，参照原发性胆汁性肝硬化（又名原发性胆汁性胆管炎）诊断和治疗共识（2015 年）的诊断标准，考虑原发性胆汁性胆管炎可能性较大。但患者经治疗好转后再次反复，再次复查抗线粒体抗体 M2 亚型阴性，抗核抗体阳性（1∶100），IgG 升高，肝穿刺病理提示急性/亚急性肝损伤，考虑药物/环境类毒物等因素所致可能性大，故修正诊断为药物性肝损伤，并根据 AIH 综合诊断积分系统（1999 年）治疗前评分为 12 分，为可能的自身免疫性肝炎，结合肝组织显微镜下表现为轻度界面炎，汇管区见大量混合炎细胞浸润，易见嗜酸性粒细胞和吞噬色素颗粒的巨噬细胞，故考虑为自身免疫性肝炎样的药物性肝损伤（AL-DILI），故在患者经常规保肝治疗肝功能仍反复的情况下，给予甲泼尼龙（48mg，每日 1 次）口服，1 周后复查 AST 恢复正常，按 AIH 方案使用激素治疗，目前随访肝功能正常。

【专家点评】

药物性肝损伤（drug-induced liver injury，DILI）是指由各类处方或非处方的化学药物、生物制剂、传统中药（TCM）、天然药（NM）、保健品（HP）、膳食补充剂（DS）及其代谢产物乃至辅料等所诱发的肝损伤。目前已知全球范围内有 1100 多种上市药物有潜在的肝毒性，临床报道 DILI 病例数逐年增加。一项共纳入中国大陆地区 308 家医院 25 927 例 DILI 患者的多中心回顾性研究显示，我国 DILI 的普通人群年发病率为 23.80/10 万，TCM、草药、DS、抗结核药是 DILI 的主要原因。DILI 发病机制复杂，往往是多种机制先后或共同作用的结果，迄今尚未充分阐明，通常可概括为药物的直接肝毒性和特异质性肝毒性作用，其过程包括药物及其代谢产物导致的"上游"事件及肝脏靶细胞损伤通路和保护通路失衡构成的"下游"事件。目前 DILI 的诊断属于排他性诊断，首先要确认存在肝损伤，其次排除其他肝病，再通过因果关系评估来确定肝损伤与可疑药物的相关程度。由于 DILI 临床表现复杂，发病时间差异很大，与用药的关联常较隐蔽，缺乏特异性诊断标志物，当有基础肝病或多种肝损伤病因并存时，叠加的 DILI 易被误诊或漏诊，因此 DILI 明确诊断并不容易。该例患者因线粒体 M2 抗体阳性，ALP 升高，故第一次误诊 PBC 就与此有关，临床上值得总结失败的原因。

自身免疫样 DILI（AL-DILI）是 DILI 的特殊亚型，它在临床特征、血清学、组织学等方面与 AIH 有许多相似之处，临床中很容易与 AIH 相混淆，这为临床诊断及后续治疗带来诸多挑战。AL-DILI 是指 DILI 同时伴有免疫球蛋白显著升高，ANA、SMA、LKM-1 阳性，偶见 AMA 阳性，往往呈慢性病程，表现为 AIH 样症状。本例患者出现 AMA 一过性阳性考虑与此有关。AL-DILl 发生率的流行病学调查目前尚无研究报道。高龄为 AL-DILI 发病的独立风险因素，另一重要风险因素为性别，女性患病风险显著高于男性。目前认为 AL-DILl 的发病机制很可能是药物、药物代谢产物或代谢复合物介导的免疫机制引起的肝损伤，AL-DILI 患者血清化验指标中的免疫球蛋白常处于较高水平，超过 50% 患者可伴有 ANA 阳性，且 ANA 滴度可以出现较高水平，其他相关自身免疫性抗体如 AMA、SMA、LKM-1 等阳性率较低，肝组织学对于诊断 AL-DILI 极其重要。本例患者早期因未能行肝组织活检，因此误诊为 PBC。组织学上 AL-DILI 和经典 AIH 的主要区别在于 AIH 特征性组织学表现包括浆细胞浸润、肝细胞呈"玫瑰花环"样改变，以及淋巴细胞穿入现象，而汇管区中性粒细胞和嗜酸性粒细胞浸润及肝细胞胆汁淤积等更多见于 AL-DILI。对于 AL-DILI 而言，肝损伤过程可能会随着停药及治疗逐渐好转，对糖皮质激素应答良好且停药后不易复发。对于停用糖皮质激素后患者出现病情复发或持续自身抗体阳性的 AL-DILl 患者，需要再次评估病情，警惕进展为 AIH 的可能。

AL-DILI 是 DILI 中一个逐渐被人们所认识的亚型，在 DILl 的病例中并不少见，目前尚无标准和规范来进行评估、诊断和治疗，需要临床医师不断总结经验，深入探索研究，为更好地诊治该类患者提供临床经验和理论支持。

（作者：解放军总医院第五医学中心　马雪梅　闫丽萍

点评专家：解放军总医院第五医学中心　金　波）

参 考 文 献

中华医学会肝病学分会药物性肝病学组 .2015. 药物性肝损伤诊治指南 . 临床肝胆病杂志，31:1752-1769.

Andrade R, Andrade Chair RJ, Aithal GP, et al. 2019. EASL clinical practice guidelines: drug-induced liver injury. J Hepatol, 70(6): 1222-1261.

病例 25 "骨折偏方"惹的祸

关键词：接骨药，发热，淋巴结肿大

【病例介绍】

徐某，女，51 岁。主因"乏力、肤黄 1 个月余"于 2020 年 10 月 24 日入院。

1. 现病史 患者于入院前 1 个月出现乏力、肤黄，无腹泻、腹胀，无恶心、呕吐，就诊于当地医院住院，化验肝功能：ALT 190U/L，AST 199U/L，TBIL 138.17μmol/L，PTA 79.9%，嗜肝病毒均阴性。腹部磁共振提示：胆囊显示欠佳，脾大。因有服用"接骨偏方中药"史，故诊断考虑为"药物性肝炎"，予以保肝、退黄、降酶（具体用药不详）等治疗，但效果欠佳，为求进一步治疗经门诊收入院。

2. 流行病学史 否认有肝炎患者密切接触史，无输血及血制品应用史，无不洁饮食史。

3. 既往史 患者此次发病前 2 个月因摔伤致左侧髌骨骨折，当地医院给予非手术治疗，并口服"接骨偏方中药"（具体成分不详）治疗 1 个月。否认"心、脑、肺、肾"等脏器慢性病史，否认手术史，否认药物及食物过敏史，预防接种史不详。

4. 个人史 生长于原籍张家口，无长期外地居住史，无疫水、疫源接触史，无放射物、毒物接触史，无有害粉尘吸入史，无饮酒史，无吸烟史，无冶游史。

5. 婚育史 适龄结婚，配偶健康状况良好，夫妻关系和睦，子女健康状况良好，育 2 子 1 女。

6. 月经史 初潮年龄 17 岁，行经期天数 3 ～ 4 天，间隔天数 25 ～ 27 天，末次月经时间 2020 年 10 月 6 日，经量中等，偶有痛经。

7. 家族史 母亲健在，父亲去世，死因不明，家族中无传染病及遗传病史。

8. 查体 生命体征平稳，神志清楚，精神一般，面色晦暗，睑结膜及口唇略苍白，皮肤巩膜重度黄染，肝掌、蜘蛛痣阴性，心肺查体未见异常，腹部查体无明显阳性体征，左下肢活动受限，双下肢无水肿，扑翼样震颤阴性。

9. 初步诊断 ①肝功能异常原因待查；②左侧髌骨骨折后。

【诊治经过】

（一）入院诊治第一阶段——肝衰竭治疗

1. 2020 年 10 月 24 日 入院后化验：血常规示 WBC 3.31×10⁹/L，N 0.597，E 0.06×10⁹/L，RBC 4.15×10¹²/L，Hb 79.00g/L，PLT 273×10⁹/L；肝功能：ALB 26g/L，ALT 24U/L，AST 154U/L，TBIL 233.3μmol/L，DBIL 200.7μmol/L。凝血功能：PTA 34.6%，INR 1.86，PCT 0.050ng/ml，铁 7.1μmol/L，甲、乙、丙、戊型肝炎病毒血清标志物均阴性，EBV 及 CMV 病毒均阴性，肝病相关自身抗体系列均阴性，血清铜蓝蛋白正常。肝脏血管彩超提

示肝血供未见明确异常。腹部 CT 平扫及增强检查提示胆囊炎，脾稍大，肝门及腹膜后多发淋巴结。胸部 CT 提示右肺上叶钙化灶。

结合患者发病前有明确使用"接骨偏方中药"史，化验排除病毒性肝炎、非嗜肝病毒感染、自身免疫性肝病、遗传代谢性肝病及酒精性肝病，RUCAM 评分 6 分，诊断考虑为：①亚急性肝衰竭，早期，药物性肝炎；②贫血（中度）；③左侧髌骨骨折。给予乙酰半胱氨酸等药物保肝、降黄治疗，同时给予静脉输血浆及人工肝治疗。

2. 2020 年 10 月 27 日　行胆红素吸附＋血浆置换治疗后，复查肝功能好转，TBIL 从入院的 233.3 μmol/L 降至 130.7 μmol/L，PTA 从 34.6% 升至 58.4%。

（二）入院诊治第二阶段——发热伴皮疹

1. 2020 年 10 月 29 日　患者无明显诱因出现发热，最高体温 39.9℃，无畏寒、寒战、无咳嗽、咳痰，无腹痛、腹泻，无尿路刺激症状，四肢及躯干出现散在红色丘疹，压之不褪色，伴有皮肤瘙痒。考虑过敏可能性大，给予抗过敏药物治疗 3 天，皮疹消退，但仍持续发热。化验血常规：白细胞计数及中性粒细胞比例无异常，嗜酸性粒细胞计数正常，给予物理降温等对症治疗。2 天后患者仍发热，为除外导管相关感染，予以拔出静脉置管并行相关细菌培养及血培养，经验性给予舒普深抗感染治疗。但仍有发热，考虑不除外药物热情况，11 月 4 日停用所有静脉药物。

2. 2020 年 11 月 6 日　患者体温恢复正常，故继续给予口服保肝、降酶、退黄治疗。

3. 2020 年 11 月 11 日　患者再次出现间断发热，每日最高体温波动在 37.3 ～ 39.6℃，自觉无明显鼻塞、流涕、咳嗽、咳痰、腹痛、腹泻、尿频、尿急、尿痛等不适，多次化验白细胞、中性粒细胞及 CRP、PCT 均未见明显异常，同时积极查找发热及皮疹原因。先后完善 PPD 试验，布鲁氏菌凝集试验，肥达试验及外斐试验，类风湿因子等均未见异常；口腔黏膜涂片未见真菌，G 试验及 GM 试验均阴性（除外真菌感染）；肺 CT 提示右肺上叶陈旧性病变，心包少量积液（除外肺部感染）；心脏超声提示二尖瓣少 - 中量反流，左心室舒张功能减低（除外心内膜炎）。浅表淋巴结超声检查提示双侧颈部、腋窝、腹股沟多发肿大淋巴结。为进一步明确发热及淋巴结肿大原因，并明确有无肿瘤情况，先后行 PET-CT 检查及淋巴结活检。PET-CT 结果提示横膈上下多发淋巴结，部分代谢活性稍增高，甲状腺及骨髓代谢活性弥漫性增高，请结合临床除外自身免疫性疾病及淋巴瘤。腹股沟淋巴结活检提示：淋巴结正常结构部分破坏，血管显著增生，伴有大小不等淋巴细胞及片状增生的组织细胞和嗜酸性粒细胞浸润，结合病史考虑药物相关性淋巴结病。免疫组化：CD20（灶状＋），CD10（－），CD21（FDC 网＋），CD3（＋），CD2（＋），CD4（＋），CD8（＋），CD7（＋），CD30（－），CXCL13（－），Bcl-6（散在＋），Ki-67（index 约 60%），PD-1（个别＋），CD56（－），MUM-1（＋），Kappa（散在＋），Lambda（－），CD1a（－），S-100（散在＋），CD163（＋），CD68（组织细胞＋）。原位杂交：EBER（－）。淋巴结活检病理送往首都医科大学附属北京友谊医院病理科会诊提示：淋巴结结构部分破坏，T 淋巴细胞为主的淋巴组织反应性增生，伴血管增生及较多嗜酸性粒细胞浸润，考虑药物相关性淋巴结病，请结合临床随访，必要时可选择非腹股沟淋巴结活检分析。

患者入院时存在中度贫血，自 2020 年 11 月 10 日开始出现血红蛋白进行性下降，

2020 年 12 月 4 日下降至 52g/L，患者无失血表现，先后行糖水试验、酸溶血试验及直接抗人球试验均阴性。贫血三项：铁蛋白 622.6ng/ml。网织红细胞百分比 2.92%。行骨穿刺检查提示：骨髓增生减低，粒系增生，红系增生减低，未见原始细胞，全片共见巨核细胞 1 个，血小板成簇分布。进一步完善 CD55、CD59 检查，结果提示 CD55、CD59 正常。请血液科会诊，考虑为药物相关性贫血，未予特殊治疗。

（三）入院诊治第三阶段——诊断指导治疗

患者入院期间边检查边常规保肝治疗，肝功能逐渐好转，体温也逐渐恢复正常。

2020 年 12 月 7 日　经患者同意后行超声引导下肝穿刺检查。肝穿刺病理考虑：急性药物性肝损伤，炎症坏死程度相当于 G2～3，伴胆管损害。复查浅表淋巴结超声：提示淋巴结较前变小。患者病情好转出院。

（四）最终诊断

①亚急性肝衰竭，早期，药物性肝炎；②药物相关性淋巴结病；③药物相关性贫血；④左侧髌骨骨折后。

（五）随访情况

患者出院后继续巩固治疗，未再出现发热，定期复查，肝功能逐渐恢复正常，血常规恢复正常。

【诊疗体会】

本病例在口服"接骨偏方中药"（具体成分不详）后出现肝衰竭，并先后出现发热、淋巴结肿大、皮疹、贫血，化验血常规示嗜酸性粒细胞增多，最终结合肝穿刺病理，药物性肝损害诊断明确。在疾病的治疗过程中，通过积极完善相关检查、多学科协作，对相关疾病进行鉴别诊断，最终诊断得以明确，病情恢复理想。药物性肝损害在临床上日益多见，药物性损伤有时不仅表现为对肝脏靶器官的损害，常还伴随对皮肤的损害、骨髓的抑制及免疫系统等多器官的损害，临床上在治疗药物性肝损害的同时，需要注意加强对其他系统的观察。

【专家点评】

随着我国老龄化的出现以及民众保健意识的增强，中草药及其制剂的临床应用日益增多，部分人员存在认识误区，盲目认为中草药是天然药物，安全有效，而忽视了中草药可能导致药物性肝损伤（drug-induced liver injury，DILI）的不良反应。

本病例患者为药物所致亚急性肝衰竭，诊断明确，但在治疗过程中出现了发热、皮疹、淋巴结肿大，针对这些症状，临床医师需注意与药疹综合征 [drug rash with eosinophilia and systemic symptoms，DRESS，也称为药物超敏综合征（drug-induced hypersensitivity syndrome，DIHS）] 进行鉴别。DRESS 是一种罕见，但却十分严重的皮肤不良反应，临床表现为广泛严重皮疹，伴有发热、嗜酸性粒细胞增多，并可累及肝、肺、肾等多器官损伤。导致 DRESS 综合征的药物达 50 余种，最常见的为芳香族抗惊厥药（如苯妥英钠、苯巴比妥、卡马西平等）及别嘌醇等。关于 DRESS 综合征诊断标准，欧洲严重皮肤不良反应登记处

（regiSCAR）提出的 DRESS 综合征确认评分系统已被广泛接受（表 25-1），主要内容包括发热、淋巴结肿大、外周血嗜酸性细胞增多症、不典型淋巴细胞、皮疹、内脏器官受损、病程等。参照评分系统，本病例评分 2 分，可能与 DRESS 综合征有关。该患者淋巴结病理检查特征，未用激素治疗情况下病情好转，这些不支持 DRESS 诊断。

表 25-1 欧洲严重皮肤不良反应登记处（regiSCAR）DRESS 综合征确认评分系统

分值	-1	0	1	2
体温 ≥ 38.5℃	否或未知	是		
淋巴结肿大		否或未知	是	
外周血嗜酸性粒细胞			$(0.7 \sim 1.499) \times 10^9/L$ 或 $10\% \sim 19.9\%$（外周血白细胞 $< 4.0 \times 10^9/L$）	$\geq 1.5 \times 10^9/L$ 或 $\geq 20\%$（外周血白细胞 $< 4.0 \times 10^9/L$）
不典型淋巴细胞		否或未知	是	
皮疹面积 > 50% 体表面积		否或未知	是	
皮疹形态符合 DRESS	否	未知	是	
皮疹活检符合 DRESS	否	未知	是	
病程 ≥ 15 天	否或未知	是		
累及脏器		否或未知	是	
其他原因评估：抗核抗体（ANA）；血培养；甲、乙、丙型肝炎感染；肺炎支原体／衣原体感染		1 项阳性	≥ 3 项阴性	

注：总分 < 2 分，评价为"无关"，总分 2 ～ 3 分评价为"可能有关"，总分 4 ～ 5 分评价为"很可能有关"，总分 > 5 分评价为"肯定有关"

淋巴结肿大可见于多种疾病，有良性，也有恶性。药物相关性淋巴结病属于类过敏反应，是在一些药物治疗后及疫苗接种后出现淋巴结肿大。引起药物相关性淋巴结病常见的药物有甲氨蝶呤和苯妥英钠，大多数情况下，停药后肿大淋巴结会明显缩小或恢复正常。淋巴结病理通常表现为多形性淋巴细胞群，嗜酸性粒细胞浸润较明显，这与本病例表现相符。此病需要与霍奇金淋巴瘤相鉴别。其中经典霍奇金淋巴瘤中可见 Reed-Sternberg（R-S）细胞，表现为 CD15、CD30 阳性和 LCA 阴性，但药物相关淋巴结病中无 R-S 样细胞。

药物可通过损伤或抑制造血功能，引起红细胞生成减少或寿命缩短而导致药物相关性贫血的发生。本病例在治疗过程中出现血红蛋白进行性下降，严重时达到重度贫血标准，给予输血、纠正贫血治疗，并积极寻找贫血原因。患者无明确出血表现，首先排除失血所致；进一步完善溶血相关检查，结果均为阴性，排除溶血相关性贫血；因患者有肝功能损害，需与肝脏疾病所致贫血进行鉴别。肝脏疾病所致贫血多呈正细胞正色素性，或呈巨细胞样贫血，外周血可见棘形红细胞或口形红细胞，通常骨髓红系增生明显活跃，但本病例骨髓增生减低，故与肝性贫血诊断不相符。该病例骨髓象提示骨髓增生减低，该骨髓象最常见的疾病为再生障碍性贫血，再生障碍性贫血的诊断标准为：①全血细胞减少（三系减少的先后或程度可不同）；②无明显肝、脾、淋巴结肿大；③网织红细胞绝对值减少；④骨髓检查显示至少一部分增生不良（包括增生减低或重度减低），如增生良好，须有巨核细胞的减少；⑤能除外其他引起全血细胞减少的疾病（如阵发性睡眠性血红蛋白尿、骨髓增生异常综合征、珠蛋白生成障碍性贫血、脾功能亢进、急性白血病、骨髓纤维化等）。本病例有明显脾大、淋巴结肿大，且网织红细胞计数正常，与再生障碍性贫血诊断不相符。因患者病前有明确用药史，伴有发热、皮疹，患者贫血情况随着病情好转逐渐改善，故考虑贫血为药物相关急性造血功能异常所致。

DILI 是最常见和最严重的药物不良反应之一，部分患者可伴有发热、皮疹、嗜酸性粒细胞增多等过敏表现，还可能伴有其他肝外器官损伤的表现，病情严重者可致急性肝衰竭甚至死亡，提升公众对药物性肝损伤危害的认知、避免不必要药物的使用和滥用，是预防药物性肝损伤及药物不良反应发生的关键。

（作者：解放军总医院第五医学中心肝病学部　梁庆升　韩　琳

点评专家：解放军总医院第五医学中心肝病学部　孙　颖）

参 考 文 献

程军，汪龙. 2018. 万古霉素致 DRESS 综合征 22 例文献分析. 中国医院药学杂志，38(23): 2451-2454, 2458.

中华医学会肝病学分会药物性肝病学组. 2015. 药物性肝损伤诊治指南. 中华肝脏病杂志，023(011):810-820.

Monaco SE, Khalbuss WE, Pantanowitz L. 2012. Benign non-infectious causes of lymphadenopathy: A review of cytomorphology and differential diagnosis. Diagn Cytopathol 40(10):925-938.

Raú J. Audrade. 2019. EASL Clinical Practice Guidelines: Drug-induced liver injury. Journal of Hepatology, 70(6): 1222-1261.

Richard TH, Ranjana HA, Weiyun ZA, et al. 2020. Hodgkin Lymphoma, Version 2.2020, NCCN Clinical Practice Guidelines in Oncology. J Natl Compr Canc Netw, 18(6):755-781.

病例 26　似曾相识燕归来

关键词：何首乌，反复，肝损伤

【病例介绍】

魏某，男，40 岁。主因"反复尿黄肤黄 10 年，加重伴乏力 1 周"于 2016 年 4 月 20 日就诊。

1. **现病史**　患者于 2006 年曾因脱发在药店自行购买并服用养血生发胶囊（含何首乌等成分）按说明书服用，同时间断服用助睡眠西药（药店自行购买，具体药物不详）每日 1 粒，共服用上述药物 1 个月后出现尿黄肤黄症状，就诊我院，化验肝功能异常，行肝穿刺病理检查明确为药物性肝损伤，给予输液治疗后好转，以后未再复查。2016 年 3 月 27 日为改善脱发购买何首乌，每日 3～4g 泡水饮，共服用 5 天约 13g。2016 年 4 月 14 日出现乏力，休息后无缓解，同日发现尿黄，就诊当地医院，化验：AST 1076U/L，ALT 1064U/L，ALP 174U/L，TBIL 39.1μmol/L、DBIL 20.4μmol/L。4 月 15 日就诊我院门诊，予复方甘草酸苷、复合辅酶、苦黄等治疗 5 天，4 月 20 日复查：AST 301U/L，ALT 850U/L，ALP 215U/L，TBIL 86.8μmol/L，DBIL 70.5μmol/L。自觉仍然乏力，尿黄加重，大便正常，无明显皮肤瘙痒，无发热、腹痛、咳嗽、咳痰。为进一步诊治，门诊以"肝功能异常原因待查"收入我科。

2. **流行病学史**　患者自幼生活在河南，发病前无肝炎患者密切接触史。无输血及血制品应用史，无不洁饮食史。

3. **既往史**　否认"心、脑、肺、肾"等脏器慢性病史，否认手术史，否认药物及食物过敏史，预防接种史不详。

4. **个人史**　生于原籍，在原籍长大，无长期外地居住史，无疫水、疫源接触史，无放射物、毒物接触史，无有害粉尘吸入史，无饮酒史，无吸烟史，无冶游史。

5. **婚育史**　适龄结婚，配偶健康状况良好，育 1 男。

6. **家族史**　家族中无传染病及遗传病史。

7. **查体**　体温 36.2℃，脉搏 72 次 / 分，呼吸 18 次 / 分，血压 117/78mmHg，营养正常，皮肤巩膜明显黄染，无肝掌蜘蛛痣，全身浅表淋巴结无肿大。心肺未见异常。腹部平软，未见静脉曲张，全腹无压痛、反跳痛，肝脾肋下未触及，肝区无叩痛，移动浊音阴性。双下肢无水肿，扑翼样震颤阴性。

8. **初步诊断**　肝功能异常原因待查。

【诊治经过】

（一）肝损伤就诊——似曾相识燕归来

2016 年 4 月 22 日　入院后完善化验检查：ALB 41g/L，GLO 26g/L，ALT 64U/L，

AST 120U/L，ALP 147U/L，GGT 135U/L，TBIL 75.1μmol/L，TBA 353μmol/L，CHE 5828U/L，血常规、凝血功能、肾功能、血糖、血脂、电解质、自身抗体谱、铜蓝蛋白、尿常规、大便常规均正常，甲、乙、丙、戊型肝炎血清学标志物均为阴性。IgG 10.35g/L，IgA 1.65g/L，IgM 0.74g/L。抗 CMV-IgM、抗 CMV-IgG、抗 EBV-IgM 阴性，CMV-DNA 定量＜100U/ml，EBV-DNA 定量＜100U/ml。肝脏彩超提示肝实质弥漫性损害、脾大，胆囊继发改变。

患者 10 年前曾应用含何首乌中药后出现明确药物性肝损伤，本次为改善脱发，在网上自行购买何首乌并泡水饮用，5 天后出现乏力、尿黄症状，化验肝功能发现明显异常，目前检查基本排除其他肝损伤原因，计算 RUCAM 评分为 11 分，结合《中草药相关肝损伤临床诊疗指南》可基本明确诊断为中草药相关肝损伤，给予保肝、降酶、退黄、对症治疗后肝功能逐渐恢复正常。

（二）最终诊断

药物性肝损伤，肝细胞损伤型，RUCAM 评分为 11 分，Ⅱ级。

（三）随访情况

患者随访 1 年，肝功能基本正常。

【诊疗体会】

药物性肝损伤为排他性诊断，缺乏特殊生物学标志物协助诊断。一方面详细询问用药史对于诊断来说非常重要，另一方面需要完善相关检查，进一步排除其他肝损伤病因。用药史的调查应包括药物的种类、剂量、服用时间和服用药物与发生肝损伤的时序性。此外，应逐一排查服用药物的成分是否有肝毒性或肝损伤的文献报道。本例患者首次发生肝损伤时服用的养血生发胶囊明确有肝损伤报道，并且其所含中药成分中何首乌是最常见导致肝损伤的中药之一，经病理检查进一步证实药物性肝损伤诊断。对于发生过药物性肝损伤的患者，健康宣教是非常重要的，部分患者服用同类或不同类药物后可再次出现肝损伤。因此，应叮嘱患者尽量避免再次服用具有肝毒性或发生过肝损伤的药物。本例患者前后两次肝损伤均服用了何首乌，属于药物性肝损伤再激发阳性事件。本病例启发我们，临床工作中，对于药物性肝损伤患者要加强宣教，增强其肝损伤防范意识。

【专家点评】

近年来，随着药物性肝损伤报道增加，传统中药安全性问题引起公众的广泛关注。作为单味中药引起肝损伤病例最多的中药何首乌，也成为近年来研究的热点。中药何首乌为蓼科植物何首乌的干燥块根，其藤茎亦入药，名为首乌藤或夜交藤。何首乌因具有补肝肾、益精血、乌须发、强筋骨之功效而被广泛用于临床。

古代文献收录何首乌有 42 部，其中 19 部未提及何首乌毒性，20 部认为何首乌无毒，3 部记载何首乌有毒性。近 20 年来，有关何首乌及相关制剂导致肝损伤的不良反应在国内外屡有报道。国家食品药品监督管理部门对何首乌安全性问题高度重视，先后多次发出肝损伤不良反应风险通报、修订药品说明书等。为帮助国内外公众和相关机构科学认识、评估和规避何首乌肝损伤风险，指导何首乌及相关制剂的合理使用，中华中医药学会组织全国相关领域专家，起草制定了《何首乌安全用药指南》，以期保障广大消费者健康权益的同时，促进何首乌及相关产业的健康持续发展。

作者课题组采用自主创建的中药药源性肝损伤因果关系评价"整合证据链法"等技术手段，对何首乌及其相关制剂致肝损伤问题进行了系统评价，研究证实了何首乌致肝损伤的客观性，同时发现何首乌肝损伤与用药剂量、疗程等缺乏明确的对应关系，具有偶发性、隐匿性、个体差异大等特异质肝损伤特征，且常见于患有白癜风、银屑病等基础性疾病且伴有免疫异常活化的人群，由此提出何首乌肝损伤为特异质肝损伤类型。

何首乌仅对极少部分人群具有肝损伤风险，对绝大多数人群来说是安全的。作者课题组与中南大学欧阳东生教授团队合作，通过对何首乌肝损伤患者临床标本的测序发现，人类白细胞抗原 HLA-B*35：01 是何首乌肝损伤易感人群的基因标志物，携带该基因的个体服用何首乌的肝损伤发生风险是非携带者的 8 倍，且与其他药物肝损伤无明显相关性，提示该基因是何首乌肝损伤的易感基因。该成果发表于肝病领域权威期刊 *Hepatology*，专家同期述评认为 HLA-B*35：01 是国际首个中草药肝损伤相关的易感基因，相关研究为何首乌肝损伤风险防控提供了科学依据。本病例先后两次均为何首乌导致肝损伤，推测其应该属于何首乌易感人群，遗憾的是未进行相关基因检测。今后临床中，应结合《何首乌安全用药指南》加强何首乌安全用药。

（作者：解放军总医院第五医学中心　何婷婷　柏兆方　宫　嫚

点评专家：解放军总医院第五医学中心　肖小河）

参 考 文 献

肖小河，李秀惠，朱云，等 . 2016. 中草药相关肝损伤临床诊疗指南 . 临床肝胆病杂志，32(05):835-843.

张书英，郭蓉，王玉慧，等 . 2016. 养血生发胶囊致严重肝损害 1 例 . 药物流行病学杂志，25(01):61-62.

中华中医药学会中成药分会，中华中医药学会肝胆病分会，中国药学会临床中药学专业委员会，等 . 2019. 何首乌安全用药指南 . 临床肝胆病杂志，35(12):2687-2693.

Li C P, Rao T, Chen X P, et al. 2019. HLA-B*35:01 allele is a potential biomarker for predicting Polygonum multiflorum-induced liver injury in humans. Hepatology, 70(1): 346-357.

Tu C, He Q, Li C Y, et al. 2019. Susceptibility-related factor and biomarkers of dietary supplements Polygonum multiflorum-induced liver injury in rats. Front Pharmacol, 10: 335.

病例 27　拿什么拯救你，我的"胆管"？

关键词：药物性肝损伤，胆管消失，非诺贝特

【病例介绍】

陈某，男，21 岁。主因"发热 4 天，乏力、尿黄 3 个月余"于 2019 年 7 月 22 日入住我院。

1. **现病史**　患者 2019 年 4 月 4 日无明显诱因出现发热，体温最高 39.0℃，伴肌肉酸痛，于校医院就诊，给予"对乙酰氨基酚"（每晚 1 片，连用 3 天）退热及"金花清感颗粒（成分：金银花、浙贝母、黄芪、牛蒡子、青蒿）"治疗。4 天后体温恢复正常，但患者开始出现乏力、尿黄，伴食欲缺乏、恶心、呕吐，当时未予重视，但上述症状呈进行性加重。4 月 19 日患者发现皮肤明显发黄，就诊外院，化验肝功能：BILD/TILD 244.6/288.9μmol/L，ALT 214U/L，AST 69U/L，ALP 361.3U/L，GGT 274.1U/L，诊断为"药物性肝炎可能，胆汁淤积性肝炎"，给予复方甘草酸苷、熊去氧胆酸胶囊、丁二磺酸腺苷蛋氨酸等药物保肝、降酶及退黄治疗，经过治疗患者黄疸消退不明显，给予中药汤剂口服。5 月 20 日复查肝功能：BILD/TILD 185.6/218.7μmol/L，ALT 67.8U/L，AST 55.1U/L，ALP 110.4U/L，GGT 274.1U/L。当日开始给予静脉滴注地塞米松治疗（方案：5mg/d×3 天，10mg/d×4 天），6 月 1 日起改为口服醋酸泼尼松龙（40mg/d），并加用苯巴比妥 30mg/d（每日 3 次 ×5 天），治疗期间复查肝功能无明显改善，给予激素逐渐减量，苯巴比妥增加至 60mg/d（每日 3 次），至 6 月 20 日起醋酸泼尼松龙减量至 25mg/d，并精简用药，但肝功能仍无明显改善，患者出院。7 月 22 日为求进一步诊治，来我院门诊以"药物性肝损害，胆汁淤积症"收入院。自发病以来，精神尚可，食欲正常，睡眠正常，大便正常，小便色黄。体重无明显变化。

2. **流行病学史**　患者为高校学生，长期学校生活，无"肝炎"患者密切接触史。无输血及血制品应用史，无不洁饮食史。

3. **既往史**　无特殊。

4. **个人史**　生于原籍，在原籍长大，无长期外地居住史，无疫水、疫源接触史，无放射物、毒物接触史，无有害粉尘吸入史，无饮酒史，无吸烟史，无冶游史。

5. **家族史**　家族中无传染病及遗传病史。

6. **查体**　体温 37℃，脉搏 90 次 / 分，呼吸 18 次 / 分，血压 116/79mmHg。面色稍暗，全身皮肤、巩膜重度黄染，肝掌阳性。全身浅表淋巴结无肿大。心肺未见异常。腹软无压痛，肝脾肋下未触及，肝区无叩痛，移动性浊音阴性。扑翼样震颤阴性，双下肢无水肿。

7. **初步诊断**　药物性肝损伤，胆汁淤积型，急性，RUCAM 评分 7 分（很可能）。

【诊治经过】

（一）入院诊治第一阶段——明确诊断

1. 2019 年 7 月 25 日　入院检查：Hb 117.00g/L，ALT 147U/L，AST 91U/L，ALP 768U/L，GGT 750U/L，ALB 35g/L，BILD/TILD 167.2/224.2μmol/L。TC 8.22mmol/L，TG 4.05mmol/L。IgG 5.52g/L（7.23～16.6g/L），IgM 0.18g/L（0.4～2.3g/L）。PT/PA 11.1 秒 /110%，甲、乙、丙、戊等嗜肝病毒血清标志物及自身抗体均阴性，血清铁、铜蓝蛋白正常，肿瘤标志物正常。MRCP 检查未见异常。腹部 CT 平扫及增强提示胆囊体积小，壁略增厚，余未见明显异常。肝脏血管超声：门静脉、肝动脉未见明显异常。电子胃镜：慢性非萎缩性胃炎，胃底黏膜病变。

2. 2019 年 7 月 28 日　行肝穿刺肝组织病理检查，结果回报：急性淤胆性肝炎，炎症坏死程度相当于 G2～3，中度肝内淤胆，考虑急性药物性肝损伤伴胆管消失综合征。病理所见：中度肝细胞及毛细胆管性淤胆，散在点灶状坏死，可见融合灶状坏死及凋亡小体；肝窦内少量混合性炎细胞浸润，易见吞噬色素颗粒 Kupffer 细胞；汇管区扩大不显著，CK7/19 染色显示典型小叶间胆管数量减少，少量炎细胞浸润，可见吞噬色素颗粒的巨噬细胞，未见明确界面炎（图 24-1，图 24-2）。免疫组化：HBsAg（－），HBcAg（－），CD34（血管 +），mum-1（－），CD10（+），CD68（散 +），CK7 / CK19 示：典型小叶间胆管少见。特殊染色：铜染色（－），D-PAS（未见异常糖原沉积），铁染色（－）。

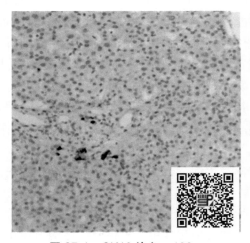
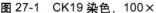
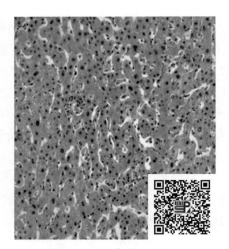

图 27-1　CK19 染色，100×　　　　图 27-2　HE 染色，200×

结合患者病理检查，明确诊断：药物性肝损伤，胆汁淤积型，急性，RUCAM 评分 7 分（很可能），伴胆管消失综合征。给予常规保肝、降酶、退黄治疗，8 月 7 日将激素减为 20mg/d 维持治疗，但患者肝功能总胆红素持续波动在 200μmol/L 左右，转氨酶轻度升高。

（二）入院诊治第二阶段——发热处理

2019 年 9 月 10 日　患者无明显诱因出现发热 38.4℃，无其他不适。化验：WBC 10.45×10⁹/L，N 0.63，Hb 114.00g/L，PLT 210.00×10⁹/L。CRP 7.82mg/L，PCT 0.460ng/ml，

甲流、乙流、副流感病毒抗原、IgM 抗体、核酸测定均阴性。肺 CT：左肺下叶小结节，建议随访观察。免疫球蛋白：IgM 0.1g/L，IgG 3.64g/L。考虑患者免疫功能受抑制，存在感染（但感染灶不明确，不除外胆系感染），9 月 11 日予头孢哌酮舒巴坦钠抗感染治疗，激素逐步减量，并输注人免疫球蛋白。患者体温呈下降趋势，峰值低于 38℃。9 月 19 日晨起患者体温再上升至 38.2℃，复查：WBC 11.93×10^9/L，N 0.786，Hb 115.00g/L，PLT 226.00×10^9/L。CRP 27.6mg/L，PCT 较前升高，为 0.75ng/ml。9 月 20 日予更换抗生素为阿米卡星联合替考拉宁抗感染治疗，体温峰值逐渐下降，波动在 38.2℃左右，9 月 24 日，复查血常规：WBC 13.67×10^9/L，N 0.732，Hb 87.00g/L，PLT 198.00×10^9/L。CRP 57.4mg/L，PCT 0.73ng/ml。发热后先后于 9 月 10 日、19 日、21 日、22 日 4 次行血培养结果回报均为阴性，9 月 22 日复查肺 CT 较前（9 月 11 日）无变化。复查流感病毒筛查仍为阴性，G 试验、GM 试验正常，口腔黏膜涂片未见真菌，结核金标抗体阴性，PPD 阴性，巨细胞病毒、EB 病毒 DNA 阴性，浅表淋巴结彩超筛查提示左侧颈部可见低回声淋巴结直径 10mm×5mm。经感染科会诊，建议停替考拉宁，改阿米卡星 + 左氧氟沙星抗感染治疗，经过治疗患者体温逐渐下降至正常。10 月 2 日停阿米卡星，10 月 5 日停左氧氟沙星。

（三）入院诊治第三阶段——肝功能好转

2019 年 10 月　患者入院后 TBIL 波动于 200 ～ 320μmol/L，凝血功能正常，2019 年 10 月 16 日予血浆置换 1 次，TBIL 下降至 168μmol/L。在患者知情同意的情况下加用非诺贝特改善胆汁淤积（0.2g，每日 1 次），11 月 7 日停用激素，患者出院，出院时 BILD/TILD 127.9/177.2μmol/L，ALT 43.2U/L，AST 116.5U/L，ALP 460U/L，GGT 354U/L，TC 13.28mmol/L，TG 2.17mmol/L，PT/PA 11.8 秒 /95.8%。出院带药：熊去氧胆酸 15mg/（kg·d），非诺贝特 0.2g/d，复方甘草酸苷片 9 片 / 日。

（四）最终诊断

药物性肝损伤，胆汁淤积型，急性，RUCAM 评分 7 分，伴胆管消失综合征。

（五）随访情况

患者出院后定期复查肝功能胆红素逐渐下降，2020 年 3 月 4 日停用非诺贝特。2020 年 5 月 6 日复查 BILD /TILD 9.2/24.8μmol/L，ALT 35.5U/L，AST 33.6U/L，ALP 255U/L，GGT 157U/L。TC 4.15mmol/L，TG 4.99mmol/L，PT/PA 12.6 秒 /85.7%。患者顺利复学。

【诊疗体会】

患者为青年男性，有明确的可疑肝损伤药物使用史，黄疸居高不下，入院前已于外院治疗 3 个月，胆红素仍无明显下降。入院后完善肝穿刺活检术，明确诊断急性药物性肝损伤伴胆管消失综合征。目前临床上对该类型肝损伤无特效的治疗手段。住院期间该患者出现不明原因的发热，同时伴免疫功能抑制、肝功能恶化等。经过反复排查分析，考虑细菌感染可能性大，给予及时调整抗生素治疗方案后，患者体温恢复正常。针对常规治疗效果不佳的高胆红素血症，予尝试加用非诺贝特调节胆汁酸代谢治疗，并结合血浆置换治疗，临床取得良好疗效。

【专家点评】

药物性肝损伤引起的胆管消失综合征（vanishing bile duct syndrome，VBDS）是一种罕见而严重的疾病，患者常具有碱性磷酸酶和 γ - 谷氨酰转移酶水平明显升高的典型胆汁淤积症表现，而转氨酶通常处于正常或轻度异常水平，常伴有血清胆固醇及胆汁酸升高。导致 VBDS 的药物包括抗感染药物、非甾体抗炎药、抗抑郁药等，这些可以导致胆汁淤积型或混合型药物性肝损伤的药物都可能引起 VBDS 的发生。

VBDS 的诊断是一种病理诊断，其特征是肝内胆管进行性破坏。通常是在发病至少 1 个月以后出现肝小叶内胆管缺乏（在至少 10 个门静脉区域中，有胆管的门静脉区域小于 50%）。药物性肝损伤导致的 VBDS，患者肝功能 ALP 和 GGT 水平通常在发病后持续升高 6 个月以上，但临床需要排除原发性硬化性胆管炎、原发性胆汁性胆管炎及移植物抗宿主病等情况。在药物引起肝损伤后，如 ALP 及 GGT 持续升高超过 12 个月，当肝活检提示小叶内胆管减少时，应考虑 VBDS 的诊断。

VBDS 的临床严重程度有较大差异。Desmet 根据临床特征及预后将 VBDS 分为两型：次要型（minor form）和主要型（major form）。①次要型 VBDS：无黄疸或黄疸消退，表现为肝脏生化异常的逐渐改善过程，或最终仅表现为以单纯 ALP、GGT 升高，预后相对较好。②主要型 VBDS：病变持续进展，预后与原发性胆汁性胆管炎（PBC）或原发性硬化性胆管炎（PSC）相类似，甚至可进展为胆汁性肝纤维化及肝硬化。大多数 VBDS 在发生严重淤胆型肝炎的几个月内，出现发热、皮疹、面部水肿、淋巴结肿大及嗜酸性粒细胞升高等变态反应特征，可能伴有瘙痒、乏力、高胆固醇血症等。

药物引起的 VBDS 尚无特效治疗方法，大多数是经验性对症治疗，目前尚无针对 VBDS 胆管消失后可诱导胆管再生的治疗方法。VBDS 治疗的目标是改善长期胆汁淤积引起的不良后果。针对瘙痒症状，可使用苯海拉明、抗组胺药、考来烯胺等治疗，但耐受性不佳，严重的瘙痒也是肝移植治疗的指征。针对高脂血症，他汀类药物效果不佳可采用血浆置换治疗。在 VBDS 恢复过程中，需注重避免其他肝损害药物的进一步损伤，适当补充维生素、矿物质及营养物质。目前研究认为 UDCA 治疗和免疫调节治疗都可使胆管消失的患者获益，但大多数患者对其反应不敏感。非诺贝特属于过氧化物酶体增殖物激活受体 α（PPAR-α）激动剂，可以调节胆汁酸的合成和转运，维持胆固醇、脂质和胆汁酸的稳态。研究表明，对于 UDCA 单药治疗不应答的慢性胆汁淤积性肝病患者，使用非诺贝特联合 UDCA 治疗可改善其胆汁淤积的生化表现。非诺贝特治疗药物性肝损伤引起的 VBDS 患者疗效方面的数据目前很有限。本病例中，非诺贝特联合熊去氧胆酸治疗改善了患者胆汁淤积的相关生化指标，但这只是个案，在临床没有更好的选择情况下可尝试使用，但需密切监测肝功能情况。

尽管采用一系列干预治疗，仍有部分 VBDS 患者可在 1～3 年逐渐进展至胆管完全消失，最终出现严重的胆汁淤积、失代偿期肝硬化或肝衰竭，乃至需要肝移植手术治疗。部分处于疾病早期的 VBDS 病例，经积极治疗病情可缓解，但仍有慢性肝损伤、瘙痒、肝功能异常的情况，如行肝组织活检则可见肝纤维化及胆管减少等病理表现。急性胆汁淤积性肝炎患者，肝活检胆管消失的程度能预测 VBDS 的不良结局。 VBDS 的长期预后不够明确，本病例虽生化指标好转，但仍需要长期随访，必要时行二次肝穿刺评估肝脏恢复或进展情况。

　　该患者经糖皮质激素治疗后未见明显疗效，治疗期间发生感染，经积极抗感染及逐步停用激素治疗后患者感染控制。对于糖皮质激素治疗 VBDS 的剂量及疗程，目前无明确认识，均为经验性治疗，激素治疗过程中存在风险，建议临床治疗过程中如不能获得满意疗效，应尽早停药。

（作者：解放军总医院第五医学中心肝病学部　韩　琳　梁庆升
点评专家：解放军总医院第五医学中心肝病学部　孙　颖　邹正升）

参 考 文 献

Bonkovsky HL, Kleiner DE, Gu J, et al. 2017. Clinical presentations and outcomes of bile duct loss caused by drugs and herbal and dietary supplements. Hepatology, 65(4):1267-1277.

Desmet VJ. 1997. Vanishing bile duct syndrome in drug induced liver disease. J Hepatol, 26. 1:31-35.

Ghonem NS, Assis DN, Boyer JL. 2015. Fibrates and cholestasis. Hepatology, 62(2):635-643.

LiverTox: 2012. Clinical and Research Information on Drug-Induced Liver Injury. Bethesda (MD):National Institute of Diabetes and Digestive and Kidney Diseases.

病例 28　美丽的"窗凌花"

关键词：肝大，胆管酶，窗凌花

【病例介绍】

路某，男，58 岁。主因"肝大伴肝功能异常 6 个月余"于 2017 年 2 月 17 日入院。

1. **现病史**　患者于 2016 年 8 月体检中发现肝大，检查肝功能 GGT 500⁺U/L，余不详，未给予治疗。此后每月复查肝功能 GGT 持续升高，于 2016 年 10 月上旬至当地某三甲医院行增强 CT 示：肝大。自诉化验排除乙型肝炎、丙型肝炎、自身免疫性肝炎等疾病。2017 年 1 月下旬当地查肝功能 ALT 99U/L，GGT 1300⁺U/L。于 2017 年 2 月 17 日以"肝功能异常原因待查"收入我科进一步诊治。

2. **既往史**　患者既往体健，无"伤寒、结核、猩红热"等传染病史，无"心、脑、肺、肾"等脏器慢性病史，无手术外伤史，无药物及食物过敏史。

3. **个人史**　无长期外地居住史，无疫水、疫源接触史，无放射物、毒物接触史，无有害粉尘吸入史，无饮酒史，无吸烟史，无冶游史。

4. **家族史**　家族中无遗传病及传染病史。

5. **查体**　体温 36.5℃，脉搏 75 次 / 分，呼吸 18 次 / 分，血压 120/75mmHg，身高 170cm，体重 66kg，BMI 22.83kg/m²，神志清楚，精神好，应答切题，定向力、记忆力、计算力正常。面色正常，皮肤、巩膜无黄染，肝掌阴性，颈部未见蜘蛛痣。全身浅表淋巴结未扪及肿大。心肺未见异常。腹部平，无压痛、反跳痛，肝右肋下 3cm，剑突下 5cm，质韧，无触痛，脾左肋下未触及，墨菲征阴性，肝上界位于右锁骨中线第 5 肋间，肝、脾、双肾区无叩痛，移动性浊音阴性，肠鸣音 5 次 / 分，不亢进。双下肢无水肿。扑翼样震颤阴性。

6. **入院诊断**　肝大原因待查。

【诊治经过】

（一）入院检查第一阶段——常规筛查

2017 年 2 月 20 日　入院检查：WBC 5.78×10⁹/L，RBC 5.48×10¹²/L，Hb 174.00g/L，PLT 140.00×10⁹/L，ALB 35g/L，ALT 59U/L，AST 62U/L，ALP 408U/L，GGT 1144U/L，TBIL 17.8μmol/L，TBA 13μmol/L，CHE 8427U/L，LDH 150U/L，CK 48U/L，TC 6.22mmol/L，TG 1.38mmol/L，肾功能、电解质、血糖正常，PTA 103.6%，铜蓝蛋白、血清铜正常，IgA、IgG、IgM 正常，转铁蛋白 2.1g/L，铁蛋白 195.90ng/ml，甲胎蛋白、癌胚抗原正常，甲状腺功能均正常，自身免疫抗体阴性。甲、乙、丙、戊型肝炎血清病毒学标志物均阴性。抗 EBV-IgM、抗 CMV-IgM 阴性。尿常规：尿蛋白阳性，RBC 1 ～ 2 个 /HP。腹部超声：肝大。腹部增强 MR（图 28-1）：弥漫性肝损害，动脉期肝内异常强化，考虑灌注异常，

胆囊炎，右肾小囊肿。

入院常规筛查基本除外病毒性、嗜肝病毒感染、自身免疫性、酒精性肝损害、肝血管性病变，因病因不清，建议患者行肝穿刺病理检查。

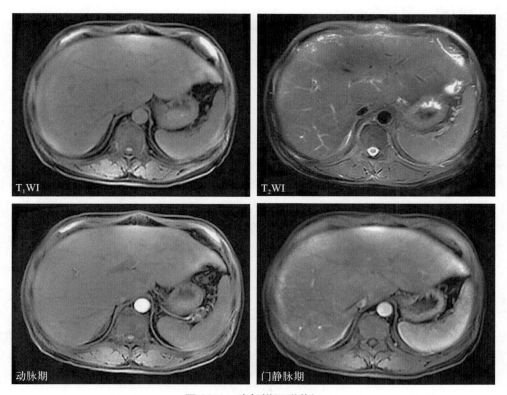

图 28-1　腹部增强磁共振

（二）入院检查第二阶段——病理检查

2017 年 2 月 28 日。为进一步明确诊断，行肝穿刺术，肝脏组织病理回报：淀粉样变性，肝组织窦周隙内大量粉红染细颗粒无结构物质（图 28-2），肝板受压萎缩变窄，少量肝细胞内色素颗粒沉着，肝窦内炎细胞浸润不明显；汇管区扩大，纤维组织增生，纤维间隔形成，

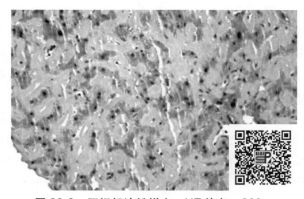

图 28-2　肝组织淀粉样变，HE 染色，200×

分叶核白细胞为主的炎细胞浸润，小叶间胆管增生，轻度界面炎。免疫组化：HBsAg（－），HBcAg（－），Hepa（＋），CD34（血管＋），mum-1（少数＋），CD3（少数＋），CD10（＋），CD20（少数＋），CD68（散＋），CK7/CK19 示：胆管阳性。特殊染色：铜染色（－），PAS（未见异常糖原沉积），铁染色（－）。

（三）最终诊断

肝淀粉样变性。

（四）随访情况

建议患者进一步治疗，患者拒绝并失访。

【诊疗体会】

临床上引起肝大的疾病有很多，包括各种肝炎、肝脏淤血性疾病、代谢性肝病、血液性疾病等，临床鉴别诊断较繁杂，要注意收集有效信息，选择精准检查，尽快提供诊断依据，否则容易绕弯路，延误诊疗。本病例结合患者情况，在常见肝脏疾病及影像学排除血管性疾病情况下，早期选择肝穿刺行肝脏病理检查得以快速明确诊断。该患者存在肝大、转氨酶异常、碱性磷酸酶明显升高、尿常规提示尿蛋白阳性，在临床工作中，发现类似病例特点时，要想到排查肝淀粉样变。

【专家点评】

淀粉样变性（amyloidosis）是一种全身系统受累的疾病，是由不同结构的蛋白质在不同组织的细胞外间质和血管壁沉积引起的病变，由 Virchow 和 Rokitansky C 在 1853 年首先报道。淀粉样变性按临床分型可分为 6 型：原发性、继发性、遗传性、老年性淀粉样变性和局灶性、β_2 微球蛋白淀粉样变性。其中常见的是原发性淀粉样变性即轻链淀粉样变性，通常为多系统病变，累及肝脏称为肝淀粉样变性。不同类型形成淀粉样蛋白的前体物质的过程不同，原发性淀粉样变性由骨髓浆细胞产生 λ、κ 轻链，形成前体蛋白；继发性淀粉样变性常继发于感染、肿瘤，由肝脏合成一种非免疫球蛋白，即血清淀粉样 A 物质，为前体蛋白；遗传性淀粉样变性是由于肝脏常染色体显性遗传点突变产生转甲状腺素蛋白受体蛋白，为前体蛋白；β_2 微球蛋白淀粉样变性存在于长期血液透析患者，由 β_2 微球蛋白沉积形成前体蛋白。了解该形成过程有助于治疗上针对性地清除前体蛋白。

淀粉样变性主要累及心、肝、肾、脾、胃肠、肌肉、神经及皮肤等全身组织器官。其特点是淀粉样物质，即特异性糖蛋白纤维在细胞外间质沉积，导致器官结构和功能改变。当这种淀粉样物质侵及肝脏，浸润于肝细胞之间或沉积于网状纤维支架时则称之为肝淀粉样变性。其临床表现为巨肝型、肝内胆汁淤积型和肝衰竭型等。临床表现多样，缺乏特异性，若临床出现肝硬化、肝大、蛋白尿、肝功能异常、胆管酶升高需高度警惕肝淀粉样变性可能。但部分肝脏疾病，如酒精性肝病、药物性肝损伤、寄生虫感染、肝糖原贮积症、肝脏血管病变等亦可出现上述临床表现，常缺乏特异性，故而组织病理检查的诊断地位显得尤为突出，是此病确诊的主要依据。肝组织病理刚果红染色阳性即可确诊。

肝脏淀粉样变性影像学颇具特征，一般表现为肝脏体积增大，磁共振 T_2WI 上肝实质信号均匀、质地细腻，与正常人肝脏 T_2WI 比较，肝内由细小静脉勾勒形成的类"纹理"结构减少，门静脉期及延迟期的肝脏某种程度上像北方秋冬季节水蒸气遇冷后凝集在玻璃上的"窗凌花"。

确诊淀粉样变性后，有一定的脏器评估流程，系统的脏器评估有助于预后评价。根据相关指标评估肾脏（测定肌酐及 24 小时尿蛋白）、神经系统（直立性低血压、根据症状行神经传导及胃排空检查）等脏器累及、心脏（行心电图、肌钙蛋白、BNP、超声心动图检查）、肝脏 / 胃肠道（行肝功能、肝脏影像学 / 内镜检查），然后通过骨髓穿刺、活检，血清、尿蛋白电泳和免疫固定电泳，免疫球蛋白定量，血清游离轻链评估有无单克隆丙种球蛋白，再进一步分为原发性淀粉样变性及其他种类。

本病目前尚无有效根治方法，主要治疗原则为控制淀粉样变性的病因，减少淀粉样蛋白前体的产生，抑制淀粉样纤维合成，减少其在组织中沉积，并促进其溶解。经典治疗方案是采用马法兰与泼尼松联合治疗方案（MP 方案）。某些烷化剂联合治疗，如长春新碱、卡氮芥、马法兰、环磷酰胺、泼尼松也被证实具有减少淀粉样物质沉积的作用，有条件者可考虑肝移植治疗。

肝淀粉样变性预后较差，国外报道，原发性肝淀粉样变性的中位生存期是 9 个月，但个别差异较大，主要取决于病因和主要受累脏器。本病目前虽无有效的特异性治疗方法，但早期诊断、早期干预，及时处理相关并发症，对患者的预后有一定的改善作用。

（作者：解放军总医院第五医学中心　余思邈　景　婧

点评专家：解放军总医院第五医学中心　王睿林）

参 考 文 献

姚光弼 . 2004. 临床肝脏病学 . 上海：上海科学技术出版社：750-757.

Bestard Matamoros O, Poveda Monje R, Ibernon Vilaró M, et al. 2008. Systemic AA amyloidosis induced by benign neoplasms. Nefrologia, 28: 93-98.

Gertz MA, Kyle RA. 1997, Hepatic amyloidosis: clinical appraisal in 77 patients. Hepatology,25(1): 118-121.

Park MA, Mueller PS, Kyle RA, et al. 2003. Primary(AL)hepatic amyloidosis: clinical features and natural history in 98 patients . Medicine(Baltimore), 82(5): 291-298.

Son RC, Chang JC, Choi JH. 2011. Primary hepatic amyloidosis: report of an unusual case presenting as a mass. Korean J Radiol, 12(3): 382-385.

病例 29　TIPSS 不能解决的"布加"

【病例介绍】

铃某，女，63 岁。因"发现肝大 3 个月，间断呕血 5 天"于 2019 年 8 月 7 日入院。

1. **现病史**　患者 2019 年 5 月体检发现肝大，自觉乏力，于当地医院行腹部 MRI 提示肝脏体积增大并有异常信号、下腔静脉肝内段及肝静脉明显纤细，不除外布加综合征，肝周少量腹水。化验：AST 64U/L，ALT 23U/L，ALP 981U/L，GGT 1207U/L，TBIL 15.3μmol/L，INR 1.25。为进一步诊疗，当地住院治疗，诊断：布加综合征。于 2019 年 5 月 27 日行 TIPS 术，术后予以"利伐沙班"抗凝及保肝、降酶治疗治疗。患者乏力逐渐加重，多次复查肝功能异常，白蛋白呈降低趋势，化验 24 小时尿蛋白 4370mg，多次予以补蛋白治疗。2019 年 8 月 2 日无明显诱因出现呕血数次，并排黑粪，予以禁食、水、止血、抑酸治疗，并停服利伐沙班。2019 年 8 月 5 日行胃镜检查提示门静脉高压性胃病，浅表性胃炎。复查化验：Hb 110g/L，AST 37U/L，ALT 13U/L，ALP 216U/L，GGT 86U/L，TBIL 68.2μmol/L，CRE 92mmol/L，INR 1.25，大便逐渐转黄。患者乏力明显，今日为进一步诊疗，就诊于我院门诊，门诊以"肝损害"收入我科。

2. **流行病学史**　否认肝炎患者密切接触，无输血及血制品应用史。病前 3 个月内无不洁饮食史。

3. **既往史**　否认结核等传染病史，否认"高血压"等病史，否认外伤史，否认药物、食物过敏史，预防接种史不详。

4. **个人史**　生于原籍，在原籍长大，无长期外地居住史，无疫水、疫源接触史，无放射物、毒物接触史，无有害粉尘吸入史，无饮酒史，无吸烟史，无冶游史。

5. **查体**　体温 36.8℃，脉搏 98 次 / 分，呼吸 19 次 / 分，血压 115/66mmHg，营养中等，自动体位，神志清楚，精神萎靡，面色晦暗，皮肤、巩膜重度黄染，未见瘀点、瘀斑，肝掌阴性，未见蜘蛛痣。全身浅表淋巴结未扪及肿大。心肺未见异常。腹部平，未见腹壁静脉曲张，全腹软，无压痛、反跳痛，肝右肋 5cm 可触及，剑突下 6cm 可触及，无触痛，墨菲征阴性，脾左肋下未触及，移动性浊音阴性，双下肢无水肿。扑翼样震颤阴性。

6. **初步诊断**　①肝功能异常；②布加综合征 TIPS 术后。

【诊治经过】

（一）第一阶段——病因初步分析

2019 年 8 月 8 日　入院检查：ALT 48U/L，BUN 9.45mmol/L，GGT 182U/L，CRE 113μmol/L，ALB 32g/L，CHE 2328U/L，ALP 385U/L，TBIL/DBIL 76.1/59.9μmol/L，PA 51.4%，INR 1.35，

NH₃ 45.9μmol/L，CK-MB 4.28ng/ml，肌红蛋白 71.03ng/ml，高敏肌钙蛋白 T 0.053ng/ml，脑钠肽前体 3949pg/ml，血清铜、铜蓝蛋白正常，甲、乙、丙、戊型肝炎病毒标志物均为阴性，CMV-DNA ＜ 100U/ml，EBV-DNA ＜ 100U/ml。尿常规：蛋白质（+），余正常。腹部超声提示 TIPS 术后，肝实质弥漫性损害、脾稍大、腹水、胆囊继发改变、胆囊内胆汁淤积，双肾实质回声稍增强（建议结合肾功能）。肝脏血管超声提示 TIPS 术后，血流通畅。心脏超声提示室间隔及左心室后壁增厚，二尖瓣少量反流，左心室舒张功能减低，心包积液（少至中量，建议复查）。肺 CT 提示右肺上叶钙化灶，双侧胸腔积液，伴双肺局限性不张，心包积液。予以多烯磷脂酰胆碱、苦黄注射液、呋塞米注射液及螺内酯片口服，并予以放腹水治疗。

患者肝大，结合外院腹部 MRI 提示下腔静脉肝内段及肝静脉明显纤细，初步诊断为布加综合征，但行 TIPS 术后病情未见好转，考虑可能为支架狭窄及可能合并有利伐沙班等药导致的肝损伤。肾损伤不排除与造影剂有关。

（二）第二阶段——病因再分析

2019 年 8 月 12 日　复查肝功能：AST 65U/L，GGT 223U/L，TBIL/DBIL 91.6/73.7μmol/L，ALP 756U/L，ALT 14U/L，ALB 25g/L，CHE 1805U/L，CRE 116μmol/L，BUN 12.0mmol/L，INR 1.29，NH₃ 149.1μmol/L。腹部 CT 示：肝大，肝左中右静脉显示不清，脂肪肝，肝硬化，少量腹水，TIPS 术后改变，肝实质不均匀强化，考虑异常灌注，胆囊结石，胆汁淤积，双侧胸腔积液，心包积液。

患者目前病情特点以肝大、肾脏受损、多浆膜腔积液、ALP 持续升高为特点，且在外院诊断布加综合征后行 TIPS 术病情无好转。结合患者以上特点，考虑肝淀粉样变不能排除，行经静脉肝组织活检，中日友好医院肝组织病理检查回报证实为肝淀粉样变。

（三）最终诊断

①肝淀粉样变；②布加综合征 TIPS 术后。

（四）随访情况

患者出院后肝功能进行性恶化，8 月 23 日复查：TBIL 329.1μmol/L，GGT 176U/L，ALP 564U/L，CRE 216μmol/L，BUN 21.6mmol/L，最终于当地医院死亡。

【诊疗体会】

该患者以肝大、肝功能异常初次就诊，腹部磁共振提示下腔静脉肝内段及肝静脉明显纤细，遂考虑布加综合征，忽视了进一步查找肝大的其他原因，同时也忽视了发病时 ALP、GGT 显著增高问题，而 ALP、GGT 在布加综合征中较少出现显著增高情况，从而误诊行 TIPS 治疗，对病情无改善。入院后注意到患者存在肾功能损伤、心包积液及生化学表现特点，继而从肝大入手，仔细分析，进一步行病理检查而明确诊断。

【专家点评】

肝大的常见原因较多，针对这例患者应该考虑进行排查的因素包括：①心源性因素，导致肝脏淤血肿大。患者既往否认心脏病史，查体心脏各瓣膜未闻及明显杂音，心脏超声未及明显结构性改变，暂可除外。②布加综合征。患者外院考虑布加综合征，但该病很少有 ALP 显著增高，且患者行 TIPS 术后治疗无效。③铜、铁等物质沉积。患者入院后化验血清铜基本正常，腹部 CT 未见铁沉积影像学表现，暂不考虑。④肝淀粉样变。此病少见，是一种全身系统受累的疾病，确诊依赖病理，可惜的是在行 TIPS 过程中没有进行肝穿刺明确诊断。

肝淀粉样变是由多种原因诱导的以特异性糖蛋白纤维即淀粉样物质在血管壁及器官、组织细胞外沉积为特征的一种进行性、预后不良性疾病。淀粉样物质可沉积于局部或全身，主要累及心、肝、肾、脾、胃肠、肌肉及皮肤等组织，从而导致器官功能障碍，临床上可表现为巨肝型、肝内胆汁淤积型和肝衰竭型等，累及肾脏时主要表现为肾病综合征。肝淀粉样变分为继发性和原发性淀粉样变。继发性淀粉样变又称淀粉样 A 蛋白型（AA 型），其主要病因为结缔组织病、肿瘤或结核等慢性感染。原发性淀粉样变即淀粉样轻链型（AL型），病因不明，包括免疫因素在内的各种刺激引起浆细胞增生，以及浆细胞的恶性肿瘤是重要的发病基础，分子遗传学研究证明，部分病例与异常的体细胞高突变有关。AL 型淀粉样变常见临床表现为疲乏和体重下降，主要累及肝、脾和肾。肝是淀粉样变常累及的部位，肝大常与肝酶异常不成比例。由于患者肝大，患者可表现为腹胀和腹水，可有蛋白尿、碱性磷酸酶增高等。国外报道 ALP、GGT 升高达 94.7%。尤其是碱性磷酸酶进行性升高代表肝有侵犯。肝淀粉样变的诊断依赖于组织中淀粉样物质沉积的组织学证据。组织学表现为刚果红染色后偏光镜下观察可见特异的双折射绿光。

此病预后欠佳，报道中位生存期为 9 个月。因出现黄疸或胆红素水平大于 5mg/dl，ALP 大于正常值的 4 倍，血小板计数大于 500×10^9/L，为预后不良的预测因素。所以一旦确诊肝淀粉样变，血清碱性磷酸酶和胆红素的水平具有重要的预后判断意义。另外，回顾本病例，其早期诊断为布加综合征可能是由于淀粉样物质的沉积，导致肝细胞对血管的挤压作用及损伤，造成影像学表现为肝静脉和下腔静脉纤细，从而诊断为布加综合征，从理论上分析布加综合征可能存在，但不是该疾病的本质特征，可能只是其并发症表现。

（作者：解放军总医院第五医学中心　宁　鹏

点评专家：解放军总医院第五医学中心　苏海滨）

参 考 文 献

胡玉琳，潘煜，辛桂杰，等 . 2010. 4 例肝淀粉样变性的临床特点和分析 . 临床肝胆病杂志，26(1): 65-66.

Bestard Matamoros O, Poveda Monje R, IbernonVilaró M, et al. 2008. Systemic AA amyloidosis induced by benign neoplasms. Nefrologia, 28: 93-98.

Ebert EC, Nagar M. 2008. Gastrointestinal manifestations of amyloidosis. Am J Gastroenterol, 103: 776-787.

Gillmore JD, Lovat LB, Hawkins PN. 1999. Amyloidosis and the liver. J Hepatol, 1: 17-33.

Ikeda S. 2008. Diagnosis and treatment in systemic amyloidosis. Rinsho Byori, 56: 121-129.

病例 30　肝大的探秘之旅

关键词：肝脾大，肝功能异常，腹胀

【病例介绍】

周某，男，54 岁。主因"肝功能异常 3 个月余，间断腹胀、乏力 3 个月余"于 2019 年 7 月 10 日入院。

1. **现病史**　患者于 4 个月前因胃溃疡开始服用抑酸药物，治疗期间无明显不适症状，但检测肝功能异常：GGT 525U/L，ALP 346U/L，ALT 41U/L，AST 51U/L，胆红素正常。乙、丙肝阴性，自身抗体阴性。肺部 CT 提示右肺下叶少许条索影。头颅 CT 提示未见异常。腹部 CT 提示肝左叶囊肿，右肾术后改变。MRCP 检查提示肝内胆管、胰管显示不清，肝外胆管未见扩张，考虑胆囊炎、胰腺炎、腹水、肝脏增大、肝内多发囊肿。给予保肝治疗半个月，GGT 未降低，后停用保肝药物，建议动态监测。3 个月前复查：GGT 527U/L，ALP 332U/L，ALT 50U/L，AST 56U/L，胆红素、白蛋白等指标均正常，WBC 13.2×10⁹/L，Hb 102g/L，PLT 407×10⁹/L，NEUT 80.1%。患者自觉上腹部不适，伴反酸、腹胀、乏力，就诊于北京某三甲医院，完善腹部超声提示肝大、门静脉增宽、脾大、胆囊壁增厚。腹部磁共振提示肝脏体积增大，肝动脉异常强化，脂肪肝，肝内多发肿瘤，胰腺周围多发实性结节，不除外转移瘤，胆囊结石，左肾多发囊肿，脾大，腹水，腹膜多发淋巴结。肝血管超声提示下腔静脉管腔显示清楚，肝静脉走行尚平直。颈部超声提示双侧颈部多发异常肿大淋巴结。超声心动图提示左心房增大。PET-CT 未见明确肿瘤病灶。给予保肝、利尿等综合治疗，并先后给予头孢唑肟、头孢哌酮钠舒巴坦钠抗感染治疗。治疗期间患者无明显诱因出现背部血肿，随后就诊于北京另一三甲医院血液科，化验：PTA 75%，纤维蛋白原 1.4g/L，D- 二聚体 7.2mg/L，自身免疫指标阴性，免疫固定电泳（IgA+IgG+IgM）阴性。全基因检测未见明确治病基因突变。继续给予综合治疗，背部血肿逐渐吸收，未再出现其他出血表现。患者自觉乏力、食欲缺乏等症状改善不明显，出现上腹部胀痛，为进一步诊治就诊于我院。

2. **流行病学史**　既往因肾切除术曾输血治疗，无"肝炎"患者密切接触史，无不洁饮食史。

3. **既往史**　高血压 3 年，血压最高 140/95mmHg，未用药，通过调整生活方式控制血压，血压控制可。糖尿病史 10 年余，应用胰岛素控制血糖。3 年前诊断肾癌，行右肾切除术。术后定期复查无复发。10 年前左侧髋骨骨折，行手术治疗后目前活动可。

4. **个人史**　吸烟 30 余年，平均每日 20 支，戒烟 3 个月；饮酒 30 年，主要饮白酒，平均每次 6 两，2～3 次 / 周，戒酒 3 年。

5. **婚育史**　已婚，育 1 女，体健。

6 家族史　否认肝病家族史。

7. 查体　体温 36.7℃，血压 108/69mmHg，脉搏 92 次 / 分，呼吸 20 次 / 分，神志清，精神可，皮肤、巩膜轻度黄染，慢性病面容，肝掌、蜘蛛痣阳性。心肺听诊未闻及异常。腹软，上腹有压痛及反跳痛，无肌紧张，肝脏剑突下 10cm，肋下 3cm，质软无触痛，脾肋下未触及。Murphy 征阴性，腹水征阳性，腹水少至中量，双下肢无水肿，神经系统未见异常。

8. 初步诊断　肝功能异常原因待查。

【诊治经过】

（一）入院诊治第一阶段——完善检查，逐一排查

2019 年 7 月 14 日　入院后实验室检查：WBC 10.07×10^9/L，Hb 109g/L，PLT 418×10^9/L，NEUT 70.8%，LYM 20.1%。RETIC（网织红细胞计数）141.3×10^9/L（2.95%）。CRP 8.1mg/L。ALT 27.8U/L，AST 62.4U/L，TBIL 76.2μmol/L，DBIL 61.8μmol/L，ALB 27.2g/L，GGT 259.4U/L，ALP 631U/L，TBA 54.9μmol/L，CHE 2606U/L，Cr 55μmol/L，AMY 82.2U/L。BLA 75μg/dl。血脂 TG 1.1mmol/L，CHOL 4.4mmol/L，HDL 0.41mmol/L，LDL 2.69mmol/L，二便常规未见异常。PTA 66%。ANA 1：100，APCA 1：100，M2 ＜ 25RU/ml，sp100、gp210 阴性，IgG 20.8g/L，IgG4 正常。铜蓝蛋白 0.64 g/L（轻度升高），甲状腺功能正常。病毒学检查：甲、戊、丙肝抗体阴性，HBsAb、HBcAb 阳性，HBV-DNA 未检测到，EBV、CMV 阴性。AFP、CEA 正常，CA125 83.67U/ml，CA19-9 48.71U/ml。心电图提示窦性心律，正常心电图。B 超提示腹膜后低回声结节 - 性质待定，弥漫肝病表现，脾大，肝囊肿多发，胆囊壁毛糙，右肾切除术后，左肾囊肿，腹水少量。超声心动图提示左心室舒张功能减低，心包积液微量。颈部超声提示双侧颈部及腋窝淋巴结可见。腹部 CT 提示肝脏增大，肝脏炎性改变，胆囊壁水肿，肝硬化不除外，脾大，食管下段静脉轻度曲张，少量腹水，左肾囊肿，肝囊肿，肝门部及腹膜后多发增大淋巴结。MRCP+ 单脏器薄层扫描提示肝门部胆管显影不佳，未见明确梗阻征象，胆囊壁水肿。立位腹部 X 线片提示不全肠梗阻可能。

（二）入院诊治第二阶段——病理揭密

2019 年 7 月 18 日　通过反复多次检查，患者主要表现为肝大明显，伴随肝功能异常，尤其是胆红素、GGT、ALP、TBA 逐渐升高，排除了病毒性肝炎、自身免疫性肝病、淤血性肝病、梗阻性黄疸、实体恶性肿瘤、血管性疾病；为明确诊断，与患者及其家属充分沟通并同意后，在患者胆红素显著升高的情况下，选择出血风险较小的经颈静脉肝穿刺活检，结果提示：切片内大部肝实质窦周间隙大量刚果红染色阳性物质，肝细胞已大部萎缩消失，共见 8 个汇管区，间质轻度单个核细胞浸润，免疫组化：HBsAg（－）、HBcAg（－）、CK7（胆管 +），mum-1（浆细胞 +）λ 轻链（+）。诊断：肝淀粉样变。骨髓穿刺细胞学：反应性浆细胞增多。

（三）最终诊断

肝淀粉样变。

（四）随访情况

患者转至外院进一步治疗。

【诊疗体会】

本例患者以消化道症状表现为首发症状，最初按照胃溃疡治疗，在治疗初期发现 GGT、ALP 升高，肝脏增大，经过抑酸保肝治疗后，GGT 未见下降，患者仍反复有上腹部不适，伴随反酸、腹胀、乏力症状，GGT、ALP 往往提示胆汁淤积性肝病，在排除了常见的可能引起胆汁淤积表现的病毒性肝炎、自身免疫性肝病、胆管梗阻等病因后，完善 PET-CT、全基因检测均未发现异常。在查找病因的过程中，患者的肝功能逐渐恶化，胆红素、GGT、ALP、TBA 逐渐升高，并且出现背部血肿、腹水等，经给予患者保肝、抗感染、利尿、退黄等内科综合治疗后，虽然患者血肿消退，但患者肝功能仍持续恶化，乏力、食欲缺乏等临床症状未改善，说明常规保肝退黄治疗无效，进一步完善骨髓穿刺和肝脏病理活检后，证实了患者为淀粉样变，累及肝脏、胃肠道、皮下软组织。此外，患者出现背部血肿，考虑与淀粉样变累及软组织伴凝血功能异常，对于该患者，背部血肿活检也是一种诊断方法。

【专家点评】

原发性轻链型淀粉样变是一种克隆性、非增殖性浆细胞疾病，由具有反向 β 折叠结构的单克隆免疫球蛋白轻链沉积在组织、器官内，这些淀粉样变纤维一方面沉积在组织器官造成相应的结构异常，另一方面通过其特有的细胞毒性作用，最终导致相应的器官功能障碍。原发性轻链型淀粉样变的年发病率为 3/1 000 000 ～ 5/1 000 000，男性发病率稍高于女性。亚洲人群中尚缺乏大样本流行病学数据，大多数据来自病例报道，本院 2009—2019 年，仅收治了 12 例明确诊断的淀粉样变性患者，该病被纳入我国 2019 年版罕见病指南。

当淀粉样物质侵及肝脏，浸润于肝细胞之间或网状纤维支架时则称之为肝淀粉样变性。以腹胀、食欲缺乏、乏力、消化不良为主要表现，肝脏增大明显，部分伴有黄疸、脾大、腹水体征。实验室检查以 GGT 和 ALP 异常升高为主，ALT 和 AST 可正常或仅轻度升高，病情恶化时往往伴有胆红素进行性升高、凝血功能障碍；另外，淀粉样变往往累及 2 个或 2 个以上器官损害，肝淀粉样变可伴随出现心脏、神经系统、肾脏、消化系统、血液系统等多个脏器系统损伤的症状，临床极易误诊。早期诊断往往需要临床医师丰富的临床经验及灵敏的洞察力。

淀粉样变的诊断除需要常规排查所累及器官的常见疾病外，首先需要单克隆免疫球蛋白的鉴定，应该联合血/尿蛋白电泳、免疫固定电泳和血清游离轻链的检测来鉴定是否存在单克隆免疫球蛋白。其次是脏器功能评价和累及器官的组织活检，组织活检发现刚果红染色阳性的无定形物质沉积是诊断淀粉样变的金标准。但对于肝淀粉样变患者，由于血浆中淀粉样物质与凝血 X 因子特异结合引起凝血功能障碍，并且肝脏淀粉样物质沉积后导致肝脏变脆，经皮肝穿刺活检诱发肝脏破裂出血的风险增加，因此要尽量避免经皮肝穿刺活检。对于受累器官不适合活检的患者，腹壁脂肪、舌体、牙龈、唇腺和骨髓活检也是一种诊断选择。多个部位的微创活检可以提高诊断阳性率。但是活检阴性不能除外淀粉样变的诊断。

最后需要进行致淀粉样变沉积物的鉴定，由于致淀粉样变蛋白种类繁多，同一器官不同致淀粉样变蛋白的沉积可有相似的临床表现和体征，但治疗手段和预后截然不同。可以采用免疫组化、免疫荧光、突变基因检测、免疫电镜和质谱蛋白质组学方法鉴定致淀粉样变蛋白的类型。

目前原发性轻链型淀粉样变的治疗主要靶向于克隆浆细胞，降低血清单克隆轻链水平，并最终通过人体的自我清除机制获得器官缓解。目前的治疗手段包括外周血自体造血干细胞移植、基于硼替佐米或美法仑的化疗、基于免疫调节剂的化疗（沙利度胺或来那度胺联合地塞米松，或联合环磷酰胺和地塞米松），还有一些仍处于临床试验阶段的新型药物（抗CD38 单抗、抗 SAP 单抗等）。目前淀粉样变的整体预后较差，生存期较短，早期诊断，早期治疗尤为重要。

淀粉样变性诊断困难，因为没有单一的影像、血液或尿液检查可以诊断该疾病，其临床症状往往与累及器官的原发性疾病相似。本例患者辗转多家医院，经过多次反复检查，历经 4 个月，才最终明确诊断。这就提示我们，当临床遇到 GGT、ALP 升高伴肝大患者时，都应怀疑淀粉样变性的可能，并留意肝外器官表现，不能只重注于原发于肝脏疾病的排查，避免盲人摸象，需要考虑全身性疾病的筛查，做到及早识别、及早诊断并接受治疗，减少患者经济与心理负担，同时有望改善预后。

（作者：首都医科大学附属北京佑安医院　孔　明
点评专家：首都医科大学附属北京佑安医院　陈　煜）

参 考 文 献

高文，钟蕊，赵曼，等 . 2020. 淀粉样变性患者临床特征分析 . 中华胃肠内镜电子杂志，7(3): 126-129.

国家卫生健康委员会，罕见病诊疗与保障专家委员会 . 2019. 罕见病诊疗指南 (2019 年版). 人民卫生出版社 : 613-618.

刘松涛，于红卫，朱跃科，等 . 2016. 原发性肝脏淀粉样变性 7 例报道及文献复习 . 北京医学，38(9): 873-876.

Gertz Morie A. 2020. Immunoglobulin light chain amyloidosis: 2020 update on diagnosis, prognosis, and treatment. Am J Hematol, 95: 848-860.

第三章

门静脉高压性肝病

病例31　特别的门静脉高压给特别的你

关键词：门静脉高压，肝功能正常，病理

【病例介绍】

李某，女，31岁。因"肝功能异常2年余"于2020年9月8日入院。

1. **现病史**　患者缘于2018年因调养身体口服中药（不详）2周后出现乏力，就诊当地医院，化验发现肝功能明显异常，转氨酶在800$^+$U/L（具体不详），肝脏超声未见明显异常，肝功能异常原因考虑药物性肝损害可能性大。给予对症、保肝、降酶（甘草类保肝药及双环醇降酶药）治疗后，肝功能完全恢复正常。随后间断复查肝功能ALT波动在正常至60U/L之间，其余项目基本正常，肝脏超声提示有肝实质弥漫性损伤。2020年8月份患者出现腹胀，超声提示肝硬化、腹水。诊断"肝硬化"，给予对症口服利尿药治疗，腹胀缓解，为求进一步诊疗来我院就诊，门诊以"肝硬化合并腹水"收入我科。近期体重无明显变化，大小便正常。

2. **流行病学史**　患者从事美容工作8年，接触有气味的化学化妆品。既往有染发及文眉史，平均每年1～2次染发，近3年前有文眉。无"肝炎"患者密切接触史，无输血及血制品应用史。无不洁饮食史。

3. **既往史**　否认结核、伤寒等传染病史，否认"高血压、糖尿病、心脑血管疾病"等病史，否认外伤史，患者2011年及2014年分别行剖宫产术，术后留有陈旧性纵行手术瘢痕，否认其他手术史，否认药物、食物过敏史，按常规预防接种。

4. **个人史**　生于原籍，在原籍长大，无长期外地居住史，无疫水、疫源接触史，无饮酒史，无吸烟史，无冶游史。

5. **婚育史，月经史**　适龄结婚，配偶健康状况良好，夫妻关系和睦，孕2产2子，均体健，无流产史。初潮年龄15岁，月经规律正常。

6. **家族史**　父母亲均体健，家族中无传染病及肝硬化遗传病史。

7. **查体**　生命体征平稳，BMI 21.33kg/m^2，神志清楚，精神好，面色正常，皮肤、巩膜无黄染，未见瘀点、瘀斑，肝掌及蜘蛛痣阴性。全身浅表淋巴结未扪及肿大。心肺未见

异常。腹部平，未见腹壁静脉曲张，全腹软，无压痛、反跳痛，肝右肋下未触及，剑突下未触及，墨菲征阴性，脾左肋下 3cm 可触及，质软，无触痛，肝上界位于右锁骨中线第 5 肋间，肝、脾、双肾区无叩痛，移动性浊音阴性，双下肢无水肿。

8.初步诊断　肝硬化原因待查：药物性肝损害？

【诊治经过】

（一）入院诊治第一阶段——除外常见肝硬化病因

2020 年 9 月 11 日　入院后完善相关化验及检查：WBC 3.63×10^9/L，中性粒细胞百分比 71.70%，Hb 117.00g/L，PLT 68.00×10^9/L，网织红细胞绝对值 0.041×10^{12}/L，网织红细胞百分比 1.06%。Ⅳ型胶原 77μg/L，Ⅲ型前胶原 N 端肽 8μg/L，透明质酸 52μg/L，层粘连蛋白 70μg/L。ALB 48g/L，GLO 22g/L，ALT 20U/L，AST 22U/L，ALP 64U/L，GGT 23U/L，TBIL 12.7μmol/L，DBIL 3.4μmol/L，CHE 5535U/L。IgG 10.39g/L、γ -GLO16.7%，IgM 2.4g/L，IgA 1.8g/L，IgE 5U/ml。活动度 84.9%、INR 1.06，肾功能、电解质、血糖、血脂完全正常。相关铜代谢及铁代谢及贫血三项基本正常，甲状腺功能五项正常，抗甲状腺抗体均阴性，自身抗体 14 项（线粒体 M2 抗体、抗线粒体抗体、抗核抗体、抗肝 / 肾微粒体抗体、抗平滑肌抗体等）、抗核抗体谱 12 项（抗 dsDNA 抗体阴性、SS-A 阴性、RO-52 阴性、抗核小体抗体等）及抗中性粒细胞胞质抗体均阴性。甲、乙、丙、戊肝血清学标志物均阴性。EB、CMV-DNA 阴性。外周血红细胞形态学大致正常。肝脏硬度值 11.6kPa。腹部超声：肝硬化、脾大、腹水（少量），肝多发不均质低回声区、门静脉高压、侧支循环开放、脾静脉扩张。腹部增强 MR：肝硬化，脾大，少量腹水，食管旁及胃冠状静脉曲张，门静脉右前支栓子可能，门静脉右支海绵样变。骨髓结果回报：骨髓增生活跃，粒、红、巨核系各阶段比例大致正常，未见异常细胞及原始细胞等。肺 CT 及心电图完全正常。

结合上述化验及检查，明确除外嗜肝病毒及非嗜肝病毒感染的相关肝炎肝硬化；除外自身免疫性肝病（AIH 及 PBC）；除外铜、铁相关遗传代谢性疾病（肝豆状核变性、血色病等）；除外血液系统疾病（白血病、淋巴瘤、骨髓瘤等）；无饮酒史及脂肪肝，除外酒精性肝病及脂肪肝；明确除外肝占位性病变。根据病史（患者从事美容工作 8 年，有接触有气味的化学化妆品），既往曾有应用中药后出现肝损伤表现，影像学提示存在门静脉高压表现（脾功能亢进、腹水、侧支循环开放），考虑为慢性进展性疾病，不存在急性发病特点。综上，首先考虑慢性药物性肝损伤逐步发展为肝硬化，其次考虑特发性门静脉高压可能，第三是不排除特殊遗传相关性疾病。拟行肝穿刺及基因检测。治疗上考虑患者此次肝功能正常，无炎症反应及淤胆现象，血小板及白细胞低考虑与脾功能亢进相关，暂无特殊处置方案。

（二）入院诊治第二阶段——肝穿刺活检及基因学检测

2020 年 10 月 8 日　患者病情稳定，无特殊变化，已出院，等待病理及基因检测结果。肝穿刺病理结果回报（图 31-1）：肝脏血管病变，考虑特发性门静脉高压或非硬化性门静脉高压。免疫组化结果：HBsAg（－），HBcAg（－），CK7 / 19（胆管 +），mum-1（－），

CD34（血管 +），CD68（散 +），CD10（+）。特殊染色：D-PAS（−），铜染色（−），铁染色（−）。穿刺肝组织未见明确假小叶结构。肝细胞区域性水样变性，局部区域肝窦扩张，肝板萎缩，点灶状坏死不著；肝窦内少量炎细胞浸润；汇管区略扩大，部分汇管区内小叶间静脉扩张、纤曲，可见分支形成，少量炎细胞浸润，未见明确界面炎。基因检测回报未见特殊明确临床意义的突变位点。

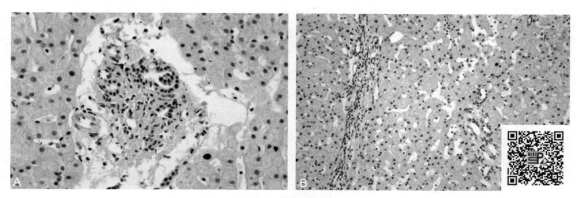

图 31-1　患者病理图片
HE 染色，A.400×；B.100×

（三）最终诊断

①特发性门静脉高压；②药物性肝损伤。

（四）随访情况

患者定期（3 个月）随诊，肝功能始终正常，血常规白细胞及血小板基本同前无变化，肝脏影像学无进展性变化。嘱患者行胃镜检查。

【诊疗体会】

特发性门静脉高压（idiopathic portal hypertension，IPH）是以门静脉高压为主要表现，但多无肝硬化及肝功能基本正常，不伴肝静脉或门静脉梗阻为特点的肝血管病变。临床多以血小板减少、出血、腹水及脾大就诊，影像学表现不典型，无明确的诊断金标准，在肝病内科临床医师固定的"肝炎—肝硬化—门静脉高压—脾大、出血、腹水"思维下极容易误诊为普通肝炎肝硬化，从而为正确诊疗增加曲折及困扰。

【专家点评】

IPH 是一种以门静脉高压为主要表现但肝功能基本正常，且不伴肝静脉或门静脉梗阻的一类肝脏血管性疾病。IPH 的临床表现主要是门静脉高压的症状和体征，脾大（伴或不伴脾亢）和食管静脉曲张。IPH 内镜表现以食管静脉曲张最为多见，占 80%～90%，其中食管大静脉曲张更常见，门静脉高压性胃病少见，门静脉高压的侧支形成中肛门直肠静脉曲张多见。IPH 患者的另一特点是肝功能正常或轻度的异常，黄疸、凝血功能受累、肝肺综合征、肝性脑病较少见。腹水占 10%～34%，一般为少量或一过性，积极治疗后可消退。门静脉血栓形成相对高发，最高可达 75%。有少数患者处于临床前期，尚未出现门静脉高压的表现，仅在肝脏组织病理检查时发现有门静脉血管异常。该患者有典型的脾大、脾功能亢进及静脉曲张的门静脉高压表现，白细胞及血小板低于正常值，但肝功能正常，腹部 MRI 提示有食管旁及胃冠状静脉曲张。肝组织病理未见肝硬化表现，符合 IPH 临床特征。

IPH 目前尚无明确实验室、影像学检查诊断的金标准，需要排除性诊断。临床上与普通肝硬化难鉴别，肝脏组织病理检查尤为重要。目前多采用日本 IPH 诊断标准：不明原因的脾大、贫血、不伴有肝硬化的门静脉高压，并除外血液系统疾病、肝胆系统的寄生虫感染及肝门静脉闭塞。补充点：①肝功能正常或接近正常；②内镜或放射检查提示食管静脉曲张；③至少一种血液成分的下降；④肝脏影像学检查未见肝硬化；⑤门静脉通畅，肝静脉楔压（wedged hepatic vein pressure，WHVP）正常或轻度升高；⑥肝脏表面符合非硬化的表现；⑦肝脏组织学检查未提示肝硬化；⑧肝外门静脉通畅，并伴有侧支循环形成；⑨门静脉压力升高；以上的附加标准不需要全部满足。2015 年欧洲肝脏研究协会提出 IPH 的诊断标准：①门静脉高压的临床症状（以下任何一个）：脾大 / 脾功能亢进、食管静脉曲张、非肿瘤性腹水、肝静脉压力梯度轻度升高、门体侧支循环形成；②肝组织活检除外硬化；③除外可能导致肝硬化或非硬化性门静脉高压的慢性肝病；④除外可能导致非硬化性门静脉高压的疾病：遗传性肝纤维化、结节病、血吸虫病；⑤多普勒超声或 CT 证实门静脉及肝静脉通畅。亚太肝脏研究协会（APASL）IPH 诊断标准：①中度至重度的脾大；②门静脉高压表现，静脉曲张和（或）侧支形成；③多普勒超声提示脾 - 门脉轴及肝静脉血流通畅；④肝功能正常或接近正常；⑤ HVPG 正常或接近正常；⑥肝活组织检查无肝硬化或肝实质受损证据。其他特征包括：无慢性肝病表现；静脉曲张出血后可有一过性腹水，无肝功能失代偿表现；除外 HBV、HCV 感染；无已知病因的肝脏疾病；超声或其他影像学提示门静脉扩张或增粗，外周门静脉截断征，门静脉周围高回声区。

IPH 的病因及发病机制尚未清楚，可以确定的是与肝内血管病变的发展有关，可能与免疫紊乱、慢性感染、毒物或药物损伤、微血栓形成、基因异常等因素相关。主要的致病学说有：①中毒学说，如长期接触某些化学物质。②感染学说，慢性或反复腹腔内感染引起的门静脉炎症。③血栓学说，IPH 发病初期，肝内的小门静脉分支内可能存在临床无法检测的微小血栓，并最终导致门静脉周围纤维化。④自身免疫学说，部分自身免疫性疾病与 IPH 密切相关。⑤遗传学说，尤其是易栓症的遗传基因突变。该患者在 2018 年明确服用中药后发病，伴随肝功能明显的异常，此后肝功能轻度波动，且该患者有门静脉栓子的形成及门静脉海绵样变，所以高度怀疑 IPH 的形成与药物及栓子密切相关。本例患者因第一次发病与药物可能相关，故我们在诊断中给予了药物性肝损害的诊断，根据目前的诊断标准，可能不太合适，目的在于探讨 IPH 的病因及发展过程。

IPH 的治疗主要是防治门静脉高压引发的并发症。首先是静脉曲张破裂出血的防治：尽早应用血管活性药物，如生长抑素、奥曲肽、特利升压素等。内镜下硬化治疗和套扎术能有效治疗急性出血（有效率 80% ～ 95%），内镜下治疗与血管活性药物联用能显著减少再出血风险。脾切除：脾切除加断流可以有效减轻门静脉高压及减少出食管胃底静脉曲张破裂出血风险。颈静脉门体分流术或远端脾肾分流：能有效快速降低门静脉压力，且门体分流性脑病并发症罕见,远期预后优于断流术。抗凝:IPH的发病机制可能与凝血异常有关,并且门静脉血栓形成的IPH患者预后不良,因此部分患者需要进行抗凝治疗,但应警惕抗凝过程中的出血情况,目前认为对伴有门静脉血栓形成和易栓因素的IPH患者应考虑抗凝。肝移植:多数IPH患者经上述药物、内镜下治疗后可有效控制病情,肝移植只用于治疗常规处理无效的门静脉高压、肝肺综合征、肝性脑病、进行性肝衰竭患者。

　　该患者在诊疗过程中抓住患者"门静脉高压、肝功能正常"的临床特点,想到了特发性门静脉高压,经过病理学的验证支持最终明确诊断为IPH,为今后的临床快速诊疗此类病例提供参考。但该患者诊疗不充分之处在于没有进行胃镜检查评估食管胃底静脉曲张程度,不能为后续防治曲张静脉出血提供依据。

(作者:解放军总医院第五医学中心肝病医学部　李　会

点评专家:解放军总医院第五医学中心肝病医学部　游绍莉)

参 考 文 献

陈功海,王广川,张春清.2021.特发性非肝硬化门静脉高压症诊治进展.中华消化病与影像杂志(电子版),11(3):132-138.

任艳,郑素军.2019.特发性门脉高压研究现状.胃肠病学和肝病学杂志,28(6):708-710.

张誉,杨永峰.2021.特发性非硬化性门静脉高压诊治进展.中华肝脏病杂志,29(1):87-91.

Douglas AS, Ashwani KS, Guadalupe GT, et al. 2020. ACG Clinical Guideline: Disorders of the Hepatic and Mesenteric Circulation. Am J Gastroenterol, 115(1): 18-40.

European Association for the Study of the Liver. 2016. EASL Clinical Practice Guidelines: Vascular diseases of the liver. J Hepatol, 64(1): 179-202.

Fiel MI, Schiano TD. 2019. Idiopathic noncirrhotic portal hypertension. Seminars in Diagnostic Pathology, 36(6): 395-403.

Khanna R, Sarin KS. 2014. Non-cirrhotic portal hypertension-diagnosis and management. J Hepatol, 60(2): 421-441.

Kadim Bayan, Yekta Tüzün, Serif Yilmaz, et al. 2009. Analysis of inherited thrombophilic mutations and natural anticoagulant deficiency in patients with idiopathic portal hypertension. Journal of Thrombosis and Thrombolysis, 28(1): 57-62.

病例 32　他真的是肝硬化吗？

关键词：门静脉高压，肝硬化

【病例介绍】

韩某，男，45 岁。主因"发现肝硬化 5 年，肝区疼痛半个月，加重 1 周"于 2020 年 8 月 31 日入住我院。

1. **现病史**　患者于 2015 年 8 月 21 日单位体检时发现白细胞及血小板偏低，WBC 2.9×10^9/L，PLT 34×10^9/L，8 月 25 日入住本地某医院血液科治疗，诊断为"肝硬化并脾功能亢进"。2015 年 10 月入住我院，给予保肝护肝抗纤维化治疗 1 个月，除外甲、乙、丙、戊型肝炎病毒感染，病情好转出院。2018 年患者再次赴某医院中医科诊治，给予服用草药治疗（具体不详）6 个月，未再复查。2020 年 2 月患者无明显诱因出现肝区疼痛，未在意，8 月 12 日体检发现 PLT 34×10^9/L，8 月 28 日自觉肝区疼痛加重，为求进一步诊治再次入住我院。自发病以来无发热、无腹痛，偶尔牙龈出血，无皮肤瘙痒及灰白便。精神较差，食欲尚可，大便正常，尿色及量正常，睡眠好，体重无明显变化。

2. **流行病学史**　患者自幼生活在山西太原，无"肝炎"患者密切接触史。无输血及血制品应用史，10 余年前有献血史（具体不详），无不洁注射史。

3. **既往史**　银屑病十余年，间断服中药西药治疗，否认结核等传染病史，否认高血压、糖尿病、冠心病史，无外伤史，无食物药物过敏史，未正规预防接种疫苗。

4. **个人史**　生于山西太原，无异地久居史，无疫水接触史，无长期有害物质接触史，吸烟十余年，每天约 20 根，戒烟 1 年，无饮酒不良嗜好。

5. **婚育史**　28 岁结婚，育有 1 子，爱人及孩子体健。

6. **家族史**　其父亲、母亲均体健，1 兄、1 妹、1 弟均健康，否认家族遗传病史记载。

7. **查体**　体温 36.4℃，脉搏 72 次 / 分，呼吸 18 次 / 分，血压 118/70mmHg。身高 170cm，体重 76kg，营养良好，皮肤、巩膜无黄染，无肝掌蜘蛛痣，全身浅表淋巴结无肿大。心肺未见异常。腹软无压痛，肝脾肋下未触及，肝区无叩痛，移动浊音阴性。双下肢无水肿。

8. **初步诊断**　肝硬化并脾功能亢进。

【诊治经过】

（一）第一阶段——初现疑云，寻证求因

2020 年 9 月 2 日　入院后完善以下检查：WBC 1.7×10^9/L，Hb 135g/L，PLT 37×10^9/L。PT 13.3 秒，PTA 77%，INR 1.23，APTT 34.1 秒。ALB 37g/L，TBIL 25.12μmol/L，ALT 17U/L，AST 34U/L，ALP 112U/L，GGT 27U/L，TBA 27μmol/L，CHE 6115U/L，铜蓝蛋白 267mg/L，肾功能、血糖、血脂、电解质、尿常规、大便常规、甲胎蛋白、甲状腺功

能、HBsAg、抗 HCV、自身抗体均阴性。腹部彩超：肝硬化、脾大、腹水、脐旁静脉开放。腹部增强 CT：肝硬化，脾大，侧支循环开放。动脉期部分下腔静脉及肝静脉显影，下腔静脉反流可能，请结合心脏超声。胃镜：慢性十二指肠球炎，慢性胃炎（胃窦）、食管胃底静脉曲张。结合患者病史及入院后检查结果，排除酒精性、药物性、中毒性、病毒性、自身免疫性及代谢相关性肝硬化。但患者脾功能亢进明显，脐旁静脉开放，考虑存在门静脉高压，拟行胃镜检查明确食管胃底静脉曲张程度。治疗上给予护肝、抗纤维化治疗。考虑 CT 结果提示有下腔静脉反流，注意除外心脏病变导致心源性肝硬化的可能。进一步查心脏彩超未见明显异常。下腔静脉反流考虑与肝内动静脉瘘有关。患者肝硬化病因尚不明确。9 月 16 日化验：WBC $3.1 \times 10^9/L$，Hb 162g/L，PLT $50 \times 10^9/L$。ALB 39g/L，TBIL 31.73μmol/L，ALT 26U/L，AST 43U/L，ALP 109U/L，GGT 31U/L，TBA 24μmol/L，CHE 6643U/L。建议患者行肝组织活检。

（二）第二阶段——拨开云雾现天日，守得云开见月明

2020 年 9 月 27 日　患者在外院行肝穿刺活检术，术后病理诊断回报：肝穿组织长 2cm，其内查见 6 个中小汇管区，可见汇管区内门静脉小支扩张、膨出，部分与肝窦相通，汇管区轻度纤维化，局灶肝实质见缺血萎缩带，肝细胞呈小叶中心性轻度大泡性脂变。病变符合特发性门静脉高压，未见肝硬化。请结合临床及其他检查综合分析。免疫组化结果：CK7（＋），HBcAg（－），HBsAg（－），CK19（＋），CD34（＋），mum-1（个别＋）。特殊染色结果：网织 +Masson（＋），D-PAS（个别＋），铁染色（－），PAS（＋）。结合病理结果，明确诊断为特发性门静脉高压症。

（三）最终诊断

特发性门静脉高压症。

（四）随访情况

患者目前随访中，肝区不适消失，血常规、肝功能无明显变化。

【诊疗体会】

患者入院后在排除了引起常见导致肝硬化的因素后，重新回顾病情，患者虽然门静脉高压显著，侧支循环开放，出现脾大及脾功能亢进、腹水、食管胃底静脉曲张等并发症，但肝功能却基本正常，与门静脉高压的严重程度不相符，这时就应考虑非肝硬化因素所致门静脉高压。肝组织病理检查，可为各种肝病或原因不明的肝脾大提供诊断依据，有助于确定、补充或纠正临床诊断，也有助于判断疗效和预后及了解疾病演变过程。正是遵循这一思路，在患者入院排除了各类常见病因的相关检查后，行肝穿刺活检术，最终明确诊断为特发性门静脉高压症。鉴于本病临床表现及常规影像学缺乏较特异性改变，极易与肝硬化所致门静脉高压混淆，临床首次误诊率较高，因此，对病因不明、肝功能改变较轻的门静脉高压患者，应注意排查特发性门静脉高压，尽可能获取肝脏病理检查对明确诊断具有重要意义。

【专家点评】

特发门静脉高压症（idiopathic portal hypertension，IPH）又称肝内型窦前阻塞性门静脉高压症，是以肝内窦前性门静脉血流阻力增大与门静脉压力增高为特征的少见非硬化性肝脏疾病。临床表现与肝硬化有较多相似之处。主要临床特征是实验室检测示白细胞减少、贫血、血小板减少，脾大等门静脉高压表现，肝功能及肝静脉压力梯度（hepatic venous pressure gradient，HVPG）一般正常，最常见的临床表现是食管胃底静脉曲张破裂出血，伴或不伴少量腹水，但病理多数未见典型肝硬化假小叶形成，通常在影像学上易被误诊为肝硬化。

本病在全世界均有报道，发展中国家发病率高于发达国家，以日本和印度发病率最高，日本 IPH 发病率为 0.75/10 万，西方国家及我国较少见。在印度 IPH 可解释约 1/4 的门静脉高压就诊患者，而在西方国家因门静脉高压就诊患者中，仅有 3%～5% 考虑 IPH。各地 IPH 患者存在性别和年龄分布上的差异。多数学者认为此病的发生与社会经济状态、生活卫生条件较差有关。目前在亚太地区 IPH 仍是门静脉高压的重要原因之一。

IPH 的病因及发病机制目前尚未完全明确。关于可能的致病因素包括以下几种：①慢性感染。可能是亚洲人群的常见因素。最多见于在肠道细菌感染后门静脉小分支形成细菌栓子，继而梗阻出现门静脉高压。疾病高发地区的发病率在卫生条件好转后，呈下降趋势，这一变化也支持慢性感染与门静脉高压有关。②毒物或细胞毒性药物。嘌呤类似物、砷剂、甲氨蝶呤、氯乙烯等。③血栓形成。是西方患者的常见因素，达到 50%。在无急性期表现的患者中，肝组织病理检查可常见到门静脉血栓形成。④免疫功能紊乱。由于 IPH 好发于女性，且与多种自身免疫疾病相关，如多种免疫缺陷综合征、结缔组织病等，血清中也存在多种自身抗体，因此可能与免疫相关。⑤遗传因素：IPH 患者存在家族聚集性以及 HLA-DR3 阳性等特点。上述一种或多种致病因素作用于肝内门静脉 2～3 级中小分支，引起门静脉非特异性炎症，进一步发生门静脉闭塞性的纤维化硬化等系列病理改变，最终发生血流动力学异常，引起 IPH，而较少发生肝实质损伤，此类患者肝功能及预后均较好。IPH 门静脉造影显示门静脉主干扩张、中等门静脉分支数目减少或末梢稀疏，外周门静脉分支突然截断或不同程度阻塞。

IPH 典型表现为门静脉高压的症状和体征，以脾大和食管静脉曲张为主，占总数的 40%～80%。IPH 患者的肝功能一般正常或轻度异常，与门静脉高压症的严重程度不相符。通常血常规提示贫血、白细胞及血小板减少，与出血和脾功能亢进有关。脾内压、曲张静脉内压力均明显升高，肝静脉楔压及肝内压升高不明显，提示存在窦前型压力，肝静脉压力梯度正常或轻度升高。

IPH 的影像学检查早期见肝脏大小、形态和密度正常。这是由于部分患者早期肝脏血流灌注尚未受到明显的影响，肝实质基本正常。进一步发展，由于肝内门静脉纤维化和分支闭塞，减少了门静脉血流灌注，造成不同程度的肝实质萎缩，轻者可表现为肝脏大小形态基本正常或略缩小，重者则表现为肝脏缩小或比例失调，肝裂增宽，因此影像学上极易误诊为肝硬化，本例患者影像学检查就被误诊为肝硬化。肝组织活检有利于本病与肝硬化的鉴别。IPH 组织学特点主要为：汇管区纤维化、硬化，门静脉小支狭窄、闭塞，门静脉分支扩张，门静脉血栓形成，肝实质内纤维化，肝细胞萎缩及肝结节状再生等，均无肝硬化改变（无假小叶形成及肝细胞坏死）。

IPH 临床表现与肝硬化门静脉高压相似，临床需鉴别诊断。既往多沿用 2002 年日本特发性门静脉高压症研究委员会制定的诊断标准。2015 年欧洲肝病学会制定了特发性非肝硬化门静脉高压症的诊断要点：①门静脉高压的临床症状（以下任何 1 个）。脾大 / 脾功能亢进、食管静脉曲张、非肿瘤性腹水、肝静脉压力梯度轻度升高、门体侧支循环形成。②组织活检除外硬化。③除外可能导致肝硬化或非硬化性门静脉高压的慢性肝病。慢性乙型 / 丙型肝炎、非酒精性脂肪性肝炎 / 酒精性脂肪性肝炎、自身免疫性肝炎、遗传性血色病、肝豆状核变性、原发性胆汁性肝硬化。④除外可能导致非硬化性门静脉高压的疾病，如遗传性肝纤维化、结节病、血吸虫病。⑤多普勒超声或 CT 证实门静脉及肝静脉通畅。以上诊断标准均提示 IBH 需要排除性诊断。

IPH 的治疗主要是控制和预防门静脉高压的并发症，特别是食管胃静脉曲张破裂出血。对于食管胃静脉曲张，目前应用的治疗方案包括内镜下治疗、非选择性 β 受体阻滞药、手术治疗等。脾大及脾功能亢进经常伴随存在。脾切除能有效减少流入门静脉的血流，继而降低门静脉的压力，改善门静脉高压相关并发症。一些学者认为门体静脉分流术也是安全有效的治疗方法。还有学者建议在充分评估曲张静脉出血风险的前提下，可以进行抗凝治疗。因为该病在临床少见，且缺乏大样本的随机对照研究，上述治疗方法的优劣还需更多的循证医学证据。

IPH 患者整体预后好于普通肝硬化患者，但并发症及严重的伴随疾病导致 IPH 患者预后不良。静脉曲张出血、血栓形成和腹水等严重并发症可能是影响 IPH 预后的危险因素。

（作者：太原市第三人民医院　岳　进
点评专家：太原市第三人民医院　郭小青）

参 考 文 献

刘霞，王泰龄，项灿宏，等 . 2007. 特发性门静脉高压的肝脏病理学分析 . 中华肝脏病杂志，15(5): 374-377.

吕成娇，丁玉平，牛海艳，等 . 2017. 特发性门静脉高压 1 例 3 年随访报道及文献综述 . 肝脏，22(11): 1047-1049.

任艳，郑素军 . 2019. 特发性门脉高压研究现状 . 胃肠病学和肝病学杂志，28(6): 708-710.

杨凯奇，陈世耀 . 2018. 特发性门静脉高压症预后及其影响因素 . 实用肝脏病杂志，21(3): 332-335.

张博静，韩国宏，樊代明 . 2016. 非肝硬化性门静脉高压症的研究现状 . 临床肝胆病杂志，32(2): 245-249.

赵德希，张绍庚，洪智贤，等 . 2020. 特发性门静脉高压症 13 例临床诊治分析 . 肝胆胰外科杂志，32(10): 581-584.

European Association for the study of the Liver. 2016. EASL Clinical Practice Guidelines: vascular diseases of the tiver. J Hepatol, 64(1): 179-202.

病例 33   腹壁静脉揭真相

关键词：腹壁静脉曲张，肝大，脾大

【病例介绍】

刘某，男，25 岁。主因"间断牙龈出血，伴尿色加深 2 年，加重 1 周"于 2018 年 6 月 18 日首次就诊于我院。

1. **现病史**   患者于 2 年前无明显诱因间断出现牙龈出血，伴尿色加深如茶色，不伴大便颜色变浅，不伴恶心、呕吐，不伴皮肤瘙痒，不伴皮肤光敏感，不伴眼干、口干及皮肤感觉障碍，患者未重视。于入院前 1 周自觉症状加重，尿色进行性加深如浓茶色，无陶土样大便，遂就诊于外院，查肝功能：ALB 43g/L，ALT 15U/L，AST 18U/L，ALP 128U/L，GGT 150U/L，TBIL 150μmol/L，DBIL 50μmol/L，WBC 3.3×10^9/L，Hb 150g/L，PLT 45×10^9/L，PTA 50%，HBsAb（+），丙肝抗体阴性，肿瘤标志物均阴性，铜蓝蛋白、血清铁正常，肝病相关自身抗体阴性。胸部腹部增强 CT：胸部未见明显异常，肝硬化？脾大，脐静脉再通，胰腺形态稍饱满，双肾囊肿。心脏彩超：未见明显异常。胃镜提示食管静脉曲张 Lemi，D 0.3，Rf1。经异甘草酸镁、熊去氧胆酸治疗，患者肝功能无明显好转，以"肝硬化原因待查"收入我科。患者自发病以来，精神、饮食可，二便如前述，体重无明显变化。

2. **既往史**   1 月龄曾有肠扭转病史予以手术，3 ～ 6 岁可疑幼儿哮喘病史，自行服药，具体药物不详。无过敏史。有乙肝疫苗接种史。

3. **个人史**   生于天津，否认血吸虫病疫水接触史，否认烟酒史，否认毒物接触史。

4. **婚育史**   未婚，未育。

5. **家族史**   父母体健，双胞胎兄长体健，否认家族性遗传性疾病史。

6. **查体**   体温 36 ℃，脉搏 78 次 / 分，呼吸 18 次 / 分，血压 120/80mmHg。神清，皮肤、巩膜中度黄染，肝掌阴性，蜘蛛痣阳性，全身浅表淋巴结未触及肿大，心肺查体无异常，腹平坦，腹壁静脉曲张明显，血流方向为上腔静脉方向（图 33-1）。腹软，无压痛，肝肋下 3cm 可触及，质中，无触痛，脾肋下 3cm

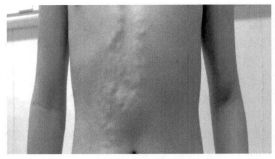

图 33-1   腹壁静脉曲张

可触及，质中，无触痛，移动性浊音阴性，双下肢不肿，双下肢可见色素沉着。双侧腱反射存在，双侧病理反射阴性。

7. **初步诊断**   肝硬化原因待查。

【诊治经过】

（一）入院诊治第一阶段——病因不明拟肝穿，投鼠忌器陷僵局

2018 年 6 月 19 日　　入院后辅助检查：WBC 3.0×10^9/L，Hb 148g/L，PLT 40×10^9/L，N 0.6，未见异型及幼稚细胞。ALB 45g/L，GLO 23g/L，ALT 17U/L，AST 20U/L，ALP 128U/L，GGT 148U/L，TBIL 120μmol/L，DBIL 30μmol/L，血糖、血脂、肾功能、电解质正常。PTA 52%，铜蓝蛋白、尿铜、血清铜、转铁蛋白、转铁蛋白饱和度、α_1 抗胰蛋白酶均正常，K-F 环阴性，IgE 133U/ml，余正常。尿常规：胆红素（+），余正常，便常规正常。心电图正常。

肝硬化常见病因大致分为以下几类：病毒性、酒精性、代谢相关脂肪性肝炎，胆汁淤积性、肝静脉回流受阻、遗传代谢性、工业毒物或药物、自身免疫性、血吸虫性、营养障碍及隐源性。该患者目前的病史及实验室检查，未能明确肝硬化病因，需进一步肝穿刺活检。但患者肝功能差，胆红素明显升高，凝血功能不良，血小板计数明显减低，经皮肝穿刺出血风险大，患者的诊疗进程似陷入僵局。

（二）入院诊治第二阶段——躯干静脉显端倪，强化核磁共振指"布加"

2018 年 6 月 20 日　　上级医生审阅病历，提出疑问，该患者诊疗过程是否存在遗漏？是否真正陷入诊疗僵局？患者年轻男性，否认病毒性肝炎史，否认酗酒史，无脂代谢异常表现，有幼时长期药物服用史，否认家族遗传性疾病史，否认疫区旅居史。查体可见躯干部静脉曲张，上腔静脉血流走行，下肢可见皮肤色素沉着，肝大、脾大。实验室检查肝功能异常，但只表现为黄疸升高，肝细胞损伤的丙氨酸氨基转移酶、天冬氨酸氨基转移酶持续正常，脾功能亢进明显。实验室检查不支持自身免疫性肝病、铜、铁等遗传代谢性疾病。心脏超声不支持心脏疾病所致肝脏淤血性肝硬化。强化 CT 检查未见肝窦阻塞综合征动脉期肝实质地图样改变，未提示肝静脉及下腔静脉血流受阻。可是患者躯干部浅层上腔静脉血流走行的静脉曲张明确提示下腔静脉血流回流不通畅，布加综合征是不能完全排除的。行强化 MRI 检查，结果提示：动脉期肝实质异常强化，下腔静脉肝内段管腔纤细伴肝静脉异常改变——布加综合征？肝硬化，脾大，脐静脉再通，食管下段、胃周及脾门区静脉曲张，胰腺形态稍饱满，双肾囊肿（图 33-2）。综合患者病史、查体及辅助检查结果，考虑诊断为：①布加综合征，伴食管静脉曲张，②肝损害（肝硬化待排）。

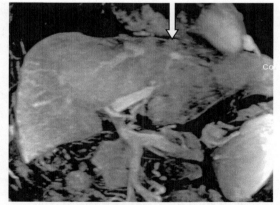

图 33-2　MRI 冠状位图像，箭头标记处为肝中静脉异常入口处

（三）入院诊治第三阶段——几经尝试，开通血管，肝功能恢复

2018 年 6 月 22 日　　行首次 DSA 检查及治疗，经右侧颈内静脉入路，下腔静脉造影肝后段明显狭窄（图 33-3）。肝中、肝左静脉入下腔静脉血流中断，肝静脉血流难以正常

回流至下腔静脉（图 33-4），进一步明确了布加综合征的诊断。

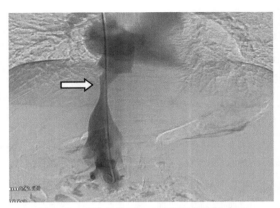

图 33-3　DSA 造影，可见下腔静脉狭窄

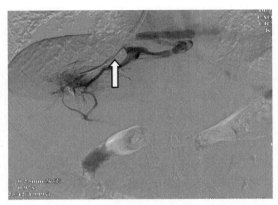

图 33-4　DSA 造影，肝中、肝左静脉入下腔静脉血流中断处

同时，治疗过程开通肝右静脉（图 33-5），但经反复尝试，肝中、肝左静脉仍无法开通。介入治疗后第 2 天患者开始利伐沙班抗凝治疗。复查肝功能：ALB 45g/L，ALT 8U/L，AST 8U/L，ALP 100U/L，GGT 79U/L，TBIL 96μmol/L，DBIL 46μmol/L；PTA61%。

因为患者经右侧颈内静脉开通肝静脉失败，经肝内科、超声科、介入科反复沟通，确定第二套治疗方案，拟由超声团队经皮穿刺，通过建立肝中静脉入路（图 33-6）、肝左静脉入路（图 33-7）开通血管。

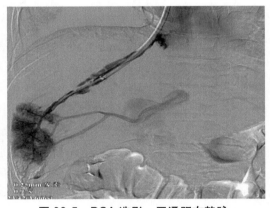

图 33-5　DSA 造影，开通肝右静脉

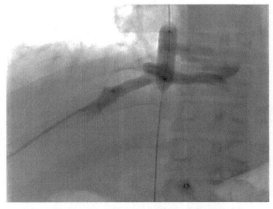

图 33-6　DSA 造影，经皮肝中静脉入路

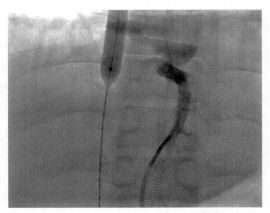

图 33-7　DSA 造影，经皮肝左静脉入路

肝中静脉入路造影，可见肝左及肝中静脉以共同入口进入下腔静脉，可见肝左、中静脉以共同开口与下腔静脉一膜之隔（图33-8）。最终顺利开通肝左、肝中、肝右静脉（图33-9）。于治疗后第2天复查肝功能：ALB 36.6g/L，ALT 12U/L，AST 12U/L，ALP 100U/L，GGT 67U/L，TBIL 61μmol/L，DBIL 33μmol/L；PTA 70%；化验指标较前明显好转。

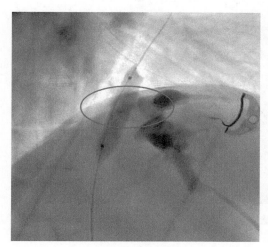

图 33-8　DSA 造影，可见肝左、中静脉共同开口与下腔静脉一膜之隔

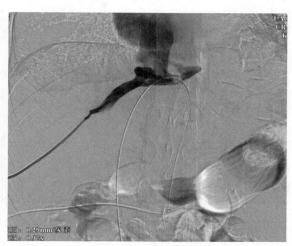

图 33-9　DSA 造影，经肝中静脉造影可见下腔静脉显影

（四）最终诊断

①布加综合征，伴食管静脉曲张；②肝损害（肝硬化待排）。

（五）随访情况

术后患者长期口服利伐沙班抗凝治疗。

1. 2018 年 10 月复查　DSA 可见肝左静脉仍有狭窄，再次行球囊扩张术（图 33-10）。

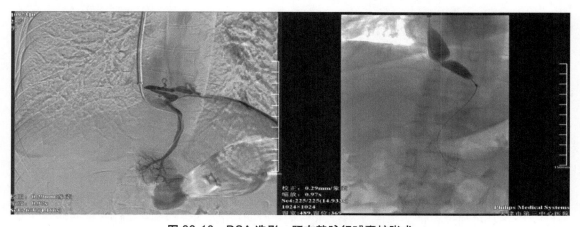

图 33-10　DSA 造影，肝左静脉行球囊扩张术

2. 2019 年 11 月　患者复查肝功能：ALB 49.3g/L，GLO 22g/L，ALT 15U/L，AST 10U/L，ALP 89U/L，GGT 55U/L，TBIL 25μmol/L，DBIL 15μmol/L；PTA 94%；血常规：WBC

$5.22 \times 10^9/L$，Hb 135g/L，PLT $95 \times 10^9/L$。患者肝功能基本正常，脾功能亢进明显改善。复查MRI平扫＋增强，与入院时对比，可见肝脏淤血状态明显好转，腹壁静脉曲张萎缩（图33-11）。复查胃镜，食管静脉曲张消失（图33-12）。随访情况提示患者无肝硬化存在。

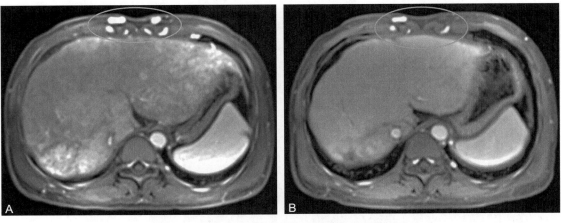

图 33-11　治疗前后 MRI 腹壁静脉曲张影像对比
A. 治疗前；B. 治疗后

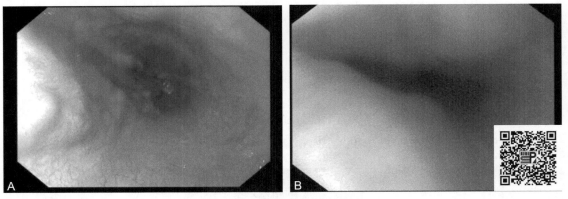

图 33-12　治疗前后胃镜图像对比
A. 治疗前；B. 治疗后

【诊疗体会】

　　该患者临床表现为肝功能异常、脾大、脾功能亢进、食管静脉曲张，给临床医师初步印象就是肝硬化伴门静脉高压，但通过查体发现躯干部静脉曲张异常明显，且为上腔静脉血流走行，与典型肝炎肝硬化表现不同，因此高度怀疑布加综合征。此病的诊断需要从以下几个方面仔细考虑：首先，重视详细的病史和体检，发现与典型疾病不寻常的地方；其次，影像学检查对布加综合征的诊断尤为重要，尤其应注意 CT 和 MRI 上肝脏血管的改变；最后，布加综合征需要与肝窦阻塞综合征或继发于心脏或心包疾病导致肝流出道梗阻引起的慢性充血性肝损伤进行鉴别。

　　该患者的疾病诊断及血管介入治疗过程中均经历一定的波折，多学科联合诊疗模式对疑难患者的诊治发挥重要作用。该患者经血管介入治疗及抗凝治疗，肝功能恢复良好，门静脉高压症状明显缓解。但是布加综合征最容易发生于凝血机制异常的患者，该患者抗凝治疗是否达到长期有效，需要继续监测影像学及血液生化等相关变化，特别是观察肝静脉及下腔静脉血流是否通畅，另外，建议患者进一步完善检查，评估是否存在获得性或遗传性易栓症。

【专家点评】

布加综合征为肝小叶下静脉以上，右心房入口以下肝静脉及下腔静脉肝段狭窄、闭塞、回流障碍，继发静脉压力升高，血流减少，致肝小叶充血后坏死、萎缩、继而产生窦后性门静脉高压的综合征。主要分为两大类：原发性和继发性（如恶性肿瘤或肝静脉的外在压迫）。西方国家原发性布加综合征发病率（0.5 ～ 2）/100 万，而亚洲国家，发病率可高达（5 ～ 7）/100 万。在西方国家原发性布加综合征病因大多有血栓形成因素包括：①获得性易栓症，如骨髓增殖性肿瘤、真性红细胞增多症、原发性血小板增多症、*JAK2V617F* 突变、阵发性睡眠性血红蛋白尿、白塞病、高同型半胱氨酸血症、抗磷脂综合征等。②遗传性易栓症，如凝血因子 V Leiden 突变、凝血因子 *G20210A* 突变、*MTHFR C677T* 基因突变、珠蛋白生成障碍性贫血、蛋白 C、蛋白 S 缺乏、抗凝血酶缺乏等。③全身性因素，如结节病、血管炎、结缔组织病、炎性肠病。④激素性因素，如近期口服避孕药、妊娠。在我国，原发性布加综合征多由肝静脉或下腔静脉的膜性闭塞引起。布加综合征共分为 3 型 10 亚型：①肝静脉阻塞型，4 亚型：肝静脉 / 副肝静脉膜性阻塞，肝静脉阶段性阻塞，肝静脉广泛性阻塞，肝静脉阻塞伴血栓形成。②下腔静脉阻塞型，4 亚型：下腔静脉膜性带孔阻塞，下腔静脉膜性阻塞，下腔静脉节段性阻塞，下腔静脉阻塞伴血栓形成。③混合型，2 亚型：肝静脉和下腔静脉阻塞，肝静脉和下腔静脉阻塞伴血栓形成。

布加综合征的临床表现多种多样，大体分为两类：一是肝静脉阻塞的临床表现，腹胀、腹痛、黄疸、肝脾大、顽固性腹水、脾功能亢进、消化道出血等门静脉高压的症状和体征；二是下腔静脉阻塞的临床表现，双下肢肿胀、静脉曲张、色素沉着、单侧或双侧反复发作或难愈性溃疡，躯干出现粗大的纵形走向的静脉曲张为下腔静脉阻塞的特征性表现之一。

布加综合征的诊断需影像学检查明确，影像诊断方法共 4 种：超声检查、CT 或 MRI 检查、血管造影。超声多普勒检查经济、简便，敏感度约 89%，CT 检查其敏感度约为 89%，MRI 检查其敏感度约为 93%。且 CT 及 MRI 检查均建议增强扫描后行肝静脉和下腔静脉三维重建，以提高诊断效率。该患者 CT 图像是未行肝静脉和下腔静脉三维重建的。血管造影是诊断布加综合征的金标准和进行介入治疗的依据。

肝穿刺活检对布加综合征的诊断不是必需的，但具有十分重要的价值，肝小叶中央区淤血，肝细胞萎陷、坏死和纤维化是布加综合征的特征性组织病理学变化，该患者没有进行肝组织活检，不能明确是否存在肝硬化，是遗憾之处，但在后期随访中逐步推测得以排除。

在过去的几十年里，布加综合征的治疗已经有了很大的发展，总体 5 年生存率已经上升到 80% ～ 90%。布加综合征的药物治疗包括针对特定易栓症的血液专科治疗及抗凝治疗。

全身性抗凝是其一线治疗手段。血管介入治疗的目的是通过恢复肝静脉的流出量来使肝窦减压，包括球囊成形、支架置入、TIPS、局部溶栓等。外科减压术与高围手术期死亡率显著相关，目前多由介入治疗取代。10% ～ 15% 的药物和（或）血管内干预治疗失败的布加综合征患者需肝移植，移植术后 5 年生存率 70% ～ 92%。由于肝移植后持续存在血栓发生风险，所有患者都应考虑长期抗凝治疗。由于中西方布加综合征的发病机制不同，治疗方法也有很大差异。在西方国家，布加综合征多因血栓形成而发生，患者多接受溶栓、TIPS 或肝移植治疗。而在我国，布加综合征多由肝静脉或下腔静脉的膜性闭塞引起，因此，我国患者多行血管成形术治疗。

　　布加综合征患者特别是已形成肝硬化的患者，肝细胞肝癌的发生率是明显增加的，增强 CT 或 MRI 是评价患者肝内结节性质的必要手段，且需定期行腹部超声及甲胎蛋白的检查。

（作者：天津市第三中心医院　哈福双

点评专家：天津市第三中心医院　韩　涛　吕洪敏　刘　华）

参 考 文 献

中国医师协会腔内血管学专业委员会腔静脉阻塞专家委员会 . 2017. 布 - 加综合征亚型分型的专家共识 . 介入放射学杂志 , 26(3): 195-201.

中华医学会放射学分会介入学组 . 2010. 布加综合征介入诊疗规范的专家共识 . 中华放射学杂志 , 44: 345-349.

Bansal V, Gupta P, Sinha S, et al. 2018. Budd-Chiari syndrome: imaging review. Br J Radiol, 91(1092): 20180441.

Iliescu L, Toma L, Mercan-Stanciu A, et al. 2019. Budd-Chiari syndrome-various etiologies and imagistic findings. A pictorial review. Med Ultrason, 21(3): 344-348.

Khan F, Armstrong MJ, Mehrzad H, et al. 2019. Review article: a multidisciplinary approach to the diagnosis and management of Budd-Chiari syndrome. Aliment Pharmacol Ther, 2019, 49(7): 840-863.

Pankaj Gupta, Varun Bansal, Praveen Kumar-M, et al. 2020. Diagnostic accuracy of Doppler ultrasound, CT and MRI in Budd Chiari syndrome: systematic review and meta-analysis. Br J Radiol, 93(1109): 20190847.

Simonetto DA, Singal AK, Garcia-Tsao G, et al. 2020. ACG Clinical Guideline: Disorders of the Hepatic and Mesenteric Circulation. Am J Gastroenterol, 115(1): 18-40.

Singh B, Srinivas BC. 2018. Chronic Budd–Chiari syndrome. CMAJ, 4, 190(2): E689.

病例 34　都是血管惹的祸

关键词：毛细血管扩张，肝动脉门静脉瘘，布加综合征

【病例介绍】

陈某某，女，58 岁。主因"腹胀 1 个月余"于 2017 年 6 月 21 日入院。

1. **现病史**　患者入院前 1 个月余无明显诱因出现腹胀，腹围进行性增大，伴恶心，呕吐胃内容物 1 次，无隔夜宿食，无血凝块，无腹痛、腹泻，无发热、寒战，无双下肢水肿。入院前半个月余就诊于当地县医院，化验：血钾 3.00mmol/L，ALB 45.4g/L，ALT 18.2U/L，AST 25.4U/L，ALP 204.2U/L，GGT 344.3U/L，WBC 3.93×10^9/L，N 0.664，Hb 88g/L，PLT 142×10^9/L，腹水常规：外观黄色，透明，李凡他试验阴性，蛋白 26.0g/L，细胞计数 180×10^6/L，中性粒细胞百分数 5%，LDH 80.3U/L，ADA 4.2U/L，未见肿瘤细胞。甲、乙、丙、丁、戊型肝炎病毒学标志物均阴性。肝病自身抗体阴性，尿便常规、肿瘤标志物无异常。腹部超声提示：肝硬化，大量腹水（最深 8.0cm）。经抑酸、保肝、利尿等治疗半个月后好转出院。因肝硬化、腹水原因尚不能明确，于 6 月 21 日来我院门诊以"肝硬化、腹水原因待查"收入我科。此次发病以来精神、食欲可，睡眠差，尿量较前略减少，尿色如常，大便如常，体重增加，具体未测。

2. **流行病学史**　否认久居疫区史，无密切接触乙肝、丙肝、结核等传染性疾病患者史，无鼠疫、霍乱等传染病高发区人员接触史。

3. **既往史**　遗传性出血性毛细血管扩张症病史十余年，间断频繁鼻腔出血致贫血病史十余年；冠状动脉粥样硬化性心脏病 2 年余，平素间断有憋气症状发作，可自行缓解，未药物干预治疗。有阑尾炎手术及输血史。否认肝炎、结核等传染病史，否认其他慢性病史，否认外伤史，否认药物和食物过敏史，预防接种史不详。

4. **个人史**　生长于原籍，无血吸虫病疫水接触史，无放射物、毒物接触史，否认吸烟、饮酒史。月经史：已绝经，无痛经史。

5. **家族史**　母亲、哥哥、妹妹均患遗传性出血性毛细血管扩张症，母亲死于颅内出血，哥哥死于上消化道出血。否认其他家族性遗传病史。

6. **查体**　体温 36.3℃，脉搏 72 次/分，呼吸 16 次/分，血压 135/76mmHg，发育正常，营养良好，自主体位，神志清楚，慢性肝病面容。双手指尖及舌尖多处扩张毛细血管，大小约 0.1cm×0.1cm 至 0.3cm×0.4cm 不等，压之可褪色，肝掌（+），蜘蛛痣阴性，全身浅表淋巴结未触及。皮肤、巩膜无黄染，睑结膜略苍白，双肺呼吸音粗，未闻及干、湿啰音，心音有力，心律齐，心率 72 次/分。腹膨隆，软，无压痛、反跳痛及肌紧张，肝右肋下 2cm，剑突下约 4cm，质硬，无触痛，脾肋下 2cm，质韧，无触痛，墨菲征阴性，肝脾区无叩击痛，移动性浊音（+），肠鸣音 3～4 次/分，双下肢水肿阴性。神经系统检查体征

阴性。

7. **初步诊断**　①肝硬化、腹水原因待查；②遗传性出血性毛细血管扩张症；③冠状动脉粥样硬化性心脏病，心功能Ⅱ级。

【诊治经过】

(一)诊治第一阶段——病因普查

2017 年 6 月 24 日　入院后检查：WBC 4.51×10^9/L，Hb 86g/L，PLT173 $\times 10^9$/L，平均红细胞体积 87.3fl，MCHC 269g/L。ALB 41.4g/L，ALT 8U/L，AST 21U/L，ALP 227U/L，GGT 340U/L，TBIL 18.9μmol/L，CRE 56μmol/L。PTA 70%，INR 1.25。叶酸 8.99ng/ml，维生素 B_{12} 385.00pg/ml。血清铜 15.7μmol/L，血清铁 3.6μmol/L，B 型钠尿肽 29.3pg/ml。糖化血红蛋白 5.3%，甲、乙、丙、戊型肝炎血清学标志物阴性，免疫球蛋白 IgG、IgA、IgM 正常，肝病自身抗体阴性，糖类抗原 19-9 19.97U/ml，AFP 2.57ng/ml。腹水常规：比重 1.025，细胞计数 1150×10^6/L，中性粒细胞百分数 1%，ALB 21.2g/L。心电图：窦性心律不齐。心脏彩超：左心房增大 (47mm)，室间隔增厚 (13mm)，主动脉瓣前向血流 264cm/s，速度加快，主动脉瓣少量反流，左心室舒张功能减低 (LVEF：58%)。腹部 B 超：尾状叶增大 (11.6cm×6.0cm)，肝左 (内径约 0.5cm，其内血流信号细窄、紊乱)、肝右静脉狭窄 (内径宽约 0.38cm，近腔静脉处血流信号中断)，肝中静脉闭塞，考虑布加综合征 (肝静脉型)；肝硬化 (肝剑突下 5.3cm，右肋下 2.3cm)，脾大 (厚度 6.3cm，长径 14.8cm)，腹水；肝囊肿；胆囊结石。上腹部 CT 平扫 + 强化，胸部 CT 平扫：考虑双肺下叶炎症；双肺下叶局限性肺不张；考虑肝硬化 (肝脏轮廓不规整，边缘不光滑。肝裂增宽。肝叶比例失调，尾状叶增大，腹水，门静脉增宽，食管下段及胃底周围静脉曲张；考虑肝内多发硬化结节；肝内动脉期异常强化影，于动脉期可见门静脉显影及肝实质明显强化，考虑多发动静脉瘘形成等。

患者血清腹水白蛋白梯度 (serum-ascites albumin gradient，SAAG) > 11g/L，考虑门静脉高压性腹水，结合患者查体、实验室检查、影像学检查结果考虑肝硬化失代偿期、腹水诊断明确。化验病毒筛查、肝病自身抗体、免疫球蛋白阴性，血清铜正常，血清铁降低，B 型钠尿肽正常，除外肝炎后肝硬化、自身免疫性肝硬化、Wilson 病、心源性肝硬化等常见肝硬化病因。因其白蛋白正常，大量腹水与一般肝硬化所致不尽相符，且超声提示肝大、肝静脉狭窄闭塞，建议行肝脏 DSA、胃镜进一步明确肝硬化病因及 Budd-Chiari 综合征诊断，并拟外送血标本行基因检测进一步确定遗传性出血性毛细血管扩张症诊断及分型，患者因经济原因拒绝行基因检测。

(二)诊治第二阶段——再探究竟

1. 2017 年 6 月 27 日　患者行肝脏 DSA 检查，术中可见肝动脉主干及分支明显纡曲增粗，动脉期可见门静脉主干及分支显影，考虑肝动脉 - 门静脉瘘，弥漫型。行门静脉造影提示：肝静脉开口纤细，下腔静脉距心房入口处约 2.5cm 处狭窄，最窄处管径约 6mm，测量狭窄段压力差为 1mmHg。患者弥漫性肝动脉 - 门静脉瘘，肝静脉纤细，尝试行动静脉瘘封堵及纤细静脉扩张治疗失败，且患者在治疗过程中诉憋气，一过性血氧饱和度下降至 75%，中断治疗。

2. 2017 年 6 月 30 日　行胃镜检查提示：重度食管静脉曲张，F3，RC（+），门静脉高压性胃黏膜病变，胃及十二指肠毛细血管扩张并多发糜烂。于胃糜烂周边取黏膜 4 块送病理。7 月 6 日胃窦黏膜病理结果回报：急慢性炎症，免疫组化：CK（+）、CEA（−）、P53（+）、LCA（+）。

经 DSA 检查明确存在下腔静脉狭窄、肝静脉狭窄，Budd-Chiari 综合征诊断明确。患者既往遗传性出血性毛细血管扩张症诊断明确，本次胃镜检查进一步提示有胃及十二指肠毛细血管扩张，且在 DSA 检查过程中有主诉憋气、血氧饱和度一过性降低，警惕肺部、脑血管畸形及动静脉瘘形成，建议患者进一步完善胸部强化 CT、脑血管 DSA 检查，评估遗传性出血性毛细血管扩张症的其他脏器受累情况，患者因畏惧及经济原因拒绝。患者予利尿、间断放腹水治疗。7 月 1 日复查血常规、肝功能无明显变化，腹水 B 超定位：腹水最深处 3.5cm，提示腹水较前控制，带药出院。

（三）最终诊断

①遗传性出血性毛细血管扩张症（未分型）；②肝动脉 - 门静脉瘘（肝脏遗传性出血性毛细血管扩张症）；③ Budd-Chiari 综合征；④肝硬化？

（四）随访情况

患者出院后电话随访，于 1 个月后在某三甲医院行经颈静脉肝内门腔静脉支架分流术（transjugular intrahepatic portosystemic shunt，TIPS），术后仍反复出现腹水、自发性细菌性腹膜炎、鼻出血、上消化道出血，于 2020 年 1 月 2 日即在我院出院后约 2.5 年死于上消化道大出血。

【诊疗体会】

本患者有间断频繁鼻腔出血致贫血史，查体可见双手指尖及舌尖多发扩张毛细血管，入院相关检查提示胃及十二指肠毛细血管扩张，且家族中多人患有毛细血管扩张症，虽然没有基因检测论证，但是遗传性出血性毛细血管扩张症（hereditary hemorrhagic telangiectasia，HHT）诊断基本明确。按照 Curacao 标准，在 HHT 诊断上有肝动静脉瘘，符合肝脏遗传性出血性毛细血管扩张症（hepatic hereditary hemorrhagic telangiectasia，HHHT）诊断，且 HHT 合并肝动 - 静脉瘘较为常见。本例患者通过肝脏影像及 DSA 检查 Budd-Chiari 综合征诊断明确，但 HHT 与 Budd-Chiari 综合征发生的关系尚无明确研究。临床上我们要重视 HHT 多系统血管畸形的认识，从而分析患者的疾病机制，指导相应防治。

【专家点评】

遗传性出血性毛细血管扩张症又称 Osler-Weber-Rendu 综合征，是第 9 对染色体长臂显性遗传性疾病，但不完全外显，临床较常见。是一种由转化生长因子 β（TGF-β）信号通路相关基因突变导致血管形成发育障碍而引起的全身性疾病，病变可累及鼻、口腔、唇、舌、四肢等全身皮肤黏膜以及肺、脑、胃肠道等内脏器官的，累及肝脏者少见。

　　已知至少两种基因的突变与 HHT 相关，编码内皮糖蛋白（ENG）的基因位于 9q34，突变可导致 I 型 HHT，编码活化素受体 II 样激酶 I（ALK-1）的基因位于 12q11-14，突变导致 II 型 HHT，至今为止，人们已经发现两种基因的 200 多种突变。基因型和表现型的关系至今未完全清楚。

　　HHT 病理变化为受累部位的毛细血管、小动脉及小静脉管壁菲薄，有的仅由一层内皮细胞及外部疏松的结缔组织组成，缺乏正常血管壁的弹性纤维及平滑肌成分，同时血管壁失去对交感神经和血管壁活性物质调节的反应能力，缺乏正常的舒缩功能。血管损伤的演变规律是进行性扩张加重。值得我们注意的是，对于肝脏受累的 HHT 诊断，2009 年的多伦多版 HHT 诊断和治疗国际指南专家组认为不需要肝活检，肝脏受累病灶的诊断基于影像学诊断即可，建议不管是已经确诊的还是临床可疑的 HHT 患者都应避免肝脏活检，活检可能使患者承担不必要的出血风险。

　　肝脏遗传性出血性毛细血管扩张症（HHHT）定义为 HHT 所导致的所有类型的肝脏血管畸形。患者肝脏微血管变化包括局灶性窦状扩张和实质内瘘，血管损伤的演变规律是进行性扩张加重。HHHT 早期临床症状多不明显，若合并皮肤、黏膜病变时可能就诊较早。报道指出在肝脏累及的患者中，只有 8.6% 是有症状的。随着病情发展，主要的临床表现为肝硬化及其并发症。此例患者遗传性毛细血管扩张症病史长，最初表现为鼻腔、舌面反复出血，肝功能减退及门静脉压升高症状不明显，随着疾病的发展，出现转氨酶升高、腹水、食管胃底静脉曲张等，因为不能获取肝组织病理，不能确认是否发生肝硬化，这是遗憾之处。

　　对于出现肝脏血管畸形的患者，HHHT 的诊断可参考 2000 年发表的临床诊断标准共识 Curacao 标准：①自发的、反复的鼻出血；②特定部位多发（唇、口腔、手指、鼻）毛细血管扩张；③肺动静脉畸形、肝动静脉畸形、脑动静脉畸形、脊髓动静脉畸形、胃肠道毛细血管扩张（伴或不伴鼻出血）；④家族史一级亲属具有符合此标准的 HHT。符合上述中任意 3 条即可确诊。对照该患者症状，均符合上述诊断准则，故明确诊断 HHHT。

　　关于 HHHT、Budd-Chiari 综合征、肝硬化三者之间关系目前未能明确。HHHT 合并肝硬化在临床中并不罕见，但合并 Budd-Chiari 综合征者罕见报道。按照一元论思维方式，考虑该患者最根本疾病为 HHHT，肝硬化、Budd-Chiari 综合征均为继发改变。分析原因如下：首先，HHT 的特点为全身各部位的毛细血管、动脉及静脉管壁发育异常，因此可能存在肝静脉发育异常，管壁变薄，正常血管的舒缩功能可能受到影响，在肝脏生长、发育过程中因受压而出现狭窄、萎缩，而先天性血管发育异常也是 Budd-Chiari 综合征的病因学说之一，二者有共同的病因学基础。其次，肝脏存在肝动脉 - 门静脉瘘，部分血流由肝动脉流入门静脉，部分血液再由门静脉侧支循环回到体循环，导致经肝血窦至肝静脉血流明显减少，长期致肝静脉于缺血、缺氧状态，随病情进展，出现肝静脉血栓性阻塞，甚至闭合。关于 HHHT 合并肝硬化机制目前认为可能与血管畸形，导致肝细胞缺血、缺氧改变有关。总之，该患者的发病机制倾向于肝脏遗传性毛细血管扩张症导致动静脉瘘，进而继发门静脉高压、肝硬化、Budd-Chiari 综合征等，这一切的罪魁祸首都源于 HHT。

　　HHHT 为进展性疾病，早期、积极的个体化治疗具有较好的临床效果。对 HHHT 家族成员、HHHT 疑似患者及幼年性息肉病患者的筛查和及时诊治可以有效避免无症状 HHHT 患者病情发展，防止心力衰竭、门静脉高压、胆道并发症的发生等。无症状、病变轻的患者可以长期生存，对于单支肝动脉扩张的简单型患者可行介入栓塞治疗，即使复杂的患者通过肝动脉结扎／缩扎、肝脏移植等也可以达到长期生存。因此，早期发现、早期诊断、早期干预治疗是改善该病患者的关键。

（作者：天津市第三中心医院　徐佰国　李　隽

点评专家：天津市第三中心医院　韩　涛）

参 考 文 献

Dittus C, Streiff M, Ansell J. 2015. Bleeding and clotting in hereditary hemorrhagic telangiectasia. World J Clin Cases, 3(4): 330–337.

Draghi F, Presazzi A, Danesino GM, et al. 2012. Hepatic sonography in patients with hereditary hemorrhagic telangiectasia hospitalized for epistaxis. J Ultrasound, 15(3): 164–170.

Faughnan ME, Palda VA, Garcia-Tsao G, et al. 2011. International guidelines for the diagnosis and management of hereditary haemorrhagic telangiectasia. J Med Genet, 48: 73-87.

Felli E, Addeo P, Faitot F, et al. 2017. Liver transplantation for hereditary hemorrhagic telangiectasia: a systematic review. HPB(Oxford), 19: 567–572.

Sabba C. 2016. Hereditary haemorrhagic telangiectasia: to transplant or not to transplant? Liver Int, 36: 1745–1747.

病例 35　"腹"水难收

关键词：大量饮酒，胆囊切除术后，顽固性腹水

【病例介绍】

患者，女，63岁。主因"间断腰背部疼痛3个月伴加重20天"于2020年4月20日收入我院肝胆外科。

1. **现病史**　3个月前患者无明显诱因出现腰背部疼痛，为闷胀痛，阵发性，可自行缓解。于当医院按肾结石病服药治疗（具体药物及用量不详），其后自觉症状较前缓解。入院前20天自觉腰背部疼痛较前加重，于外院行腹部CT检查提示"胆囊结石"，来我院就诊，门诊以"胆囊结石伴慢性胆囊炎"收入院。发病以来无发热、寒战，无恶心、呕吐，饮食欠佳，睡眠可，二便如常，体重无明显变化。

2. **流行病学史**　既往无慢性肝病史，患者无"肝炎"患者密切接触史。无输血及血制品应用史，无不洁饮食史。

3. **既往史**　高血压病史十余年，最高达180/100mmHg，口服降压药物治疗，血压控制良好，近2年未用降压药。10年前行卵巢囊肿及阑尾炎手术。患者有饮酒史30余年，酒精量平均100g/d，偶有大量饮酒，酒精量可达500g/d。

4. **个人史**　生于原籍，从事教师工作，无特殊毒物接触史。

5. **婚育史，月经史**　适龄结婚，既往月经正常，已于50岁绝经，生育1男1女，均成年，体健。

6. **家族史**　否认家族遗传性疾病史。

7. **查体**　体温36℃，脉搏78次/分，呼吸18次/分，血压130/80mmHg。身高165cm，体重70kg，营养良好，皮肤、巩膜无黄染，无肝掌蜘蛛痣，全身浅表淋巴结无肿大。心肺未见异常。腹软无压痛，肝脾肋下未触及，胆囊区无压痛，Murphy征阴性，肝区肾区无叩痛，移动浊音阴性。双下肢无水肿。

8. **初步诊断**　①胆囊结石伴慢性胆囊炎；②酒精性肝损害？

【诊治经过】

（一）诊治第一阶段——结石胆囊顺利切除

1. **2020年4月21日**　入院检查：ALB 32.7g/L，ALT 21U/L，AST 67U/L，TBIL 22.3μmol/L，ALP161U/L，GGT 1239U/L。AFP 12.3ng/ml，CEA 5.07ng/ml，CA19-9 45.6U/ml。乙型肝炎血清标志物提示乙肝表面抗体阳性，丙型肝炎抗体阴性。肝脏彩超：肝脏增大，肝实质回声普遍粗糙且细腻增强，肝区未见明显占位性病变。胆囊大小约9.3cm×3.5cm×4.1cm，壁厚约0.5cm，略呈水肿样改变，囊内见少许强回声团，较大者直径约1.7cm，伴声影，可移动。

腹腔可见积液，较深处约 5.6cm。彩超诊断：弥漫性肝损伤；胆囊结石；腹水。全腹 CT 增强检查：胆囊结石，弥漫性肝损伤，腹盆腔渗出及少量积液。

2. 2020 年 4 月 26 日　于我院肝胆外科腹腔镜下行胆囊切除术，腹腔镜下见肝周少量淡黄色积液，肝脏表面不光滑，可见结节样改变。胆囊壁充血水肿。胆囊内多发结石团块，较大者直径约 1.5cm。手术顺利，术后留置一枚腹腔引流管。患者术后 3 天正常排气，拔出引流管。术后病理结果为慢性胆囊炎，胆囊结石。

3. 2020 年 4 月 30 日　患者出院。出院诊断：①胆囊结石伴慢性胆囊炎；②酒精性肝硬化。

（二）诊治第二阶段——术后腹水难消退

1. 2020 年 5 月 8 日　患者出院后 1 周逐渐出现腹胀，腹部增大，伴尿量减少，再次入院。行腹部 CT 及 PET-CT 检查，除提示腹水外均未见其他明显异常。给予腹腔穿刺置管，间断放腹水治疗，每日放腹水 1000 ～ 2500ml，腹水最初为淡红色清亮液体，后逐渐转为淡黄色液体，偶为乳白色液体。给予补蛋白、利尿等对症治疗腹水未见明显减少。

2. 2020 年 5 月 28 日　考虑可能存在胆囊切除术后微胆管瘘刺激腹水生成，经内镜置入鼻胆管引流（ENBD）减轻胆道压力，留置引流管 5 天（引流量 300 ～ 1000ml/d），第 5 天引流量为 300ml。因为腹水量未见明显减少，考虑腹水与肝病有关，转入感染科治疗。

3. 2020 年 6 月 7 日　入感染科检查结果：血清白蛋白明显降低（24.9g/L），ALT、AST、ALP 及 TBIL 基本正常，GGT、总胆汁酸水平轻度升高。CRP 及 PCT 等指标未见异常。多次复查腹水常规提示腹水细胞数波动在（140 ～ 690）×10^6/L，以单个核细胞为主，占 70% ～ 97.5%，腹水总蛋白含量明显升高波动在 23.6 ～ 36.1g/L，SAAG > 11g/L。腹水肿瘤细胞阴性。复查腹部增强 CT 检查提示胆囊术后改变，弥漫性肝损伤，肝实质密度略升高，大量腹水。胃镜检查未见食管胃底静脉曲张。住院期间患者无发热、腹痛，给予补充白蛋白，利尿（呋塞米、螺内酯、托伐普坦），抗感染（甲硝唑、头孢他啶、亚胺培南 / 西拉司丁、拜复乐）治疗。曾考虑腹水原因与胆囊术后微淋巴管损伤有关，给予腹部腹带加压包扎、减少放腹水次数等治疗措施，但患者腹水仍无明显减少。

4. 2020 年 7 月 13 日　患者要求出院，院外对症治疗。

（三）诊治第三阶段——腹水顽固麻烦多

1. 2020 年 8 月 5 日　患者出院后服用中药及利尿药等对症治疗，病情仍未好转，出现尿少，腹胀加重，到某三甲医院急诊化验：血 K^+ 7.9mmol/L，Na^+ 116mmol/L，ALB 23.1g/L，BUN 23.12mmol/L，Cr 164.3μmol/L。

2. 2020 年 8 月 6 日　收入病房，复查血压 60 ～ 80/40 ～ 60mmHg，脉搏 60 ～ 90 次 / 分，给予补充白蛋白、利尿、降钾治疗，血钾降至 4.7mmol/L。腹部 CT+CTA 检查：盆、腹腔大量积液，门静脉主干 1.4cm，腹膜增厚，多发渗出，腹腔及肝脏血管未见异常。心脏彩超：左心室舒张功能减低，EF 63%。继续间断放腹水（1500 ～ 2000ml/d），补蛋白、利尿等对症治疗，患者先后出现胸闷、血压下降、尿量减少、肾功能异常、腹腔感染等并发症，经 CRRT、抗感染、特利升压素、米多君等药物治疗，患者腹腔感染控制，肾功能好转，血压上升至 90/60mmHg，尿量增加，但顽固性腹水仍未见明显好转，仍需每日放腹水 1000ml 左右并补充白蛋白 20 ～ 40g/d。经内科大讨论考虑患者腹水原因可能为手术所致淋巴漏可能，建议淋巴管外科进行诊治。

（四）诊治第四阶段——剖腹探查补漏点

2020 年 10 月 13 日　患者转入某三甲医院淋巴外科，入院后间断腹腔引流，同时给予补充白蛋白、利尿、升血压等对症治疗，并于 ICU 病房行多器官功能监测，持续肾脏替代治疗及多脏器功能保护治疗。2020 年 10 月 28 日在全身麻醉下行剖腹探查，术中吸出腹腔大量淡黄色液体约 11 000ml，术野下见肝脏缩小表面颗粒状，脾脏不大，肝十二指肠韧带表面有淡黄色淋巴液持续溢出，亚甲蓝溶液染色见肝十二指肠韧带扩张，淋巴管显影，将腹腔淋巴漏点行浆膜下 "8" 字缝合及创面化学胶封闭，大网膜包裹，无淋巴液渗出后手术关腹。

（五）诊治第五阶段——导管解压终圆满

1. 2020 年 11 月 26 日　患者术后恢复顺利，但腹水量仍继续增加和术前相似，于是在 DSA 下行淋巴管造影术，发现胸导管于左锁骨下静脉壶腹处截断，并伴有乳糜反流。

2. 2020 年 11 月 30 日　行胸导管压迫束带松解术＋胸导管外膜剥脱手术。术中见胸导管于锁骨上缘，直径 2 ～ 3mm，管壁薄，内含稀薄乳糜，分别于左锁骨下干、左支气管纵隔干、左颈干汇入左锁骨下静脉壶腹处，可见左锁骨下干（1.5mm），左颈干乳糜反流，壶腹外覆盖致密纤维素将壶腹压迫，考虑为此原因造成该处乳糜无法汇入静脉。手术剪开及剥离壶腹部纤维素板后，见稀薄乳糜持续汹涌汇入静脉，左颈干明显回缩，壶腹复张，胸导管梗阻解除。

3. 2020 年 12 月 7 日　患者术后恢复良好，腹腔引流量逐渐减少，于术后 1 周出院。

（六）最终诊断

①胸导管梗阻合并腹水、急性肾损害；②酒精性肝硬化。

（七）随访情况

患者目前随访中，一般状态好，腹水完全消退，肝功能正常，已恢复正常生活。

【诊疗体会】

本例患者因胆囊结石伴慢性胆囊炎，行腹腔镜胆囊切除手术后出现顽固性腹水。众所周知，肝硬化是导致腹水常见的原因，而本例患者有长期大量饮酒史，术前影像学检查提示肝损伤及少量腹水形成，术中也可见肝周少量腹水，考虑患者术前即存在酒精性肝硬化，因患者处于肝硬化代偿期，所以患者无明显症状，胆囊术后对肝功能造成一定的影响，导致患者肝功能失代偿，从而出现低蛋白血症及腹水形成，符合患者疾病发展过程。但与酒精性肝硬化导致腹水形成不相符的是患者胆囊切除手术后，除患者顽固性腹水及低蛋白血症外，肝脏酶学指标迅速恢复正常，总胆红素及凝血功能也完全正常，经补蛋白、利尿等对症治疗措施，腹水却始终未见消退，因此单纯从肝硬化角度分析患者顽固性腹水原因与患者肝损伤程度不相符。

因此，在对患者的诊治过程中，查找患者腹水形成原因一直是困扰医师的主要问题，从外科医师到肝内科医师均进行了多方面的思考、尝试和多次会诊。包括通过鼻胆管引流，除外由胆囊切除术后毛细胆管瘘导致的腹水形成；通过腹部加压包扎及减少放腹水次数，除外胆囊切除术后局部淋巴管损伤,以及完善全腹 CT 检查,PET-CT 和腹水肿瘤细胞检查除外肿瘤性腹水,均未获得良好疗效。

在患者诊疗过程中,医师考虑到患者的顽固性腹水与淋巴循环障碍有关,特别是手术后出现的小淋巴管损伤在临床上其实并不少见,大多数患者通过持续引流等对症治疗,病情多数能够得到缓解,但该患者甚至经过腹腔淋巴漏结扎术仍不能获得良好效果,直到反复 DSA 下行淋巴管造影术后才发现胸导管梗阻是导致患者顽固性腹水的最终病因。

【专家点评】

胸导管是淋巴管系统进入静脉的终末结构,收集全身约 75% 的淋巴液,经胸导管引流入血的淋巴液约 100ml/h。胸导管出口梗阻是导致淋巴回流障碍性疾病的重要病因,常见原因有先天性发育畸形、淋巴液产生过多、回流压力增高、外伤和手术等,临床表现为乳糜性胸腹腔积液或淋巴水肿。

据文献报道,体外实验发现肿瘤坏死因子(TNF-α)可刺激淋巴管内皮细胞产生诱导型一氧化氮合酶(inducible nitric oxide synthase,iNOS),从而抑制淋巴管平滑肌细胞的收缩和淋巴回流,导致淋巴循环障碍。在合并自身免疫性疾病患者,包括系统性硬化、原发性干燥综合征、系统性红斑狼疮患者中均报道可能发生淋巴循环障碍,并且可能与疾病的活动性有关。研究认为炎症因子可能促进淋巴管新生,诱发血管炎导致血管通透性增加,淋巴液生产过多,淋巴管回流压力增高,也可造成胸导管出口的相对狭窄。

本例患者在术中及术后均未进行过锁骨下静脉穿刺或颈部相关部位的穿刺及治疗,但胆囊手术后出现顽固性腹水的发生。推测患者可能存在胸导管先天性发育异常,在日常情况下可通过代偿机制维持淋巴管的正常生理功能。但手术及术后诱发的系统性炎症反应导致这种平衡被打破,患者血清白细胞介素水平显著升高,提示机体处于炎症反应状态,可能是导致淋巴回流障碍加重的主要诱因。另外出现顽固性腹水之后,反复利尿、补充蛋白等对症治疗,进一步使淋巴循环压力增大,病情恶化和加重,导致多种并发症的发生。

(作者:中国医科大学附属盛京医院感染科　赵连荣　谷秋红

中国医科大学附属盛京医院肝胆外科　苏　洋

点评专家:中国医科大学附属盛京医院感染科　白　菡)

参 考 文 献

张令令,张国华,高兰,等. 2020. 8 例系统性红斑狼疮并发胸导管出口梗阻临床特征. 中华临床免疫和变态反应杂志,14(6): 540-545.

Alunno A, Ibba-Manneschi L, Bistoni O, et al. 2016. Mobilization of lymphatic endothelial precursor cells and lymphatic neovascularization in primary Sjogren's syndrome. J Cell Mol Med, 20: 613-622.

Chen Z, Li MT, Xu D, et al. 2014. Protein-losing enteropathy in systemic lupus erythematosus: 12 years experience from a Chinese academic center. PLoS One, 9: e114684.

Johnson OW, Chick JF, Chauhan NR, et al. 2016. The thoracic duct: clinical importance, anatomic variation, imaging, and embolization. Eur Radiol, 26: 2482-2493.

Schwartz N, Chalasani MLS, Li TM, et al. 2019. Lymphatic function in autoimmune diseases. Front Immunol, 10: 519.

病例 36　三打白骨精

关键词：肝腺瘤，局灶性结节性增生，肝结节性再生性增生

【病例介绍】

王某，女，29 岁。因"间断上腹部不适 2 年余，发现肝占位 10 天"于 2020 年 12 月 24 日入院。

1. **现病史**　患者于 2 年前起无明显诱因间断出现上腹部胀痛，可耐受，无其他不适症状，未予重视。2 周前无明显诱因出现恶心、呕吐，呕吐物为胃内容物，未伴腹痛及腹泻，于当地医院就诊考虑急性胃肠炎，未予治疗，休息后症状自行缓解。10 天前于当地医院查腹部超声提示肝占位（具体不详），进一步行腹部 MRI 可见肝内多发占位（未见具体报告），血清学检查未见异常。为求进一步治疗来我院，门诊以"肝占位性病变"收入我科。

2. **流行病学史**　否认肝炎等传染病史，无输血及血制品应用史，无不洁饮食史。

3. **既往史**　否认"高血压、糖尿病、心脏病"等病史，2018 年行剖宫产手术，否认其余手术史，否认输血史，自诉"头孢类"过敏，否认其余药物、食物过敏史，预防接种史不详。

4. **个人史**　生于原籍，无特殊药物毒物接触史，不吸烟饮酒。

5. **婚育史，月经史**　月经规律，无避孕药物史。适龄结婚，育有 1 子，体健。

6. **家族史**　无家族传染病及遗传病史。

7. **查体**　体温 36.8℃，脉搏 86 次 / 分，呼吸 18 次 / 分，血压 112/68mmHg，身高 160cm，体重 53kg，BMI 20.7kg/m^2，营养中等，全身皮肤、黏膜无黄染，淋巴结无肿大。下腹部可见长约 15cm 手术瘢痕，愈合良好。全腹软，无压痛，未触及包块。肝脾肋下未触及，腹部未见其他阳性体征，双下肢无水肿。

8. **初步诊断**　①肝占位性病变 原发性肝癌？肝转移癌？肝腺瘤？局灶结节性增生？肝上皮样血管内皮瘤？②剖宫产术后。

【诊治经过】

（一）影像学诊断——局灶性结节性增生？

2020 年 12 月 27 日　入院后完善检查：血、尿、便常规均正常，ALB 36g/L，GLO 26g/L，TBIL 12.9μmol/L，ALT 19U/L，AST 21U/L，ALP 101U/L，GGT 9U/L，TBA 4μmol/L，CHE 3772U/L，GLU 3.7μmol/L，肾功能、凝血功能、血脂、电解质等均正常。AFP ＜ 0.61ng/ml，CA19-9 0.43U/ml、CEA 1.34ng/ml，免疫球蛋白 IgA 2.3g/L，IgG 9.43g/L，IgM 1.3g/L。抗核抗体、抗线粒体抗体、抗平滑肌抗体阴性，抗肝肾微粒体抗体等均阴性。甲、乙、丙、戊型肝炎血清病毒标志物阴性。艾滋病、梅毒等抗体均阴性。心电图检查提示窦性心动过缓。

胸部 CT 提示右肺中叶斑片影，考虑炎性病变可能。胃镜提示非萎缩性胃炎。肠镜检查未见异常。肝脏彩超提示：肝多发不均质低回声团（建议增强影像学检查明确性质）、肝实质弥漫性损害、肝内可见多发不均质低回声团，较大约 37mm×23mm，边界欠清，CDFI示可见血流信号。超声造影提示肝 S4 段稍低回声包块超声造影所见：富血供结节，符合肝局灶性结节增生表现；肝左叶多发稍低回声结节超声造影所见：乏血供结节，考虑不典型增生结节可能（图 36-1）。MRI 提示：肝脏增大，肝内弥漫多发含脂少血供低摄取结节，考虑肝腺瘤（病）可能，肝 S4 富血供高摄取病变，考虑肝局灶性结节性增生，动脉期余肝内异常强化，考虑灌注异常（图 36-2）。

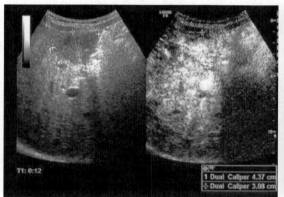
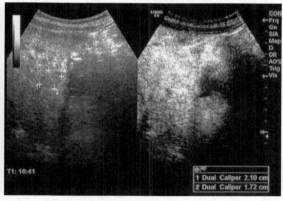

图 36-1　超声造影，肝 S4 富血供结节及肝内低回声结节

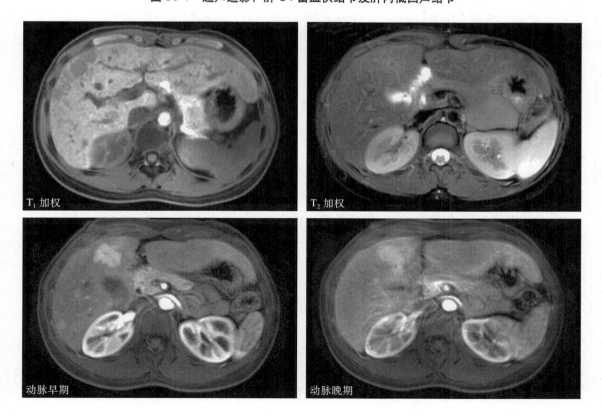

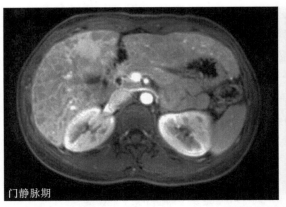
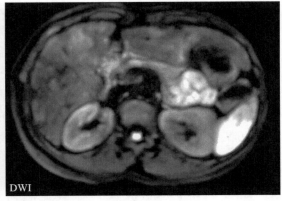

门静脉期

DWI

图 36-2　MRI 表现

（二）肝穿刺病理诊断——肝腺瘤？

2020 年 1 月 6 日　为了进一步明确诊断，患者于 12 月 30 日行超声引导下穿刺活检，包括肝左叶占位、肝 S4 结节，周围肝组织。穿刺病理提示（图 36-3）：肝左叶占位、肝 S4 结节穿刺组织内未见明确恶性病变；部分区域腺瘤样增生可能，不除外肝腺瘤；伴中度肝细胞脂肪变性。周围肝组织表现为中度肝细胞脂肪变性。

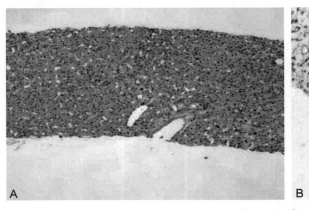
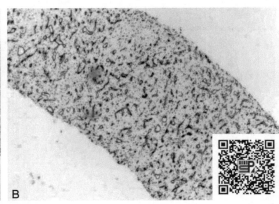

A

B

图 36-3　病理检查

A. HE 染色，10×；B. 免疫组化 CD34 染色，10×

（三）肝楔形活检诊断——肝结节性再生性增生

2020 年 1 月 8 日　患者穿刺病理诊断与影像学结果不尽一致，且提示肝腺瘤可能，经与患者沟通，遂决定行腹腔镜下肝 S4 占位穿刺活检并微波消融术、其他结节活检及肝楔形活检术。术中见肝脏质地软，边缘稍钝，满肝可见大量暗红色结节，非典型肝硬化结节改变，腹腔镜超声探查肝 S4 段可见较大低回声结节，大小约 3.5cm，另于肝脏可见大量低回声结节，大小约 1cm（图 36-4）。

术后肝脏病理提示（肝 S4 穿刺、肝 S5 组织）考虑弥漫性结节性再生性增生（图 36-5A）。免疫组化结果：CD34（血管 +），catenin-β（胞膜 +），GS（中央静脉周围 +），Ki-67（+1%）。特殊染色结果：网织纤维染色（MASSON 染色）见无纤维化的实质性结节（图 36-5B）。

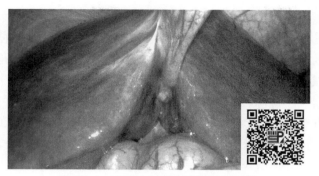

图 36-4　术中肉眼所见肝脏表面结节

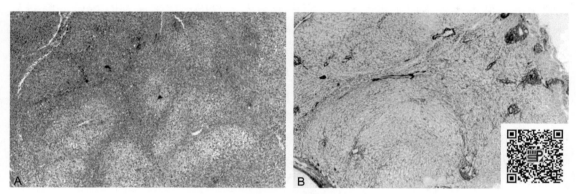

图 36-5　病理检查

A. HE 染色，4×；B.网织纤维染色，10×

（四）最终诊断

肝结节性再生性增生（弥漫性）。

（五）随访情况

患者失访。

【诊疗体会】

该患者以肝多发占位入院，影像学检查考虑良性病变，提示局灶性结节性增生可能，此时积极取病理明确诊断。肝穿刺病理检查提示肝腺瘤，一方面考虑病理结果与临床不相符，肝腺瘤一般单发；另一方面，鉴于病理提示肝腺瘤，可行微波消融术治疗；其次，考虑到经皮肝穿刺病理的局限性，遂行外科探查及肝楔形活检对进一步明确诊断有重要意义。腹腔镜下观察到肝脏表面弥漫性肝结节性增生这一特殊表现，结合病理提示肝结节性再生性增生，得以明确诊断。但该病例不足之处在于导致肝结节再生性增生病因不明确，影像及病理均提示周围组织中度肝细胞脂肪变性，此外无特殊发现，建议患者行基因检测进一步排查，患者拒绝。

【专家点评】

肝结节性再生性增生（nodular regenerative hyperplasia of the liver，NRH），是一种慢

性非硬化性肝脏疾病，以肝内弥漫分布的、无纤维分隔的小再生性结节为特点，常伴有闭塞性门静脉疾病。其病因尚未明确，一般认为发病机制与肝实质内微循环障碍有关，是肝脏对血流分布异常的一种非特异性适应性改变，这种病理改变的基础是门静脉的末级分支闭塞和减少，血供减少部位肝细胞萎缩，而血供正常的部位肝细胞增生，形成无纤维分隔的再生结节，弥漫累及小静脉，导致本病。组织病理检查是诊断本病的重要手段，而较大块的楔形肝活检更有利于确诊。周炜洵等总结了 NRHL 的病理表现：①肝小叶由弥漫分布的小增生结节取代，结节无粗大纤维包绕；②门静脉分支狭窄、闭塞或形状异常、偏位；③汇管区炎症表现轻，肝细胞坏死不明显；④小胆管增生。

由于 NRH 为罕见病，不典型的临床及影像学表现容易导致误诊、漏诊。如本病例患者超声提示肝内多发不均质实性结节，超声造影提示 FNH，普美显 MRI 提示肝腺瘤及 FNH，经皮肝穿刺病理提示肝腺瘤（hepatocellular adenoma，HCA）。肝腺瘤是一种较罕见的肝脏良性疾病，以单发为主，偶也见于多发者，常见于肝脏右叶。因本病临床特点不明显，易误诊为肝癌、肝脏局灶结节性增生及肝血管瘤。HCA 有破裂出血的倾向及恶变的风险，当病变较大时主张外科手术治疗。HCA 主要由层状及索状和 Kuffer 细胞组成，含胆管，细胞大而淡染。目前对该病的发病机制尚无统一论断，多发于 20～45 岁女性，主要与口服避孕药、糖原贮积症、血管疾病等有关。影像学检查对 HCA 的帮助较大，但手术是诊断本病的金标准。术前是否行穿刺活检目前存在争议，因为穿刺可致肿瘤破裂出血、感染、种植转移等并发症，另外穿刺对本病的治疗方案影响不大，因此有许多学者不主张根据穿刺结果作为是否手术的依据。患者如果没明显手术禁忌证应尽早手术治疗，除了手术治疗外还有射频或微波消融、肝动脉栓塞等。肝脏局灶性结节增生（focal nodular hyperplasia，FNH）是一种临床上比较少见的肝脏良性肿瘤样占位病变。尽管 FNH 并非真正的肿瘤，无恶性变，鲜有出血，但由于本病缺乏典型的影像学表现，有时很难与肝细胞癌及肝腺瘤相鉴别，术前确诊比较困难。FNH 的发病机制尚不清楚，多数学者认为 FNH 是肝实质对先天性动脉畸形的一种增生型反应，研究发现其发生也与口服避孕药有关。FNH 男女均可发病，特别是 30～40 岁的年轻女性高发。多数患者无临床症状，仅在体检或外科手术时偶然发现，少数患者可有右上腹胀痛不适等。常因其难以与肝腺瘤及肝血管瘤等相鉴别而误诊，从而选择不恰当的手术切除或介入治疗。FNH 具有生长速度缓慢及无恶变危险的特点，少数病例甚至可出现自发缩小情况。因此，对于 FNH 是否选择手术切除仍存在较大争议，不少学者建议对已经确诊但无症状且病灶较小 FNH 可以密切随访观察，暂不做处理。经典型 FNH 表现为结节样增生的实质，这些结节被环行的或短的纤维间隔完全或不完全包绕。在经典型的 FNH 病灶中，大多数肉眼可见 1 个或多个中央瘢痕，包含有异常的结节样轮廓、畸形的血管和增生的胆管。各种成像方式，特别是 CT 和 MRI 一般可将 FNH 与其他肝内局灶性病变进行区分，但目前常用的 B 超、CT 及 MRI 等的诊断敏感度及特异度均不高，多需要病理证实。

多项病例报道提示 NRH 与全身系统性疾病关系密切，合并的临床情况多为自身免疫性疾病、血液系统疾病、肿瘤及先天性疾病。NRH 可见于系统性红斑狼疮、类风湿关节炎、干燥综合征、Felty 综合征、结节性多动脉炎、硬皮病、CREST 综合征、抗磷脂综合征、特发性血小板减少性紫癜、原发性胆汁性肝硬化等。此外，NRH 是血液病合并门静脉高压最常见的原因之一，主要见于骨髓增殖性疾病和淋巴细胞增殖性疾病，也见于有皮质激素、免疫抑制剂、细胞毒药物等用药史患者；或有门静脉发育不全、先天性心脏病及 HIV 感染者中。目前该患者经腹腔镜肝脏楔形活检病理诊断为 NRH，但导致 NRH 的病因尚不明确。该患者病理提示有肝细胞中度脂肪变性，目前的检查不能解释肝细胞中度脂肪变性原因。

NRH 患者的治疗主要针对合并的系统性疾病及门静脉高压等并发症，针对 NRH 本身并无特效治疗。NRH 患者的预后取决于门静脉高压的严重程度、诊治疗效及合并的系统性疾病的严重程度；如系统性疾病得以控制，NRH 预后较肝硬化为好。表现为肝占位而无门静脉高压的 NRH 患者预后较好。本患者无门静脉高压表现，预后会相对较好。

（作者：解放军总医院第五医学中心　孟令展

点评专家：解放军总医院第五医学中心　朱震宇）

参 考 文 献

蔡浩，黄建钊，赵鹏伟. 2016. 腹腔镜辅助诊断肝结节性再生性增生 1 例. 重庆医学，45(27): 3886-3888.

郭辉，关连越. 2019. 肝腺瘤 10 例分析. 中国实验诊断学，23(10): 1830-1831.

刘金晶，李梦涛，李菁，等. 2011. 肝结节性再生性增生 22 例并文献复习. 中华临床医师杂志电子版，5(24): 7377-7381.

吴振东，陈林，杨凯，等. 2017. 肝脏局灶性结节增生的多层螺旋 CT 和 MRI 表现及其病理基础. 临床肝胆病杂志，33(9): 1725-1728.

周庆淼，王荣剑，何剑波，等. 2020. 肝细胞腺瘤的临床特点及治疗. 中华普通外科杂志，35(3): 248-249.

周波，韩少良，陈宗静，等. 2020. 肝脏局灶性结节增生的诊断和治疗. 肝胆胰外科杂志，32(7): 419-422.

Hartleb M, Gutkowski K, Milkiewicz P. 2011. Nodular regenerative hyperplasia: evolving concepts on underdiagnosed cause of portal hypertension. World J Gastroenterol, 21, 17(11): 1400-1409.

Matsumoto T, Kobayashi S, Shimizu H, et al. 2000. The liver in collagen diseases: pathologic study of 160 cases with particular reference to hepatic arteritis, primary biliary cirrhosis, autoimmune hepatitis and nodular regenerative hyperplasia of the liver. Liver, 20: 366-373.

病例 37 形似神不似

关键词：门静脉高压，贫血，肝内多发结节

【病例介绍】

陈某，女，47 岁。主因"间断乏力 5 年余"于 2019 年 9 月 30 日入院。

1. **现病史** 患者于 2014 年无明显诱因出现乏力，在当地医院化验检查提示贫血（未见化验单），未进行系统治疗。2019 年 8 月于当地医院化验：ALT 95 U/L，AST 52 U/L，ALP 144 U/L，GGT 164 U/L，TBIL 28.9 μmol/L，DBIL 9.3 μmol/L，PTA 100%，IgG4 0.358g/L，WBC 2.04×10^9/L，Hb 90g/L，PLT 67×10^9/L。骨髓穿刺结果提示骨髓增生良好，无特殊异常。腹部增强 CT 提示肝硬化，肝囊肿，胃食管静脉曲张，脾大，腹水。为进一步诊治来我院就诊，门诊以"门静脉高压"收入我科。自此次发病以来，精神尚可，食欲正常，睡眠正常，大小便正常，体重无明显变化。

2. **流行病学史** 否认肝病患者接触史，病前 6 个月内无输血及血制品应用史。病前 3 个月内无不洁饮食史。

3. **既往史** 1999 年行疝气手术，2016 年因车祸前额外伤。无"伤寒、结核、猩红热"等传染病史，无"心、脑、肺、肾"等脏器慢性病史，无药物及食物过敏史。

4. **个人史** 生于原籍，无血吸虫病疫水接触史，无放射性物质、毒物接触史，无烟酒嗜好。无冶游史。预防接种史不详。否认烟酒等不良嗜好。

5. **查体** 体温 36.5℃，脉搏 76 次/分，呼吸 18 次/分，血压 124/82mmHg，神志清楚，应答切题，定向力、记忆力、计算力正常。面色晦暗，皮肤、巩膜无黄染，睑结膜稍苍白，未见瘀点、瘀斑，肝掌阳性，未见蜘蛛痣。全身浅表淋巴结未扪及肿大。心肺未见异常。腹部平，未见腹壁静脉曲张，全腹软，无压痛、反跳痛，肝右肋下未触及，剑突下未触及，墨菲征阴性，脾肋缘下 3cm 可触及，边缘光滑，质韧，无触痛，肝上界位于右锁骨中线第 5 肋间，肝、脾、双肾区无叩痛，移动性浊音阴性，双下肢无明显水肿。扑翼样震颤阴性。

6. **初步诊断** 肝硬化原因待查。

【诊治经过】

（一）入院诊治第一阶段——发现肝内多发结节

2019 年 10 月 1 日 入院检查：WBC 1.06×10^9/L，N 0.48×10^9/L，RBC 3.21×10^{12}/L，Hb 92.00g/L，PLT 45.00×10^9/L，Ret 1.11%，ALT 16U/L，AST 25U/L，ALP 170U/L，GGT 81U/L，TBIL 18.0μmol/L，ALB 36g/L。PTA 78%。血糖、血脂、电解质、肾功能、血清铁、维生素 B_{12}、叶酸等均正常。甲、乙、丙、戊型肝炎血清学指标、抗 CMV-IgM 抗体、抗 EBV-IgM 抗体均阴性，IgG、IgG4、IgM、红细胞沉降率、甲状腺功能、凝血

功能、肿瘤标志物均正常。抗核抗体 1 ∶ 100（+），其他自身抗体均阴性。肝脏硬度值 15.8kPa。腹部超声：肝硬化（结合临床）、脾大，门静脉高压、侧支循环开放、肝多发囊肿，门、脾静脉扩张。双肺 CT 平扫未见异常。腹部增强 CT 及血管三维重建：肝脏形态不规整，肝表面不光滑，肝裂增宽，各叶比例失常。平扫肝实质密度不均匀，肝右叶见多个结节状致密影；肝内见多个结节状等及稍低密度影，较大者直径约 2.9cm，增强扫描动脉期轻度强化，门静脉期持续强化呈稍高密度，多考虑良性病灶；门静脉主干宽约 1.5cm，食管、食管周围及胃底、胃冠状静脉见增粗纤曲，脾静脉见增粗纤曲，附脐静脉显影。腹部磁共振提示（图 37-1）：肝内多个结节状稍长 T_1 稍长 T_2 信号影，DWI 示部分病变呈稍高信号影，边界欠清，较大者直径约 2.9cm，增强扫描动脉期轻度强化，门静脉期持续强化呈稍高信号，考虑炎性非肿瘤性病变，建议定期复查，肝硬化、脾大、副脾，食管、食管周围及胃底、胃冠状静脉、脾静脉曲张，附脐静脉开放，肝多发小囊肿。胃镜提示：食管静脉曲张（中）伴胃静脉曲张（Lemi，gb，D0.3，Rf1），门静脉高压性胃病（轻），非萎缩性胃炎，幽门螺杆菌尿素酶快速检查阴性。

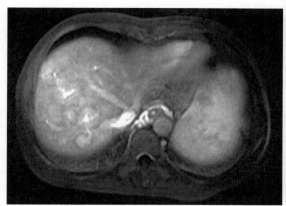 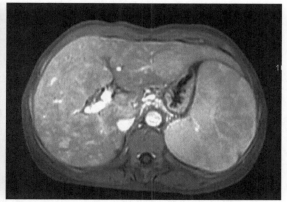

图 37-1　MRI 图像

　　患者长期贫血，脾大，但网织红细胞比例正常，与常规脾功能亢进不相符，还需要进一步除外有无血液系统疾病，尤其是有无髓外造血等情况，建议再次骨穿刺检查及肝穿刺病理检查。患者目前基本除外常见嗜肝病毒、非嗜肝病毒感染、自身免疫等相关疾病，多项检查提示有门静脉高压，但肝功能轻度异常，阅片看肝脏形态比例尚可，需要与非硬化性门静脉高压进行鉴别，建议行肝穿刺病理检查明确病因。另外患者影像学检查提示肝内有多发异常结节，需与肝结节病、肝结核等疾病进行鉴别，进一步明确结节性质，建议行结节穿刺病理检查明确。因粒细胞缺乏，给予粒细胞集落刺激因子注射对症治疗。

（二）入院诊治第二阶段——经颈静脉肝穿刺明确诊断

1. 2019 年 10 月 6 日　行骨髓穿刺检查，结果提示：骨髓增生良好，粒细胞系统增生活跃，各阶段细胞比值及形态正常；红细胞系统增生明显活跃，以中、晚幼红细胞为主，细胞形态正常；淋巴细胞比值减低，形态正常。支持患者血常规三系减少与脾功能亢进相关。

2. 2019 年 10 月 16 日　因患者有腹水、血小板明显减少，行普通经皮肝穿刺活检风险较大，行经颈静脉肝穿刺术，术程顺利。肝穿刺病理回报：肝小叶结构可辨，未见肝硬化改变，切片内可见几条肝细胞萎缩带围成结节样结构，中心处肝板代偿性增生，萎缩带多由汇管区伸出，有的中央区周亦可见，萎缩带肝细胞 CK7 染色呈阳性反应，考虑与淤血有关，汇管区炎症不明显，有的汇管区未见相应管径的门静脉支，伴门静脉小支扩张，周围见扩张的肝窦。病理诊断：肝组织结节性再生性增生，门静脉闭塞，门静脉小支梗阻可能（图 37-2）。

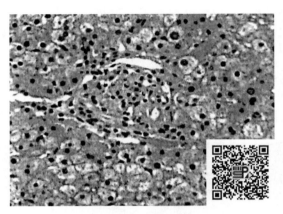

图 37-2　肝组织病理

（三）入院诊治第三阶段——手术治疗脾功能亢进

患者胃镜提示有食管静脉曲张（中）伴胃静脉曲张，RC 征（+），有进行一级预防的指征。因患者静息心率较慢，60 ～ 65 次 / 分，不宜应用 β 受体阻滞药。同时监测患者血常规发现经过粒细胞集落刺激因子注射后，粒细胞可以短期上升，但很快降至 0.41×10^9/L，进一步分析与脾功能亢进相关。请外科会诊后建议行脾切除术。鉴于患者切脾意愿强烈，于 2019 年 11 月 6 日行脾全切除术 + 贲门周围血管离断术 + 肝活组织检查术。术中可见肝脏色暗红，边缘较钝，质稍韧，表面可见大量散在大小不等的结节，网膜及肠系膜静脉迂曲扩张，食管下段及贲门周围血管可见曲张。脾脏明显增大，大小约 $20cm \times 12cm \times 7cm$。术程顺利，术后恢复良好，给予低分子肝素抗凝并口服抗血小板药物预防血栓形成。术后肝活检回报：肝脏结节性再生性增生，慢性淤血性脾大。

（四）最终诊断

肝结节性再生性增生，合并：①门静脉高压；②脾功能亢进。

（五）随访情况

患者出院后 6 个月在当地医院化验血常规、肝功能基本正常，但未进行影像学检查，已嘱患者来院复查。

【诊疗体会】

本病例类似肝硬化表现，以门静脉高压、伴有肝功能轻度异常为表现。经过入院检查发现患者肝功能良好，阅片可见肝脏形态比例尚可，虽有明显结节改变，但与常规肝硬化结节影像学表现不同，为进一步明确病因及结节性质，依托非常规的经颈静脉肝穿刺活检技术，规避了腹水和血小板减少的风险，成功获得肝组织进行病理诊断，从而为疾病的准确快速诊断提供了帮助。该病例提示临床医师，对于不明原因肝硬化或门静脉高压的患者，应从多角度多方位分析，尤其是肝功能与门静脉高压表现不平行时，应考虑非肝硬化性门静脉高压可能，并进行相关疾病的鉴别诊断。

【专家点评】

肝结节性再生性增生（hepatic nodular regenerative hyperplasia）是一种临床少见的肝脏疾病，是以肝细胞结节形成伴有轻度纤维化为主要特点的非肝硬化性肝脏疾病，临床表现为较长的无症状期，约50%患者出现门静脉高压、食管静脉曲张和腹水。

肝结节性再生性增生的病因尚不明确，可能与血液或免疫系统疾病、糖尿病、骨髓移植及药物（某些化疗药物、抗反转录病毒药物）应用有关。其发病机制也尚不清楚，目前认为与肝实质内微循环障碍有关，是肝脏对血流分布异常的一种非特异性适应性改变，血管病变在其中充当了重要角色，这种病理改变的基础是肝动脉或门静脉的末级分支弥漫性狭窄或闭塞，形成局部缺血，导致血供减少部位肝细胞萎缩，而那些血供正常的部位肝细胞则代偿性增生，形成再生性结节，故有学者认为NRHL只是肝组织对肝内血流变化异常的一种继发性代偿性改变。

肝结节性再生性增生是一种良性病变，可发生于任何年龄，但成人多于儿童，男女比例无明显差异，早期可无症状，中晚期主要表现为门静脉高压、食管胃底静脉曲张和肝脾大，部分患者伴有上腹不适、腹胀和乏力等，生化学改变无特异性，可见肝酶谱如ALT、ALP、GGT轻度升高。

影像上肝结节性再生性增生可表现为肝实质中弥漫性直径0.1～3mm的再生性小结节或5～50mm局灶性肿块。在超声中表现多样，多以高回声更为多见。CT平扫为低密度，增强后多表现为轻度强化，也可无强化，周边环形强化或明显强化。MR表现不具有特异性，T_1WI、T_2WI均可呈等、低或高信号，其中以T_1高信号、T_2等或低信号多见，正反相位可有信号衰减，病灶边缘可有晕环，此时需要与转移瘤相鉴别。DWI表现为轻度扩散受限，增强后动脉期强化，门静脉期强化程度减低，可呈等、稍高或低信号，延迟期呈等或低信号。

肝结节性再生性增生病理上表现为弥漫分布的单腺泡性再生结节，再生结节被结节周边区萎缩的肝细胞分割，结节外缘无或仅有轻度纤维化，增生的肝细胞呈双板或多板排列，中央静脉被挤压变形。本病例经颈静脉肝穿刺活检与术后病理均一致性提示此诊断，且术中肉眼肝脏表面形态也支持该疾病，诊断明确。

肝结节性再生性增生因其病程隐匿，常被漏诊或误诊，有时难以与肝腺瘤或肝脏局灶性结节状增生相鉴别。另外因为肝脏多呈弥漫性病变，伴肝结节样改变，容易误诊为肝硬化。组织学证据是诊断NRHL的重要条件。相比于肝硬化而言，NRHL的门静脉高压相对较为突出，但肝功能多处于代偿状态。

有学者认为NRHL可能是一种癌前病变，但目前尚无恶变的报道。因临床尚缺乏特效治疗，重点就是针对门静脉高压进行对症治疗，预后也与有无门静脉高压密切相关。如进展至终末期肝病，可出现肝衰竭表现，则需要肝移植治疗。

（作者：解放军总医院第五医学中心　王海波

点评专家：解放军总医院第五医学中心　吕　飒）

参 考 文 献

郭涛，钱家鸣，朱丽明，等.2010.对肝结节状再生性增生的再认识—附18例临床分析.胃肠病学和肝病学杂志,19(4): 326-329.

刘金晶，李梦涛，李菁，等.2011.肝结节性再生性增生22例并文献复习.中华临床医师杂志电子版, 5(24): 7377-7381.

王慧慧，赵心明.2016.肝脏结节性再生性增生1例并文献复习.实用放射学杂志,32(9): 1479-1480.

王葵，张小峰，李锡峰，等.2009.肝结节再生性增生误诊为肝癌一例.中华临床医师杂志电子版,3(4): 680-684.

朱丽明，钱家鸣，周炜洵.2009.12例肝结节状再生性增生临床分析.中华消化杂志,25(10): 579-582.

病例 38　肝 肺 相 照

关键词：肝硬化，肝肺综合征，低氧血症

【病例介绍】

苏某，男，48岁。主因"间断乏力、食欲缺乏25年，间断发热1周"于2020年9月21日入院。

1. **现病史**　患者缘于1995年无明显诱因出现乏力、食欲缺乏于当地医院化验"肝功能异常"，未行特殊处理。2014年12月出现身目黄染，渐觉尿黄，伴乏力、腹胀、食欲缺乏等不适，化验：TBIL 195μmol/L，INR 2.03，腹部CT提示：肝硬化，脾大，腹水，食管下端静脉曲张。诊断："酒精性肝硬化失代偿期合并腹水"，给予保肝、降酶、退黄及利尿治疗后好转。2015—2018年间断于当地医院复查，肝功能平稳，腹部CT提示肝硬化，给予对症治疗后好转出院，2020年1月患者因发热于当地医院就诊，化验提示血象高，考虑存在感染，给予抗感染治疗后体温正常，治疗期间患者化验血红蛋白水平高，行骨髓穿刺术检查并经血液科会诊后排除原发血液系统相关疾病，予"放血"疗法后出院。患者1周前无明显诱因再次出现发热伴畏寒、寒战，于当地医院就诊，予头孢类抗生素抗感染治疗2天，体温复常，今日为进一步诊治来我院，门诊以"肝硬化失代偿期"收入我科。

2. **流行病学史**　病前6个月内无肝炎患者密切接触史，病前3个月内无不洁饮食史。

3. **既往史**　既往无伤寒、结核、猩红热等传染病史，无"心、脑、肺、肾"等脏器慢性病史。2003年因门静脉高压、脾大行脾脏切除术。无外伤史，否认药物及食物过敏史，预防接种史不详。

4. **个人史**　生长于原籍，无长期外地居住史，未到疟疾、鼠疫等疫区，无明确血吸虫疫水接触史，饮酒史6年，每日饮42度白酒1斤左右。

5. **查体**　体温37.1℃，脉搏98次/分，呼吸20次/分，血压110/73mmHg，营养中等，步入病房，自动体位，查体合作。神志清楚，应答切题，定向力、记忆力、计算力正常。面色晦暗，皮肤、巩膜轻度黄染，口唇发绀（图38-1），肝掌阳性，可见杵状指（图38-2），未见蜘蛛痣。全身浅表淋巴结未扪及肿大。心肺未见异常。腹部饱满，未见腹壁静脉曲张，全腹软，无压痛、反跳痛，肝右肋下未触及，剑突下未触及，墨菲征阴性，肝上界位于右锁骨中线第5肋间，肝、双肾区无叩痛，移动性浊音阴性。扑翼样震颤阴性。

6. **初步诊断**　酒精性肝硬化代偿期。

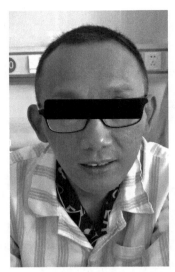

图 38-1　口唇发绀

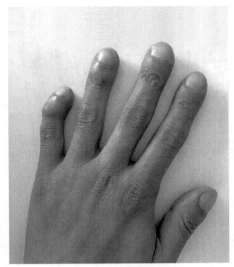

图 38-2　杵状指

【诊治经过】

（一）入院诊治第一阶段——酒精性肝硬化

2020 年 9 月 21 日　入院检查：WBC 4.59×10^9/L，N 0.65，RBC 5.58×10^{12}/L，Hb 190.00g/L，PLT 78.00×10^9/L。ALB 30g/L，ALT 34U/L，AST44U/L，ALP 141U/L，GGT 27U/L，TBIL69.2μmol/L。肾功能、血脂、电解质基本正常。INR 1.3，PCT 0.424ng/ml，CRP 23.59mg/L，乙肝表面抗原阴性，甲、丙、戊型肝抗体阴性，甲胎蛋白正常，抗核抗体 1：100，IgG 17.05g/L。腹部超声提示：肝硬化，脾稍大；肝内多发稍低回声结节（建议结合增强影像学检查）；门静脉高压伴侧支循环开放；轻度脂肪肝；门静脉扩张。腹部磁共振提示：肝硬化，融合性纤维化，脾大，食管旁及胃冠状静脉曲张，附脐静脉开放，胆囊炎。肺部 CT 提示：双肺未见明显异常。心脏超声提示：左心室舒张功能减低。患者饮酒史明确，基本排除其他肝病，酒精性肝硬化诊断明确，肝功能示胆红素及转氨酶轻度异常，给予保肝、降酶及退黄对症处理。

（二）入院诊治第二阶段——低氧血症

2020 年 9 月 24 日　因查体发现口唇发绀，追问患者病史，患者存在活动后气喘，考虑存在慢性缺氧表现。动脉血气分析：酸碱度 7.52，氧分压 50mmHg，二氧化碳分压 28mmHg，氧饱和度 88%，剩余碱 0.5mmol/L，肺泡 - 动脉氧分压差 68mmHg。完善腹部血管及肺血管的三维重建成像，均未见大血管门体分流及肺动静脉分流畸形。我院肺部 CT 未提示感染、积液及占位等肺部压迫表现，警惕存在肺血管性病变。患者肝硬化基础，考虑肝肺综合征（hepatopulmonary syndrome，HPS）可能性大，给予完善脏器声学造影。脏器声学造影：肺动脉水平大量右向左分流（请结合临床，考虑肝肺综合征可能），心房水平未见右向左分流征象。

患者慢性肝病基础，脏器声学造影提示肺动脉水平大量右向左分流，考虑HPS诊断明确，结合动脉血气分析肺泡 - 动脉氧分压差＞ 15mmHg、程度分级为极重度。患者血红蛋白水平较高,既往骨髓穿刺及血液科会诊排除原发性血液系统疾病,考虑为长期缺氧导致血红蛋白代偿性升高;针对 HPS 给予吸氧对症治疗。

（三）最终诊断

酒精性肝硬化代偿期合并肝肺综合征。

（四）随访情况

随访 6 个月,患者病情基本稳定,低氧血症表现无变化。

【诊疗体会】

肝硬化患者常合并肺部感染导致低氧血症,容易忽视 HPS 的存在,且 HPS 的诊断需要深入检查才能明确诊断,临床上容易忽视。肝硬化患者 HPS 发病率为 5% ～ 30%,合并 HPS 的肝硬化患者死亡风险加倍,极重度低氧血症（PaO_2 ＜ 50mmHg）的患者病死率极高。

【专家点评】

HPS 是肺内血管扩张引起的氧合异常及一系列病理生理变化和临床表现。HPS 的发病机制是肺毛细血管气体交换障碍。可观察到毛细血管与前毛细血管直径扩大至 100μm,同时扩张血管的数量也在增加,导致"肺蜘蛛痣"的产生。此类血管变化可造成通气 / 血流比例失调、弥散障碍和肺内动静脉分流,从而导致低氧血症。HPS 的相关试验提示:TNF-α、NO、内皮素 1 和血管内皮生长因子等由肺内单核细胞产生的炎症介质可导致肺部微血管改变。

HPS 常见于门静脉高压与肝硬化患者,也见于急慢性肝炎、急性肝衰竭、阻碍肝静脉回流的血管异常（腔 - 肺分流、Abernethy 畸形）等疾病。典型症状包括劳力性呼吸困难或静息时呼吸困难。进展期 HPS 可出现杵状指、发绀及弥漫性毛细血管扩张症。大多数 HPS 患者 X 线胸片无异常,但有部分患者可发现双侧肺底结节或网状浸润性改变。肺功能测试往往提示 CO 弥散量下降。

HPS 的诊断标准:①肝脏疾病（通常是肝硬化合并门静脉高压）。②肺内血管扩张证据,首选检查方法为增强经胸超声心动图造影（contrast-enhanced transthoracic echocardiography,CE-TTE）。CE-TTE 阳性:从外周手臂静脉注射 10ml 生理盐水,在对右心进行微泡造影后,≥ 3 个心跳周期后左心可见微泡显影。③动脉血气结果异常,平静状态下,端坐自然呼吸,肺泡动脉血氧梯度≥ 15mmHg（年龄＞ 64 岁,肺泡动脉血氧梯度＞ 20mmHg）,肺泡动脉血氧梯度（mmHg）＝肺泡氧分压－动脉氧分压（PaO_2）。脉搏血氧测定 [氧饱合度（SaO_2）＜ 96%] 可提示低氧血症（PaO_2 ＜ 70 mmHg,海平面）是一种高性价比的筛查方法。

HPS 可显著降低生活质量并导致不良预后。HPS 治疗上以支持治疗为主,建议吸氧,并维持 SaO_2 ＞ 88%。药物治疗方面目前尚未发现有效的治疗方案,生长抑素、阿米三嗪、吲哚美辛、诺氟沙星、雾化吸入左旋精氨酸甲酯、阿司匹林及血浆置换都已用于小规模临床试验，但无明确获益。经颈静脉肝内门体分流术（TIPS）降低门静脉压对 HPS 的疗效存在争议。《2016 年国际肝移植学会实践指南：肝肺综合征的诊断与管理》建议对普通肝病患者及等待肝移植的患者行 HPS 筛查。根据器官分配系统，合并 HPS 的患者可以在肝移植等待名单中获得优先权。HPS 早期的肺部改变可能为功能性变化，此时进行肝移植治疗，肺部的病理生理改变可逆转，但 HPS 持续较长时间后，肺部的功能性变化将逐渐演变为不可逆的器质性损害，这时单纯肝移植就不能解决呼吸功能障碍问题，而应行肝 - 肺联合移植。以免术后呼吸功能无法恢复，导致手术失败。

（作者：解放军总医院第五医学中心　宋芳娇

点评专家：解放军总医院第五医学中心　朱　冰）

参 考 文 献

刘以俊, 李涛. 2016.《2016 年国际肝移植学会实践指南：肝肺综合征与门脉性肺动脉高压的诊断与管理》摘译. 临床肝胆病杂志, 32(10): 1838-1842.

Gaines DI, Fallon MB. 2004. Hepatopulmonary syndrome. LiverInt, 24: 397-401.

Kim HY, Choi MS, Lee SC, et al. 2004. Outcomes in patients with hepatopulmonary syndrome undergoing liver transplantation. Transplant Proc, 36: 2762-2763.

Lima B, Mattinelli A, Franca AV. 2004. Hepatopulmonary syndrome. Pathogenesis, diagnosis and treatment. Arquivos de Gastroenterologia, 41(4): 250-258.

病例 39　肝胆相照，肝肺相连

关键词：肺炎，囊性纤维化，门静脉高压

【病例介绍】

李某，男，16 岁。主因"发现血小板降低 2 年余，间断黑粪 4 个月"于 2020 年 10 月 17 日入院。

1. 现病史　缘于 2018 年患者双下肢出现瘀点，不伴恶心、呕吐，无腹痛、腹胀、腹泻，无发热，无头晕等不适，就诊于当地医院检查血小板较低（未见化验单），腹部影像学提示脾大，未予以重视。因患者间断咳嗽，于 2019 年 8 月 14 日入住于北京三甲医院呼吸科，完善相关检查及基因检测，明确诊断"囊性纤维化（肺部病变为主）"，腹部彩超提示肝硬化、巨脾，血常规提示血小板减低，给予头孢他啶、妥布霉素抗感染，盐酸氨溴索、浓盐水雾化化痰及补充维生素 K_1、维生素 AD、维生素 E、赖氨葡锌等治疗，患者咳嗽症状缓解，感染指标下降，病情好转于 2019 年 8 月 22 日出院。出院后继续头孢他啶抗感染 3 周及长期口服维生素制剂治疗，患者无明显咳嗽等不适。2020 年 6 月 10 日患者出现黑粪 1 次，糊状、量中（具体不详），无鲜血便，无黏液脓便，无里急后重，伴有面色苍白、头晕、乏力，无呕吐、反酸、腹痛等不适，6 月 16 日入住于当地县医院查：WBC 1.30×10^9/L，RBC 2.40×10^{12}/L，Hb 40g/L，PLT 65×10^9/L。肝功能：ALT 23U/L，AST 18U/L，TBIL 12.8μmol/L，DBIL 5.0μmol/L。腹部彩超提示肝实质回声增粗、胆囊壁增厚，巨脾。腹部磁共振提示：肝脏多发异常信号，部分肝内胆管纡曲、毛糙，门静脉略有增宽；巨脾；胆囊炎；腹腔少量积液。予以输血治疗（具体成分及用量不详），患者面色逐渐转红润，乏力缓解，病情好转于 6 月 22 日出院。2020 年 7 月 26 日至 2020 年 8 月 5 日再次因咳嗽、咳黄痰及少许泡沫痰，入住于北京某三甲医院呼吸科继续诊治，病情好转。2020 年 10 月 6 日患者再次出现黑粪 2 次（量不详），不伴呕血，无明显头晕等不适，未特殊处理，大便逐渐转黄。2020 年 10 月 13 日复查：WBC 2.00×10^9/L，RBC 3.3×10^{12}/L，Hb 68g/L，PLT 54×10^9/L。今日为进一步诊治来诊，门诊以"囊性纤维化、肝硬化"收入我科。近 1 周，精神尚可，食欲正常，睡眠正常，小便正常，曾有黑粪，体重无明显变化。

2. 流行病学史　否认肝炎患者密切接触史，2020 年 6 月因"黑粪、贫血"，当地曾输注红细胞治疗（具体不详）。

3. 既往病史　否认"结核、伤寒"等传染病史，否认"高血压、糖尿病"及其他慢性病史，否认外伤、手术史，否认药物、食物过敏史，预防接种史不详。

4. 个人史　生于原籍，在原籍长大，无疫水、疫源接触史，无放射物、毒物接触史，无有害粉尘吸入史，否认吸烟、饮酒史。

5. 家族史　父母体健，姐姐患有"囊性纤维化（以肺部疾病为著）"。

6. 查体 体温 36.3℃，脉搏 96 次 / 分，呼吸 18 次 / 分，血压 120/82mmHg；身高 178cm，体重 49kg，BMI 15.46kg/m²。发育正常，营养中度，体形偏瘦，自动体位，贫血貌，神志清楚，精神可，对答切题。全身皮肤黏膜无黄染、出血点、蜘蛛痣及皮疹，无肝掌，未见蜘蛛痣。全身浅表淋巴结无肿大及压痛。心肺查体未见异常，肝肋下未触及，脾肋下可触及，锁骨中线肋下（甲乙线 16cm，甲丙线 17.8cm），脾右缘与前正中线（丁戊线 4.8cm），质硬，边钝，无触痛，肝 - 颈静脉回流征阴性，墨菲征阴性，移动性浊音阴性，肝、脾、双肾区无叩痛。肠鸣音正常，双下肢无明显水肿，病理反射未引出。

7. 辅助检查 2019 年 8 月 19 日（迈基诺）全外显子基因检测：基因：CFTR，核苷酸氨基酸：c.223＞T（p.R75X），变异来源：父亲；基因：CFTR，核苷酸氨基酸：c.293A＞G（p.Q98R），变异来源：父亲。

8. 初步诊断 ①囊性纤维化；②肝硬化合并门静脉高压；③贫血（中度）。

【诊治经过】

（一）入院诊治第一阶段——常规检查

2020 年 10 月 17 日。入院检查 WBC 1.70×10^9/L，N 0.439，RBC 2.70×10^{12}/L，Hb 59.00g/L，PLT 47.00×10^9/L，RET 3.48%。尿、便常规未见异常。ALB 35g/L，ALT 43U/L，AST 51U/L，ALP 191U/L，GGT 47U/L，TBIL 10.2μmol/L，CHE 4032U/L，肾功能、血脂、电解质正常。PTA 49.9%。ESR 11.00mm/1h。血清铁 3.5μmol/L，铁蛋白 8.19ng/ml，维生素 B_{12}、叶酸正常。免疫球蛋白 IgM、IgG、IgA 正常。铜蓝蛋白、血清铜、α_1 抗胰蛋白酶正常。PCT、CRE、BLA、LA、AFP、甲状腺功能正常。甲、乙、丙、戊型肝炎病毒学指标阴性。自身抗体均阴性。痰培养 + 药敏：金黄色葡萄球菌（+++）。肝脏硬度值 8.8kPa，脂肪衰减 188db/m。腹部彩超提示肝硬化、脾大、副脾；肝内多发稍低回声；门静脉高压、侧支循环开放；胆囊继发改变；脾静脉扩张。肺部 CT 提示双肺上叶支气管扩张伴感染。

经基因检测并结合临床表现，囊性纤维化诊断明确，平日以肺部疾病表现为主（间断咳嗽、咳黄痰），虽然现仍有轻度咳嗽、咳黄痰，肺部 CT 提示双肺上叶支气管扩张伴感染，痰培养可见金黄色葡萄球菌生长，但患者无发热等不适，不除外金黄色葡萄球菌定植，暂不给予抗生素，同时加用浓盐水雾化吸收治疗。血常规提示三系减低，考虑与巨脾有关。另外，患者重度贫血，呈小细胞低色素贫血，结合血清铁明显降低，考虑与失血导致缺铁有关，加用多糖铁复合物补铁纠正贫血，同时预约悬浮红细胞加强支持治疗。因其曾消化道出血 2 次，说明门静脉高压明显，完善相关检查评估病情，进行消化道出血二级预防，了解能否行 TIPSS 或脾切除术。患者肝功能表现为 ALT、AST 轻度升高，表明有肝脏炎症活动和损伤，CHE 降低反映了肝脏储备功能和合成功能受损，经结合病史及化验检查基本除外病毒性肝炎、酒精性肝病、自身免疫性肝病，肝硬化病因尚不明确。

（二）入院诊治第二阶段——再次出血

2020 年 10 月 23 日 患者行胃镜检查过程中见食管中下段 3～4 条静脉隆起，呈"串珠样"、结节样，最大直径约 1.0cm，红色征（+）。贲门有静脉延伸至胃体小弯侧，呈粗条索样，表面呈柱状喷血，胃腔内少许新鲜血及陈旧血存留。考虑胃静脉曲张破裂出血，立即建立静脉通道，给予乳酸钠林格注射液静脉滴注补液，测血压 110/82mmHg，心率 92 次 / 分，指脉氧 99%，与患者家属沟通病情及治疗费用，家属同意行内镜下治疗。于食管下段小弯延伸的曲张静脉内共注射聚桂醇 14ml，进胃腔观察，见硬化剂已下行至胃底侧，给予血凝酶 2U 局部喷洒，观察出血停止，退镜。同时给予生长抑素、卡洛磺钠、酚磺乙胺止血，兰索拉唑抑制胃酸，头孢曲松预防感染及补液等支持治疗，并输注悬浮红细胞治疗。

因患者门静脉高压明显，短期内反复消化道出血 3 次，经与患者及其家属沟通，家属选择 TIPSS 治疗。

（三）诊治第三阶段——TIPSS 治疗

2020 年 11 月 6 日　患者入住北京世纪坛医院，检查：ALB 43g/L，ALT 36U/L，AST 45U/L，TBIL 15.4 μmol/L，肾功能、电解质、血糖等检查未见明显异常；PTA 60%，INR 1.44；WBC 1.53×10^9/L，RBC 4.21×10^{12}/L，Hb 93g/L，PLT 44×10^9/L，HBsAg 阴性。肝脏血管彩色超声检查：三支肝静脉、下腔静脉、门静脉主干及分支、脾静脉均通畅，门静脉增粗。下腹部 CT 增强＋三维重建：左肾受增大的脾脏压迫，向后下方移位；双肾上腺、双侧肾脏实质未见明确异常密度影；腹腔及腹膜后未见肿大的淋巴结。上腹部 CT 增强＋三维重建：肝脏比例尚可，余肝实质内未见明确异常密度影及异常强化灶；肝内外胆管未见扩张；门静脉主干及分支、脾静脉增粗，门静脉最大径线约 15.3mm，腔内未见异常密度影；胆囊体积不大，壁未见明显增厚，腔内未见明显异常密度灶；脾脏体积增大，向下达髂嵴水平，其内未见明确异常密度影，脾门旁可见一等密度结节，考虑副脾；左肾受压向下向后移位；胰腺未见明显异常；食管下段、胃底周围、脾门周围及腹壁可见曲张增粗的静脉，其中脾门周围迂曲血管与左肾静脉分界不清；肠系膜脂肪浑浊，部分小肠淤张；腹膜后未见明确肿大淋巴结影。检查结论：门静脉高压征（脾大，侧支循环形成），肝内小钙化，肠系膜脂肪浑浊伴小肠淤张。心脏彩超未提示明显异常。根据患者症状、体征及辅助检查，考虑患者具有行 TIPSS 适应证，故给予患者实施 TIPSS 治疗，分流前门静脉压力 30mmHg，分流后门静脉压力 18mmHg。

（四）最终诊断

①囊性纤维化；②门静脉高压；③ TIPSS 术后。

（五）随访情况

术后随访至 2021 年 4 月，患者病情基本平稳，未再有呕血、黑粪情况。

【诊疗体会】

随着目前对囊性纤维化患者诊断率的增高，越来越多的囊性纤维化患者被发现、诊断和治疗，囊性纤维性肝病的诊治率也不断升高。该患者存在囊性纤维化，且反复出现黑粪，胃镜示食管胃底静脉曲张破裂出血，影像学提示存在门静脉高压，考虑与囊性纤维性变相关。结合患者症状、体征及影像学检查，考虑患者具有行介入治疗的指征，患者术后恢复良好，未再出现食管胃底静脉曲张破裂出血表现，治疗效果良好。目前关于囊性纤维化门静脉高压患者的 TIPSS 治疗长期随访报道也认为 TIPSS 能有效改善患者的预后，降低患者再出血的风险。

【专家点评】

囊性纤维化（cystic fibrosis，CF）是一种主要影响胃肠道和呼吸系统的遗传性疾病，为严重隐性基因遗传病。上皮表面功能障碍是其主要发病机制，可以引起一系列不同的临床表现和并发症，与 CF 跨膜传导调节因子（cystic fibrosis transmembrane conductance regulator，CFTR）基因突变相关。CF 的发病率因国家、种族而异，欧美人群多见，亚洲人群罕见，而我国由于病例数甚少，尚无 CF 发病率的相关数据。临床表现为弥漫性慢性阻塞肺病、胰腺功能不全及汗液中钠、氯浓度较正常高 3～5 倍。CFTR 的缺陷改变了气道表面和黏膜下腺体的生理功能，使钠离子重吸收增加，分泌减少，导致分泌物脱水，很难被黏液纤毛或其他机制清除，从而造成气道阻塞。同样的病理生理变化也发生在胰腺和胆道，造成蛋白性分泌物干燥并阻塞管道，皮肤表面的氯和钠的浓度升高。上述改变导致慢性呼吸道感染、细菌长期定植，最终演变成细支气管和支气管扩张、营养缺乏及胰腺功能不全。

CF 的诊断是基于患者存在相符的临床表现，如慢性、反复性鼻窦或肺部疾病、营养不良和消化道疾病，男性泌尿生殖系统畸形或有 CF 家族史，并经生化或遗传学检查确认，汗液氯化物检测是实验室确诊的主要方法。

CF 肺部病变的治疗目的是清除气道分泌物并控制感染。呼吸道清理有助于 CF 患者呼吸道黏稠分泌物排出，方法包括体位引流、正压呼气、高频胸壁振荡等，高渗盐水雾化治疗可使纤毛周围层重新水化，改善纤毛 - 黏液系统的清除功能，严重病例多次支气管肺泡灌洗彻底清除气道内的分泌物也是非常有效的措施。对于合并肺部感染引起肺病急性加重的患者，需应用抗生素治疗，根据其严重程度和致病菌对药物的敏感度选择口服或静脉途径。CF 患者良好的营养状况与其远期生存及肺功能密切相关。营养支持治疗包括胰酶替代治疗、高热量饮食、脂溶性维生素及矿物质补充等。如果患者出现脂肪泻、生长发育落后等胰腺功能不全的表现，应及时补充胰酶（2～5g/d），并根据症状调整剂量。

CFTR 位于胆管细胞的表面，但在肝细胞上没有发现。CFTR 蛋白缺陷可导致广泛的肝胆疾病，统称为囊性纤维化肝病（CFLD）。CFLD 目前是囊性纤维化的第三大死亡原因。CFLD 是一个涵盖了由囊肿性纤维化引起的多种肝脏疾病的总称，包括肝酶升高、肝脂肪变性、新生儿胆汁淤积、胆汁性肝硬化、肝硬化等。CFLD 的肝硬化发生机制目前尚未完全明确，研究表明与 *CFTR* 基因缺陷有关。肝硬化通常发生在基因严重突变的患者，这些突变导致 CFTR 的改变，影响其控制水和溶质运动的能力，导致胆汁越来越黏稠，胆汁流量减少，引起胆道堵塞、肝细胞损伤、炎症和纤维化。

之前因为囊性纤维病的患者寿命较短，所以针对于囊性纤维性肝病的研究资料并不多，目前随着患者寿命的延长，人们发现有一部分患者存在门静脉高压的表现，但是没有肝硬化。这些表现被认为是由于闭塞性静脉病引起的窦前型门静脉高压，并伴有门静脉分支内的致密纤维化，这种发现见于非肝硬化性门静脉高压病。

　　本患者存在家族遗传表现，其父母均为基因携带者，姐姐亦患有囊性纤维化，因此囊性纤维化诊断明确，但是否有肝硬化，目前其实尚不能完全明确。因为患者影像学表现肝脏形态、结构、比例尚可，肝弹性值并不高，如果能有病理学证据支持诊断本病例将会更加完整。

（作者：首都医科大学附属北京世纪坛医院介入治疗科　吴一凡

解放军总医院第五医学中心肝病科　田　华

点评专家：首都医科大学附属北京世纪坛医院介入治疗科　刘福全）

参 考 文 献

董校汝，王贺，王哲，等．2018.基因突变导致的囊性纤维化及其疾病的研究进展．吉林医药学院学报，39(3): 226-230

Efrati O, Barak A, Modan-Moses D, et al. 2003. Liver cirrhosis and portal hypertension in cystic fibrosis. Eur J Gastroenterol Hepatol, 15(10): 1073-1078.

Herrmann U, Dockter G, Lammert F. 2010. Cystic fibrosis-associated liver disease. Best Pract Res Clin Gastroenterol, 24(5): 585-592.

Miraglia R, Piazza M, Cortis K, et al. 2013. Cardiac arrest after transjugular intrahepatic porto-systemic shunt creation in a 28 year-old patient with end stage liver disease secondary to cystic fibrosis. J Gastrointestin Liver Dis, 22(3): 362

Nick JA, Nichols DP. 2016. Diagnosis of Adult Patients with Cystic Fibrosis. Clin Chest Med, 37(1): 47-57.

Pozler O, Krajina A, Vanicek H, et al. 2003. Transjugular intrahepatic portosystemic shunt in five children with cystic fibrosis: long-term results. Hepatogastroenterology, 50(52): 1111-1114.

病例40 "新型伟哥"挽救了她

关键词：肝硬化，低氧血症，门静脉高压

【病例介绍】

苏某，女，54岁。主因"肝功能异常11年"于2018年8月30日入院复查。

1. **现病史** 患者2009年因肝功能异常于当地医院诊断为原发性胆汁性肝硬化，间断服用保肝药物（不详）。2011年11月因食管静脉曲张破裂出血行脾切除＋贲门周围血管断流术，术后肝脏组织病理提示原发性胆汁性肝硬化，Ⅳ期，考虑重叠自身免疫性肝炎，病变程度G3S4。术后长期服用"熊去氧胆酸、甘草酸制剂、双环醇"等，病情控制尚平稳。2018年8月要求住院复查，查体时医师发现口唇发绀，无咳嗽、胸闷、乏力、发热等不适症状。近期大小便正常，体重无明显变化。

2. **既往史** 既往诊断"支气管哮喘"，间断使用沙美特罗替卡松粉吸入剂。2016年10月我院诊断为高血压病，服用硝苯地平控释片30mg每日1次降压，血压控制良好。否认外伤史，否认药物、食物过敏史，预防接种史不详。

3. **个人史** 生于原籍，无特殊毒物接触史，无吸烟饮酒史。

4. **婚育史、月经史** 适龄结婚，配偶健康状况良好，夫妻关系和睦，育1女，女儿健康状况良好。初潮14岁，行经期5天，间隔28天，已绝经。

5. **家族史** 家族无肝病史及遗传病史。

6. **查体** 体温36.6℃，脉搏67次/分，呼吸18次/分，血压137/88mmHg，指氧饱和度92%。营养中等，面色晦暗，口唇发绀，皮肤、巩膜无黄染，肝掌阳性。全身浅表淋巴结未扪及肿大。心脏听诊可闻及肺动脉瓣区第二心音亢进，肺部听诊无明显异常。腹部可见一长约30cm陈旧性手术瘢痕，腹部平软，无压痛反跳痛，肝右肋下及剑突下未触及，脾缺如。双下肢无水肿，扑翼样震颤阴性。

7. **诊断** ①肝硬化失代偿期，重叠综合征（PBC/AIH）；②低氧血症；③高血压病；④脾切除术后。

【诊治经过】

（一）第一次住院诊治——疑云重重

1. **2018年9月1日** 患者入院后化验：WBC 4.48×10^9/L，中性粒细胞百分比39.6%，RBC 4.38×10^{12}/L，Hb 137g/L，PLT 218×10^9/L，ALT 45U/L，AST 58U/L，ALP 135U/L，GGT 64U/L，TBIL 12.5μmol/L，IgA 5.19g/L，IgG 29g/L，IgM 12g/L，HBsAg阴性，丙肝抗体阴性，抗核抗体（核膜型）1：1000，抗线粒体抗体（++++），线粒体M2抗体（+++），脑钠肽前体438.5pg/ml，INR 0.99，活动度93.0%。腹部磁共振（图40-1）：弥漫性肝损害，

肝硬化、多发硬化结节、融合性肝纤维化，脾切除术后改变，少量腹水，食管及胃底静脉曲张，胃肾分流可能。

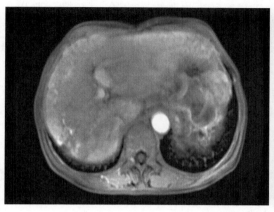
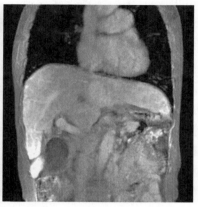

图 40-1 磁共振表现

因口唇发绀和指氧饱和度低，考虑存在低氧血症，化验动脉血血气分析：酸碱度 7.46，氧分压 58mmHg，二氧化碳分压 33mmHg，标准碳酸氢根 24.1mmol/L，肺泡 - 动脉氧分压差 52.8mmHg，氧饱和度 91%。肺 CT：双肺局限性肺不张，肺动脉增粗（主干直径 4.3cm）（图 40-2）。心脏超声：①三尖瓣反流（轻度）；②肺动脉高压（中 - 重度，估测肺动脉压 77mmHg）；③左心室舒张功能减低。

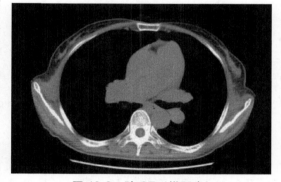

图 40-2 肺 CT（纵隔窗）

目前诊断分析：低氧血症原因待查，肺动脉高压：①肝肺综合征？②门静脉性肺动脉高压？③慢性阻塞性肺疾病？患者暂无喘憋症状，考虑患者长期处于慢性缺氧病理状态，已经耐受，故暂予以氧疗为主。患者出院。

2. 2018 年 9 月 15 日 患者因胸闷喘憋症状明显，自行在家进行氧疗，症状可缓解，后间断在家自行吸氧缓解胸闷喘憋症状。

（二）第二次住院诊治——云开雾散

2019 年 10 月 9 日 患者再次入院，查体：体温 36.8℃，脉搏 78 次 / 分，呼吸 19 次 / 分，血压 135/76mmHg，面色晦暗，口唇发绀，可见颈静脉怒张，双肺呼吸音清，心脏听诊可闻及肺动脉瓣区第二心音亢进，三尖瓣可闻及收缩期吹风样杂音。腹部可见一长约 30cm 陈旧性手术瘢痕，肝右肋下及剑突下未触及，脾缺如。入院化验：动脉血血气分析：酸碱度 7.47，氧分压 56mmHg，二氧化碳分压 33mmHg，氧饱和度 91%，肺泡 - 动脉氧分压差 52mmHg。血常规：WBC 5.39×10^9/L，中性粒细胞百分比 54.3%，RBC 4.2×10^{12}/L，Hb 147g/L，PLT 225×10^9/L。ALT 43U/L，AST 78U/L，ALP 148U/L，GGT 63U/L，TBIL 23.8μmol/L，IgA 6.4g/L，IgG 32.21g/L，IgM 10.6g/L，脑钠肽前体

1228pg/ml，INR 1.23，活动度 62.4%。心脏彩超：①右心增大（右心室左右径 49mm）；②肺动脉增宽（主肺动脉干内径 34mm）；③三尖瓣少 - 中度反流，肺动脉高压（估测肺动脉压 93mmHg）；④二尖瓣少量反流；⑤左心室舒张功能减低。肺 CT：肺动脉增粗（主干直径 4.3cm）。心包少量积液。考虑存在低氧血症、肺动脉高压和右心扩大，建议患者在外院行右心导管检查，但患者拒绝。诊断为门静脉性肺动脉高压。给予磷酸二酯酶Ⅴ型抑制剂 5（他达拉非）1.25mg 每日 1 次口服诊断性治疗。

（三）最终诊断

①肝硬化失代偿期，重叠综合征（PBC/AIH）；②低氧血症（门静脉性肺动脉高压）；③支气管哮喘；④高血压病；⑤脾切除术后。

（四）随访情况

2020 年 12 月 4 日。患者再次入院复查，患者自诉胸闷喘憋症状明显缓解，发作次数减少。查体：体温 36.8℃，脉搏 78 次 / 分，呼吸 19 次 / 分，血压 135/76mmHg，面色晦暗，口唇发绀较前好转，可见颈静脉怒张，双肺呼吸音清，心脏听诊可闻及肺动脉瓣区第二心音亢进，三尖瓣可闻及收缩期吹风样杂音。动脉血气分析：酸碱度 7.47，氧分压 64mmHg，二氧化碳分压 33mmHg，氧饱和度 95%，肺泡 - 动脉氧分压差 47.4mmHg。血常规：WBC 6.3×10^9/L，Hb 114g/L，PLT 219×10^9/L，ALT 37U/L，AST 87U/L，ALP 122U/L，GGT 50U/L，TBIL 18.2μmol/L，INR 1.13，活动度 73.4%。心脏彩超：①右心增大（右心室左右径 38mm）；②主肺动脉增宽（主肺动脉干内径 31mm）；③三尖瓣少量反流、肺动脉高压（估测肺动脉压 79mmHg）；④二尖瓣少量反流；⑤左心室舒张功能减低。肺 CT：肺动脉增粗（主干直径 4.3cm）。

【诊疗体会】

临床上肝硬化患者出现口唇发绀情况不常见，容易被忽视。该患者在发现口唇发绀后及时检测了指氧饱和度，进一步检查血气分析提示氧分压明显降低且低于 60mmHg，肺 CT 提示肺动脉增粗，心脏超声提示三尖瓣轻度反流及肺动脉高压。患者虽有支气管哮喘病史，但无通气障碍表现，血气分析无二氧化碳潴留，肺部影像学未见慢性阻塞性肺疾病表现，排除支气管哮喘导致的慢性阻塞性肺疾病。基于以上分析，结合患者在慢性肝病基础上出现低氧血症，重点考虑肝病相关的肺血管疾病，即肝肺综合征（hepatopulmonary syndrome，HPS）或门静脉性肺动脉高压（portopulmonary hypertension，PoPH）。这两种并发症都是在严重肝病基础上发生的肺部相关并发症，临床均以低氧血症为主要症状，而门静脉性肺动脉高压除低氧血症外，主要表现为肺动脉高压以及长期肺动脉高压导致的右心衰竭，其中右心导管检查是肺动脉高压的金标准。虽然该患者拒绝行右心导管检查，但其病情进展呈现低氧血症→肺动脉高压→右心扩大特点，从临床角度考虑为 PoPH，给予应用他达拉非治疗后，低氧血症的临床症状及检查结果均得到好转。

【专家点评】

PoPH 是终末期肝病患者的一种并不常见的并发症。关于 PoPH 发病率报道不一致，可能与不同的检测方法和诊断标准有关。有报道应用血流动力学的方法检查发现在慢性肝病患者中 PoPH 的发生率为 2% ~ 5%。在准备接受肝移植的终末期肝病患者中的发病率为 5% ~ 10%，而在接受原位肝移植手术的患者中发生率可高达 16%。患者一般在发现门静脉高压症后 4 ~ 7 年被诊断为 PoPH，只有极少数患者肺动脉高压症状出现在门静脉高压之前。门静脉高压症的持续时间越长，发生 PoPH 的风险越大。

PoPH 是一种以肺动脉高压为主要特点的肺动脉血管病，其肺动脉病理组织学改变与原发性肺动脉高压类似，表现为丛源性动脉病，动脉中层肥厚，内皮细胞和平滑肌细胞增生，内膜纤维化和小动脉纤维素样坏死。丛状损害是肺动脉高压的特征性改变，多见于肺动脉的末梢分支。内膜增厚、阻塞和丛状损害是血管的突出改变，尤以肺小动脉和细小动脉表现为明显。在狭窄或闭塞的动脉近端可见管腔扩张和新生血管形成。由于缺乏不同的组织学特征，病理上难以辨别 PoPH 和其他原因引起的肺动脉高压。

PoPH 发病机制尚不明确，目前研究的主要有以下几种：①高动力循环状态。晚期肝病患者血管张力失调，内脏血管舒张，总外周阻力降低，血压降低，心脏通过增加心排血量进行代偿，内脏动脉血管扩张引起的高动力循环状态和全身阻力降低是门静脉高压症的特征。随着肺动脉血流的持续增加，肺动脉床所受的剪切应力增加，造成肺血管内皮损伤，进一步促进原位血栓形成及血管内皮细胞的增殖，使肺动脉压力进行性升高。②血管活性物质失调。门静脉压力升高及侧支血管的生成使得正常情况下由肝脏代谢的血管活性物质未经肝脏处理直接随体循环进入肺循环，导致血管活性物质失调，如血管内皮素 -1、白介素 -1、白介素 -6、血栓素等血管收缩因子上调，而一氧化氮、前列环素等血管舒张因子减少，缩血管物质同时参加血管增殖过程，使肺部血管发生重构、收缩，肺动脉压力进行性升高。门体分流术后 PoPH 的发病率有所上升，可能与逃避肝脏代谢的血管活性介质增加有关。③雌激素及氧化应激。首先女性是 PoPH 的危险因素，其次 PoPH 患者在雌激素信号通路和雌二醇含量方面存在更高的基因变异，以上两者表明雌激素在疾病的发病机制中起重要作用。

HPS 也是肝硬化并发症之一，容易与 PoPH 混淆。HPS 发生低氧血症主要是由通气灌注（VA/Q）比例失调、肺内分流和氧弥散受限三个方面的因素所致。其基本病理改变为肺血管扩张，由于肺内血管扩张，肺血管失去低氧收缩的功能，导致 VA/Q 比例失调。肝病越重，VA/Q 比例失调越明显，加上流体静力作用，肺底部血管优先灌注，而肺血管扩张多发生于中下肺野，因此从平卧位转至直立位时更易导致 VA/Q 比例失调，引发直立位低氧血症。肺内分流大多是由肺血管扩张、血流加快及高灌注低肺泡通气所致的"功能性"分流，少数为可由肺动静脉直接交通所致的"解剖性"分流。氧弥散限制理论认为，由于肺毛细血管扩张、直径增大，邻近肺泡内的氧分子不能全部弥散到毛细血管血流中间与其中的红细胞内血红蛋白氧合；另外肝病时的高动力循环状态使血流加快，氧合作用时间减少，也使红细胞内血红蛋白的氧合作用受到进一步损害。

　　由于 HPS 与 PoPH 二者基本病理改变不同，所以治疗方案有所区别。门静脉性肺动脉高压可应用血管扩张药，如内皮素受体拮抗剂、磷酸二酯酶 V 型抑制剂等，应用磷酸二酯酶 V 型抑制剂的主要目的是通过阻止平滑肌细胞中环状鸟苷—磷酸的降解，提高一氧化氮含量，而一氧化氮是一种有效的血管扩张药。磷酸二酯酶 V 型抑制剂可改善 PoPH 患者的血流动力学。但肝肺综合征本身病理改变即为血管扩张或血管瘘，故血管扩张药不应使用，目前尚无有效的药物治疗。但氧疗对二者均是有效的对症治疗，较重的患者也均可考虑肝移植治疗。

（作者：解放军总医院第五医学中心　朱　云　许文涛

点评专家：解放军总医院第五医学中心　王睿林）

参 考 文 献

刘以俊，李涛 . 2016. 《2016 年国际肝移植学会实践指南：肝肺综合征与门脉性肺动脉高压的诊断与管理》摘译 . 临床肝胆病杂志，32(10): 1838-1842.

殷鑫，张雨，邵玥明，等 . 2020. 门静脉性肺动脉高压的研究现状 . 临床肝胆病杂志，36(1): 213 -217.

Savale L, Guimas M, Ebstein N, et al. 2020. Portopulmonary hypertension in the current era of pulmonary hypertension management. J Hepatol, 73(1): 130-139.

Sendra C, Carballo-Rubio V, Sousa JM. 2020. Hepatopulmonary Syndrome and Portopulmonary Hypertension: Management in Liver Transplantation in the Horizon 2020. Transplant Proc, 52(5): 1503-1506.

病例 41　肝换了为啥还出腹水？

关键词：肝移植，腹水，他克莫司

【病例介绍】

王某，男，41 岁。主因"肝移植术后腹胀、体重增加 1 个月"于 2019 年 2 月 10 日到我院门诊就诊。

1. 现病史　患者因临床诊断为"原发性肝癌、肝豆状核变性"于 2018 年 12 月 23 日行"肝移植术"，手术过程顺利，术后顺利康复出院。术后病理：肝细胞癌，高分化，大小 3cm×3cm×2cm，可见假腺样结构，周围肝组织呈肝硬化改变，小叶结构紊乱，假小叶形成，部分肝细胞水样变，局部气球样变，肝门胆管断端及血管断端均未见病变。手术后患者规律应用他克莫司等抗排异治疗。肝移植术后 14 天化验示肝功能及凝血功能正常，FK506 3.1ng/ml，腹部超声提示下腹部腹水量约 40mm，肝脏血管超声检查未见明确异常。结合肝功能稳定、血液他克莫司浓度水平可，临床上考虑腹水为术后早期反应性腹水，予密切观察。2019 年 1 月 28 日（术后 36 天）因仍有腹胀症状，第一次来我院住院，化验：ALT 30U/L，AST 19U/L，TBIL 14.1μmol/L，ALB 36g/L，FK506 6.1ng/ml。腹部超声提示腹水，深约 79mm。肝脏血管彩超提示移植肝血管未见明确异常，抗排异治疗方案无调整，加用呋塞米、螺内酯等利尿药治疗出院。出院后腹胀进行性加重，于 2019 年 2 月 10 日（术后 50 天）为进一步诊治而来我院就诊，并收住入院治疗。

2. 流行病学史　患者自幼生活在河北省邢台市威县，无"肝炎"患者密切接触史。肝移植术中曾输血，无不洁饮食史。

3. 既往史　无慢性心肺和心肾疾病史。无家族性遗传病史。

4. 个人史　生于原籍，从事办公室职员工作，无特殊毒物接触史，不吸烟，有少量饮酒史，2017 年 4 月已戒酒。

5. 家族史　无传染病及其他遗传病史。

6. 查体　体温 36.7℃，心率 81 次 / 分，血压 120/78mmHg，身高 178cm，体重 77kg，神志清，精神可，记忆力、定向力及计算力均正常。营养中等，皮肤、巩膜无黄染，无肝掌和蜘蛛痣，全身浅表淋巴结无肿大。心肺听诊未见异常。腹部可见肝移植手术瘢痕，全腹无压痛，肝脾肋下未及，肝区无叩痛，腹部稍膨隆，移动浊音阳性。双下肢无水肿。

7. 初步诊断　①肝移植术后状态；②腹水原因待查。

【诊治经过】

（一）第一次住院就诊——常规处理，无特殊考虑

2019 年 1 月 28 日　患者第一次于我院住院。入院后化验：ALB 36 g/L，TBIL 14.1μmol/L，

ALT 30U/L，AST 19U/L，ALP 91U/L，GGT 37U/L，血常规、凝血功能、肾功能、血糖、血脂、电解质、尿常规、大便常规均正常，AFP 14.94ng/ml，FK506 6.1ng/ml，CMV-DNA 定量＜100U/ml、EBV-DNA 定量＜100U/ml。肝脏彩超：符合肝移植术后声像图表现、脾大，胆囊窝无回声区（考虑局限性积液），腹水。移植肝血管超声检查未见明确异常。患者肝功能稳定，FK506 血药浓度水平适宜，继续应用他克莫司 4mg/12h，吗替麦考酚酯片 0.75g/12h 抗排异治疗，患者腹部 B 超提示腹水，考虑为肝移植术后早期反应性积液，应用呋塞米及螺内酯利尿治疗，建议患者定期复查。

（二）第二次住院就诊——影像联合肝脏病理明确诊断

患者出院后腹胀逐渐加剧，至移植后第 50 天体重增加 9kg，病情恶化。2019 年 2 月 10 日第二次住院治疗。入院后化验：肝功能示 ALB 34g/L，TBIL 10.6μmol/L，ALT 128U/L，AST 53U/L，ALP 85U/L，GGT 28U/L；肾功能示 CRE 106μmol/L，UREA 10.3mmol/L，UA 553μmol/L；腹水常规：细胞总数 $1267 \times 10^6/L$，白细胞总数 $267 \times 10^6/L$，N 0.07，LY 0.88，间皮细胞 0.05，SAAG 12g/L，细菌培养、真菌培养、结核分枝杆菌及找肿瘤细胞均阴性。化验：FK506 9.2ng/ml，甲、乙、丙、戊型病毒检测均阴性。CMV-DNA 及 EBV-DNA 均阴性。血常规、尿常规及便常规大致正常。腹部 CT 平扫加增强显示肝大，斑片状增强，大量腹水和肝静脉显示不清。

患者大量腹水，应用利尿药疗效欠佳，且腹部 CT 显示不除外肝小静脉闭塞，予以穿刺放腹水，腹水完全引流后进行肝穿刺活检。肝脏病理提示肝小静脉闭塞，结合影像学检查，考虑"肝小静脉闭塞病"（hepatic veno-occlusive disease，HVOD）考虑可能为他克莫司诱发，予以停用他克莫司，加用环孢素 150mg/12h，同时继续应用吗替麦考酚酯片 0.75g/12h 治疗，同时应用前列地尔及低分子肝素钠抗凝治疗，经调整抗排异药物及应用抗凝血药物，患者腹水消退，肝功能稳定，复查腹部 CT 肝内斑片影较前明显减少。患者出院于院外继续应用抗排异药物治疗。

（三）最终诊断

①肝移植术后状态；②肝小静脉闭塞病。

（四）随访情况

患者目前随访中，肝功能无明显变化，腹水消退理想。6 个月后复查腹部 CT 检查提示肝脏形态恢复正常。第二次肝穿刺，病理提示正常肝脏组织，无肝小静脉闭塞等表现。

【诊疗体会】

腹水系指腹腔内游离液体的过量积聚。在正常状态下腹腔内约有 50ml，对肠道起润滑作用。在任何病理情况下导致的腹腔内液量增加超过 200ml 即称为腹水。腹水是许多疾病的一种临床表现，产生腹水的原因很多，较常见的有心脏疾病、肝脏疾病、肾脏疾病、腹膜疾病、营养障碍性疾病、恶性肿瘤、结缔组织病等。患者为肝移植术后早期患者，术后早期出现不易消退的腹水，首先应明确腹水性质，进一步查明腹水来源。根据其病理生理机制不同，腹水形成的原因主要分为门静脉高压性及非门静脉高压性。门静脉高压性腹水常见原因包括肝淤血、肝脏疾病、门静脉血栓等。非门静脉高压性腹水常见原因包括腹膜转移性癌、肾病综合征、营养不良性水肿、乳糜性腹水、结核性腹膜炎、细菌性腹膜炎、真菌性腹膜炎等。就本例而言，近期无发热、腹泻、腹痛等症状，近期腹水无感染提示，暂不考虑感染性腹水。患者肝移植术后早期患者肝功能良好，无慢性肾病及心脏疾病病史及其他肿瘤表现，结合腹水-血清白蛋白梯度，诊断需主要考虑门静脉高压性原因尤其是血管性因素可能。因影像学检查无门静脉、肝静脉等大血管异常，可循肝脏淤血至门静脉高压性腹水这一思路继续寻找线索至明确诊断。

【专家点评】

HVOD 又称肝窦阻塞综合征（hepatic sinusoidal obstruction syndrome，HSOS），是由各种原因导致的肝血窦、肝小静脉和小叶间静脉内皮细胞水肿、坏死、脱落，进而形成微血栓，引起肝内淤血、肝损伤和门静脉高压的一种肝脏血管性疾病。临床常表现为疼痛性肝大、腹水、黄疸和体重增加。

HVOD 最初是在食用狗舌草的牙买加人中发现的，欧美国家报道的多发生在骨髓造血干细胞移植（SCT）预处理后的患者，我国主要是以服用含有"吡咯生物碱"的植物如"土三七"的患者为主。这种病也多与 Mylotarg 应用有关，Mylotarg 是一种用于急性骨髓性白血病的单克隆抗 CD33 抗体，目前也发现 SCT 之后或在实体器官移植后因使用硫唑嘌呤及他克莫司等诱发 HVOD 的病例。

HVOD 发病机制目前尚不明确，可能与凝血酶联反应的激活，血栓形成相关。纤维蛋白亢进，细胞内液体滞留和细胞碎片逐渐出现可导致肝窦阻塞，引起肝内窦性门静脉高压，导致体液潴留、肝大、腹水和黄疸。有报道在免疫抑制相关 T 细胞耗尽和自体 SCT 后，以及在不匹配的移植中发生率很高。这些损害会使肝细胞中的谷胱甘肽耗竭，从而导致对其他化合物敏感度增强（例如环磷酰胺和白消安）。与之并行肝静脉血流量下降，肝静脉一氧化氮（NO）减少，继而诱发血管收缩导致肝细胞受损。

HVOD 的临床诊断标准主要包括巴尔的摩和西雅图标准。巴尔的摩标准更适用于重症患者。西雅图标准为：SCT 之后的第 1 个月内出现下列 3 个条件中至少 2 个：①黄疸；②肝大和右上腹疼痛；③腹水和（或）原因不明的体重增加。巴尔的摩标准为：SCT 后第 21 天内出现血清总胆红素（≥ 2mg/dl）和以下 3 个条件中的 2 个：肝大；体重增加超过基线的 5%；腹水。对于临床没有达到 HVOD 标准的患者，或者需要排除其他危险因素时，需要经颈静脉肝穿刺或血流动力学评估。本例病例为肝移植术后患者，无骨髓移植病史，故不适用于该两项临床评分诊断标准。考虑肝穿刺病理诊断仍为该病诊断金标准。

HVOD 治疗方面，与其他任何疾病相同，首先需要祛除可疑发病诱因，对症治疗是基础治疗方案，包括保肝、利尿、改善微循环等。抗凝治疗首选低分子肝素，剂量为 100U/kg，每 12 小时 1 次，皮下注射，肾功能不全者慎用。抗凝 2 周后通过临床表现、肝功能、影像学检查结果评估效果。如有效，继续抗凝至 3 个月以上；如无效，停止抗凝，考虑其他治疗措施。其他治疗包括对于骨髓移植放疗期间可能诱发 HVOD 的患者预防性应用熊去氧胆酸，其作为抗氧化剂和抗凋亡剂在 4 项随机试验中进行了评估结果标明有益处。另有一项非随机试验表明，有血管扩张及抗血栓形成作用的前列腺素 E_1 与肝素联合使用显示

HVOD 发生率较低。

HVOD 是移植受者比较罕见的并发症，文献报道发生率不足 2%。尽管发病率很低，HVOD 仍会导致移植失败。肝移植后的 HVOD 的诊断需排除可能导致肝血流阻塞的其他病因，例如排斥反应、肝炎病毒感染、胆道并发症、血管血栓形成或吻合口狭窄等。HVOD 也可能存在肝外征象，例如腹水、胸腔积水和脾大。典型的腹部 CT 检查结果包括弥漫性肝大、斑驳样异质性肝实质增强，以及肝静脉管腔狭窄或模糊。病理检查是以肝窦小叶静脉充血、纤维化和闭塞、肝细胞出血坏死为特征。既往曾有硫唑嘌呤引起 HVOD 的病例，随着医学进步，目前肝移植患者中多数是基于他克莫司为主的免疫抑制方案。他克莫司是最广泛使用的钙调神经磷酸酶抑制剂，大量临床数据表明其具有安全有效的预防器官移植患者发生急性排斥反应的作用。他克莫司导致 HVOD 的机制原因尚不清楚，更好地了解遗传细胞色素 P450 和谷胱甘肽 -S 转移酶的多态性可能对理解 HVOD 的发病机制有一定作用。肝移植患者随访过程中出现顽固性腹水时，在考虑常规并发症等同时，需警惕 HVOD 的可能。

（作者：解放军总医院第五医学中心　冯丹妮

点评专家：解放军总医院第五医学中心　刘鸿凌）

参 考 文 献

European Association for the Study of the Liver. 2016. EASL clinical practice guidelines: vascular diseases of the liver. J Hepatol, 64: 179-202.

Hou Y, Tam NL, Xue Z, et al. 2018. Management of hepatic vein occlusive disease after liver transplantation: A case report with literature review. Medicine(Baltimore), 97(24): e11076.

Shen T, Feng XW, Geng L, et al. 2015. Reversible sinusoidal obstruction syndrome associated with tacrolimus following liver transplantation. World J Gastroenterol, 21(20): 6422-6426.

Zhou SN, Feng DN, Zhang N, et al. 2021. Hepatic sinusoidal obstruction syndrome due to tacrolimus in a liver transplantation recipient. Gastroenterology Report, 8:485-487.

第四章

其 他 肝 病

病例 42　饮酒者的意识障碍

关键词：肝性脑病，胰性脑病，韦尼克脑病

【病例介绍】

冀某，男，59 岁。因"间断肝功能异常 4 年，双下肢水肿 20 天"于 2019 年 7 月 24 日入院。

1. **现病史**　缘于 2015 年查体发现肝功能异常，主要以转氨酶升高为主（具体不详），经地方医院指导戒酒并服用保肝、降酶药物后复查肝功能恢复正常。数月后再次饮酒，未规律复查及用药治疗。2017 年查体发现肝功能异常，腹部超声提示"脂肪肝"，未予重视及进一步诊治。2019 年 7 月初无明显诱因出现双下肢水肿，进而出现腹胀不适，为诊治于 2019 年 7 月 20 日就诊当地医院检查：WBC 7.87×10^9/L，N 0.793，RBC 3.67×10^{12}/L，Hb135g/L，PLT 106×10^9/L，ALB 31.9g/L，TBIL 102.6μmol/L，DBIL 75.5μmol/L，ALT 40U/L，AST 127U/L，ALP 100U/L，GGT 552U/L，PT/PA 15 秒 /57%。腹部超声提示肝回声增强、大量腹水。予以保肝、降酶、退黄、利尿等治疗，今为进一步诊治来我院，门诊以"肝硬化"收入我科。自发病以来，精神一般，食欲尚可，夜眠佳，大便未见异常。无鼻出血及牙龈出血，近 3 个月内体重无明显减轻。

2. **流行病学史**　病前 6 个月内无"肝炎"患者密切接触史，本次发病于地方医院治疗期间应用人血白蛋白若干，病前 3 个月内无不洁饮食史。

3. **既往史**　既往无"伤寒、结核、猩红热"等传染病史，无"心、脑、肺、肾"等脏器慢性病史。1993 年因双下肢静脉曲张于地方医院手术治疗，否认药物及食物过敏史，预防接种史不详。

4. **个人史**　生长于原籍，无长期外地居住史，未到疟疾、鼠疫等疫区，无明确血吸虫疫水接触史。饮酒史 30 年，平均每日饮高度白酒 3～4 两，外加啤酒若干，近 3 年每日饮啤酒 7～8 瓶，末次饮酒时间 2019 年 7 月 18 日，吸烟 40 年，每天 20 支。

5. **查体**　体温 36.9℃，脉搏 80 次 / 分，呼吸 17 次 / 分，血压 120/78mmHg，营养中等，步入病房，步态不稳，自动体位，查体合作。神志清楚，精神欠佳，应答切题，定向力、

记忆力、计算力正常。面色晦暗，双侧瞳孔对光反射尚可，全身皮肤巩膜轻度黄染，未见瘀点、瘀斑，肝掌阳性，未见蜘蛛痣。全身浅表淋巴结未扪及肿大。心肺未见异常。腹部平坦，未见腹壁静脉曲张，全腹软，无压痛、反跳痛，肝大，剑突下 5cm 可触及，质韧，无触痛，右肋下未及触及肝脏，墨菲征阴性，脾肋下未触及，肝上界位于右锁骨中线第 5 肋间，肝、脾、双肾区无叩痛，移动性浊音阳性，肠鸣音 3 次 / 分，不亢进。双下肢轻度水肿。四肢肌力正常，肌张力正常，肱二、三头肌肌腱及膝、跟腱反射等生理反射存在，深浅感觉无异常，巴宾斯基氏征、布鲁辛斯基征、克尼格征等病理征阴性，扑翼样震颤可疑阳性。

6. **初步诊断**　酒精性肝硬化失代偿期合并腹水，肝性脑病。

【诊治经过】

（一）诊治过程

1. **2019 年 7 月 24 日**　患者入院后检查：WBC 11.48×10^9/L，N 0.785，RBC 3.17×10^{12}/L，Hb120.00g/L，PLT 136.00×10^9/L。ALT 32U/L，AST 78U/L，ALP 80U/L，GGT 328U/L，ALB 29g/L，GLO 28g/L，TBIL 65.4μmol/L，DBIL 48.9μmol/L，CHE 1920U/L。PTA 46.9%，INR 1.42。血脂、肾功能、电解质均基本正常，PCT、CRP 正常，BLA 31.60μmol/L。甲、乙、丙、戊型肝炎血清学指标均为阴性，CMV-DNA、EBV-DNA 均为阴性，艾滋病、梅毒抗体均为阴性。肺部 CT 提示右肺上叶小结节，建议随诊；双肺多发局限性肺不张。超声：肝实质弥漫性损害（酒精性肝硬化结合临床）、腹水，中度脂肪肝，门静脉高压伴侧支循环开放。心电图未见异常。腹部 MRI 提示脂肪肝，肝硬化，腹水，胆囊炎。入院后给予常规保肝、脱氨、利尿等治疗。

2. **2019 年 7 月 26 日**　患者出现轻度谵妄，查体可见躯体震颤明显，双上肢肌颤明显，步态不稳，双侧眼球震颤，闭目难立征阳性，计算力及定向力正常，扑翼样震颤阴性。上级医师查房指出：患者有长期大量饮酒史，发病后戒酒至今 1 周余，现出现轻度谵妄伴神经系统多项特异性表现，高度怀疑韦尼克脑病，指示立即实验性给予维生素 B_1 静脉注射治疗。

3. **2019 年 7 月 28 日**　经治疗患者神经系统症状及查体阳性体征快速明显好转。颅脑 MRI 可见双侧大脑半球多发片状长 / 等 T_1 长 T_2 信号，T_2FLAIR 呈高信号影，结果提示双侧基底节区、放射冠、侧脑室前后角周围、半卵圆中心多发腔隙性脑梗死、合并缺血灶；左侧筛窦、上颌窦炎。检查及治疗结果支持临床诊断，继续用维生素 B_1 治疗直至出院。

（二）最终诊断

酒精性肝硬化失代偿期合并腹水，韦尼克脑病。

（三）随访情况

患者此后反复我院住院复查，肝功能稳定，至今已随访 2 年余，神经系统症状未出现。

【诊疗体会】

肝硬化肝衰竭患者出现神经系统病变，最常见的疾病是肝性脑病。肝性脑病（hepatic

encephalopathy，HE）是一种由急、慢性肝功能障碍或门体分流异常所引起、基于代谢紊乱的轻重程度不等的神经精神异常综合征，是各种终末期肝病的常见并发症和死亡原因之一。其临床表现可从性格改变、行为异常到意识障碍、昏迷等。化验多伴随血氨的升高。查体在昏迷前可出现扑翼样震颤阳性。HE 可分为 3 型：A 型为急性肝衰竭相关，B 型为门体分流相关，C 型为肝硬化相关。一般 B 型及 C 型通过脱氨、调节支链氨基酸 / 芳香族氨基酸比例等治疗，多数可快速缓解。但是在临床上，如果是酒精性肝病的患者，我们还需注意与酒精戒断、韦尼克脑病进行鉴别诊断，及时的治疗可彻底治愈。这些少见的临床疾病需要临床医师具有开阔的视野和不断加强学习才能得以明确诊断。

【专家点评】

韦尼克脑病（WE）是一种中枢神经系统急性或亚急性综合征，其可由多种原因引起，临床上主要以维生素 B_1（又名硫胺素）缺乏致中脑和下丘脑病变为主，严重病例可因有氧代谢障碍和神经细胞变性坏死导致器质性脑病。典型的 WE 表现为眼震、共济失调及精神意识障碍三联征，另外还可包括复视、视盘水肿、注意力不集中、表情淡漠、定向力障碍、肌阵挛、昏迷、腱反射消失、呼吸困难、肌张力减低、吞咽困难、构音障碍、巴宾斯基征阳性等，可伴随体温过高或过低、心律失常、DIC 等。因 WE 发病率较低，临床表现多样及认识不足常被误诊或漏诊，国外报道经尸检证实其临床患病率 2% ~ 3%，而临床诊断率仅 0.06% ~ 0.13%。WE 的预后取决于是否能早期静脉给予维生素 B_1，如果治疗不及时或维生素 B_1 用量不足可能导致不可逆性脑损伤，因此临床医师应该高度重视。

维生素 B_1 主要来源于摄入的糖类，健康成年人每日消耗 1 ~ 2mg，但储备量只有 30 ~ 50mg，任何营养不良、摄入过少持续超过 3 ~ 4 周就可导致储备耗竭，如果吸收转运障碍或者消耗过多也可以导致维生素 B_1 缺乏。临床中维生素 B_1 缺乏最常见的原因就是慢性酒精中毒，因此，WE 最常见的原因就是酗酒，还有许多其他原因如胃肠外科手术、妊娠剧吐和化疗等。还有一点需要注意，由于葡萄糖代谢能耗尽体内的维生素 B_1，长期静脉注射葡萄糖亦可以诱发此病。

WE 患者可以通过测定血清维生素 B_1 含量、丙酮酸盐含量及红细胞转酮醇酶活性辅以诊断，未经治疗患者的血丙酮酸盐含量增高、血转酮醇酶明显降低，但这几项测量技术相对困难，并不作为临床常规检测项目。MRI 被认为是 WE 最具诊断价值的辅助检查，尤其对于那些无明显饮酒史可循、临床表现不典型的患者。颅脑 MRI 检查发现内侧丘脑、第四脑室底及第三脑室、中脑导水管等脑组织对称性损害是 WE 患者特征性的表现之一。在 T_1WI 上呈低信号，T_2WI 上呈高信号，FLAIR 序列及 DW 呈明显高信号。酒精所致 WE 更常累及丘脑及乳头体，而非酒精性 WE 患者更容易累及脑神经核。MRI 对于该病诊断敏感度为 53%，特异度为 93%。

WE 诊断可以从下列方面考虑：①有维生素 B_1 缺乏的前提条件；②出现典型的临床表现，眼震、共济失调及精神意识障碍三联征，或者不同临床表现组合；③有特点的影像学证据尤其磁共振的表现；④对维生素 B_1 的治疗反应。

一旦确诊 WE，要尽早快速补充足量的维生素 B$_1$，给药途径应以静脉或肌内注射给药为宜，目前对其具体的使用方法尚未有统一的意见。药物动力学研究表明，与单次给药相比，给药 2～3 次/天能让患者的血药浓度得以更好地维持，并让药物更好地透过血脑屏障，且静脉使用患者血药浓度高，有较好的依从性。欧洲神经病学学会联盟（EFNS）推荐静脉滴注维生素 B$_1$ 每次 200mg，加入生理盐水 100ml（或 5% 葡萄糖 100ml）每日 3 次，每次静脉滴注 ≥ 30 分钟。英国皇家医学院推荐对于酒精性 WE 应使用更大剂量的维生素 B$_1$（500 mg，每日 3 次），但考虑种族差异及用药个体化等因素，具体用量、用法应结合临床，国内大多数报道以控制在 600mg/d 为宜。

WE 如果早期诊断、积极治疗，一般预后较好，部分患者可完全恢复正常，少数患者可遗留不同程度的遗忘症和共济失调。因此，当怀疑韦尼克脑病时，应立即开始静脉注射足够剂量的维生素 B$_1$ 进行治疗，这是一种挽救生命的治疗 WE 的方法，可以保护脑细胞和功能，以防止永久性脑损伤。临床医师应对此病有高度警觉性，不要出现特异性症状及影像学改变再诊断，而是尽量避免可能出现维生素 B$_1$ 缺乏的情况，或者在可能出现症状时及时想到此病，并积极采取相应处理，以降低 WE 的致残率及死亡率。

另外还需注意，1944 年德国医生报道了在胰腺炎发展过程中，一些患者出现定向力障碍、精神错乱、焦虑不安，有些患者出现幻觉或幻听，这些发生在急性胰腺炎过程中的精神症状被称为胰性脑病（pancreatic encephalopathy，PE）。以后有学者发现 50% 以上由于喝酒引起胰腺炎的患者出现一过性精神症状，表现为妄想、幻听、胡言乱语、昏迷、抑郁、恐惧、一过性精神错乱、语言障碍、抽搐、共济失调、眼球震颤、癫痫样发作等局灶性神经损害。神经系统检查可有脑膜刺激征、颅内压增高及脑脊髓病症候群，如四肢强直、肌肉痉挛、反射亢进或消失等。主要死亡原因为多脏器衰竭。PE 的发病机制为多因素所致，考虑一方面与酒精戒断有关，另一方面可能与电解质紊乱、低氧血症，甚至与血液循环中脂肪酶对中枢神经的损害有关，故亦有学者称其为酶性脑病。症状多发生于胰腺炎病程的 2～9 天，行手术者则发生较迟（10～20 天）。预后取决于胰腺炎的严重程度，目前倾向于非手术综合治疗。

需要注意的是嗜酒者出现急性胰腺炎时，可出现 PE，也可以出现 WE。如果长期大量饮酒导致肝硬化患者，可随时出现 HE。PE 一般取决于胰腺炎的严重程度，WE 多发生于禁食补液的第 2 周。故对于重症胰腺炎患者估计需长时间禁食者，应预防性给予肌肉或静脉补充维生素 B$_1$，预防 WE。而肝硬化患者，注意定期监测血氨，注意饮食管理及保持大便通畅，否则容易发生 HE。

（作者：解放军总医院第五医学中　李东泽
点评专家：解放军总医院第五医学中　朱　冰）

参 考 文 献

陈敏芬，牛争平 . 2020. 韦尼克脑病 1 例报道并文献复习 . 中西医结合心脑血管病杂志，18(7): 1182-1184.
范常锋，李霞，张小红，等 . 2019. 韦尼克脑病的临床诊疗及预防 . 中西医结合心脑血管病杂志，17(13): 2075-2078.

孙国辉,杨云生,刘庆森,等.2004.急性胰腺炎并发的胰性脑病和韦尼克脑病10例报告.解放军医学杂志,
　29(8): 735-736.

肖卫民,陈仰昆,刘勇林.2019,韦尼克脑病的临床与影像诊断进展.内科理论与实践,14(5): 322-324.

徐鹏,徐璐,刘雷,等.2019,韦尼克脑病20例临床分析.中国实用神经疾病杂志,22(13): 1454-1459.

杨晓雷,谢文媛,聂振环,等.2006.急性胰腺炎并发胰性脑病和韦尼克脑病.中华腹部疾病杂志,6(2):
　87-89.

病例 43　我是致病菌吗？

关键词：铜绿假单胞菌，发热，定植

【病例介绍】

李某，男，66 岁。主因"发现丙肝抗体阳性 8 年，发热、咳嗽 20 余天"于 2019 年 5 月 27 日入院。

1. 现病史　患者于 2011 年单位体检时发现抗 HCV 阳性，HCV-RNA 1.835×10^6U/ml，肝功能轻度异常，应用"长效干扰素"抗病毒 6 个月后停用（病毒具体情况不详）。2015 年发现"肝硬化、腹水"，曾于当地医院补蛋白、利尿治疗腹水消退。2016 年自服小分子药物抗病毒治疗，HCV-RNA 阴转（具体用药名称及疗程均不详）。2019 年 2 月 2 日出现发热及干咳，伴乏力，发热前有畏寒、寒战，体温波动在 38 ～ 39℃，无规律，曾自服药物治疗效果欠佳，海南某医院行肺 CT 未提示肺炎，但考虑存在支气管炎症，输注"头孢西丁"治疗 5 天，患者仍有发热，伴剧烈的咳嗽，干咳为主。2019 年 2 月 18 日外院查：WBC 3.6×10^9/L，N 0.775，腹部 MRI：原发性肝癌可能性大（7.6cm×5.3cm），予"头孢"及止咳化痰药物 10 余日，症状无缓解，为进一步治疗来我院。2 个月体重下降 5^+kg。

2. 流行病学史　哥哥患有"丙肝"，有密切接触史。无输血及血制品史，多年前有不洁修牙史（具体不详）。无不洁饮食史。

3. 既往史　无"高血压、糖尿病"等其他慢性病史。每年冬季患者出现咳嗽、无痰，当地考虑为"慢性支气管炎"，未予特殊治疗。2017 年因"脾大"行"脾栓塞术"。2018 年因"疝气"行手术治疗。

4. 个人史　生于原籍，退休教师，无特殊毒物接触史，不吸烟饮酒。

5. 婚育史　适龄结婚，配偶健康状况良好，育 1 女，健康状况良好。

6. 家族史　父母已故，家族中无其他传染病及遗传病史。

7. 查体　体温 37.9℃，血压 132/85mmHg，脉搏 92 次 / 分，呼吸 20 次 / 分，身高 176cm，体重 67.5kg，BMI 21.79kg/m²，神志清，精神尚可，肝掌阳性，右颈部淋巴结肿大（直径 0.5 ～ 1cm），边界清，活动度良，无触痛。咽部略充血，扁桃体不大，肺部听诊未闻及干、湿啰音。肝肋下、剑突下未触及，脾肋下 3 指，质硬，无触痛，移动性浊音阴性。双下肢无水肿。

8. 初步诊断　①发热待查；②原发性肝癌？③丙型肝炎肝硬化；④脾栓塞术后。

【诊治经过】

（一）入院诊治第一阶段——初步判断，深入分析

2019 年 6 月 1 日　患者入院后化验：WBC 4.49×10^9/L，N 0.776，RBC 2.74×10^{12}/L，

Hb 87.00g/L，PLT 88×10^9/L，ALT/AST 11/59U/L，TBIL 24μmol/L，ALB 33g/L；肾功能、电解质正常，PTA 45%，CRP 112.96mg/ml，PCT 0.695ng/ml，AFP 318ng/ml。丙肝抗体阳性，HCV-RNA < 15U/ml，乙肝、甲肝、戊肝、自身抗体均阴性。腹部 MRI：肝右叶多发占位，考虑肝癌（最大截面积 6.7cm×7.2cm），伴门静脉主干及右支癌栓形成，肝门及腹膜后多发肿大淋巴结，考虑转移。肝硬化、脾大、少量腹水。PET-CT：①肝右叶高代谢占位性病变，结合病史，考虑肝癌，伴全身多发淋巴结转移，右侧髂骨转移可能，约胸 2 椎体左后缘及约右侧第 4 后肋局部代谢增高，考虑骨转移不除外；右肺上叶及左肺下叶无法代谢小结节，建议定期复查。②肝硬化、脾大、腹水，胆囊炎改变。余躯干及脑部 PET-CT 检查未见明显异常代谢征象。

患者基础肝病诊断明确，给予常规治疗，并完善肿瘤多学科会诊。主要问题是发热，患者入院前已发热 20 余天，外院给予头孢类抗生素无效。分析发热常见病因有：①感染性发热，如各种细菌、真菌、病毒等。②非感染性发热，如系统性红斑狼疮、成人 Still 病、类风湿关节炎等。③肿瘤性发热，如血液系统及各种实体肿瘤等。④其他发热，如药物热、肉芽肿、溶血等。分析本病例特点：肝硬化背景伴巨大肝癌，短期内体重明显下降；临床表现为持续发热 20 余日，伴剧烈咳嗽，干咳为主，偶有白痰；既往慢性支气管炎病史多年；化验感染指标偏高。重点考虑感染性发热，不除外肿瘤性发热。但反复多次行腹水常规及培养、血培养、中段尿培养阴性，化验 G 试验、GM 试验、甲型流感、CMV-DNA、EBV-DNA、结核感染 T 细胞、结核抗体及 PPD 试验、肺炎支原体、衣原体、军团菌、布鲁氏菌凝集试验均为阴性，肺 CT 不提示感染。从入院第 4 天开始给予哌拉西林钠他唑巴坦钠经验性抗感染治疗，并继续查找发热原因。

（二）入院诊治第二阶段——明确病原，靶向治疗

1. 2019 年 6 月 2 日　入院第 4 天收到患者咽拭子培养报告提示铜绿假单胞菌（+++），对于此阳性结果进行分析，到底铜绿假单胞菌（PA）是导致发热的致病菌还是定植菌？支持致病菌的理由：①失代偿期肝硬化背景，伴有多发肝癌及远处转移，免疫功能极度低下；②具有慢性支气管炎病史；③院外长期应用头孢类抗生素治疗易导致菌群失调；④临床表现为长期发热、剧烈的咳嗽，以干咳为主，偶有白痰；⑤ PA 下呼吸道感染的影像学无特异性，可表现为弥漫性支气管肺炎，伴有小结节和小的透亮区（微脓肿），与该患者肺 CT 相符，因此考虑 PA 为致病菌。根据药敏回报多种头孢（耐药）、哌拉西林舒巴坦（中介）、亚胺培南（敏感），调整抗生素方案为美罗培南，并继续进行咽拭子培养，观察体温变化。

2. 2019 年 6 月 11 日　调整治疗后，患者体温有轻度下降，但再次升高至 38.5 ～ 39℃，咳嗽症状无明显好转，多次咽拭子培养 PA 仍为阳性，再次行肺 CT：双肺下叶异常密度，不除外炎症，提示感染下行。美罗培南治疗 1 周后咽拭子培养 PA 药敏回报结果出现变化，显示美罗培南（耐药）、阿米卡星（敏感），调整为阿米卡星抗感染治疗，患者体温很快下降，1 周恢复正常，咽拭子培养未再查到铜绿假单胞菌。

（三）最终诊断

①肺炎（铜绿假单胞菌感染）；②原发性肝癌伴远处转移；③丙型肝炎肝硬化；④脾栓塞术后。

【诊疗体会】

PA 在呼吸道的定植极为常见,鉴别定植与感染对于抗菌药物的合理使用非常重要,否则极易导致治疗不足或治疗过度,这也是呼吸道感染临床迄今仍难以解决的问题。该患者为老年男性,患有肝硬化合并肝癌多发伴远处转移,免疫功能下降,是感染的高危人群。在咽拭子培养阳性后进行分析,并根据临床表现、药敏变化采用个体化单药、调整治疗,最终取得良好的临床治疗效果。

【专家点评】

铜绿假单胞菌(*Pseudomonas aeruginosa*,PA)是一种革兰阴性杆菌,在自然界广泛分布。本菌为条件致病菌,尤其是医院感染的主要病原学之一。患代谢性疾病、恶性肿瘤、血液病的患者,以及术后或某些治疗后的患者易感染,具有"易定植、易变异、多耐药"特点。

国内已有多项大型流行病学调查显示我国 PA 感染的严重性。感染种类主要包括支气管扩张合并感染、慢性阻塞性肺疾病(简称慢阻肺)合并感染和肺炎等,由多重耐药 PA(*multidrug resistant P. aeruginosa*,MDR-PA)引起的下呼吸道感染病死率高,治疗困难。PA 在呼吸道的定植极为常见,文献报道,4% ~ 15% 的慢性阻塞性肺疾病患者痰中能够分离到 PA。目前临床对 PA 所致下呼吸道感染的最大困惑是诊断问题,一旦经痰或者经气管吸引标本分离到 PA,必须严格区分定植菌还是感染菌,慎重评估其临床意义。

该患者院外发热持续时间约 3 周,测体温至少三次大于 38.3℃,外院反复多次检查未明确发热原因,特征符合经典型发热待查的定义。除了针对肝病的常规诊治以外,另外一个突出的难点及重点就是"发热待查"。剧烈干咳、几乎无痰是该患者突出的临床表现,仅仅通过咽拭子培养 PA 阳性是否能作为感染性发热的证据呢?本例患者存在基础肝病、肝癌,机体抵抗力低下,易于发生感染,且伴有"慢性支气管炎",有发热、中性粒细胞比例、CRP 增高,肺部 CT 提示小结节,外院采用头孢类抗生素治疗无效,高度怀疑 PA 阳性为发热的原因,给予调抗生素治疗后,发热控制。

铜绿假单胞菌本身具有天然耐药的特性,由于抗生素的广泛应用,导致 PA 出现获得性耐药及适应性耐药、多重耐药,甚至泛耐药。根据指南共识意见:对于分离菌为非 MDR-PA 的较轻症下呼吸道感染患者,没有明显基础疾病,可以采用上述具有抗假单胞菌活性的抗菌药物单药治疗,通常采用抗 PA β- 内酰胺类抗生素,如酶抑制剂复合制剂(哌拉西林/他唑巴坦、头孢哌酮/舒巴坦)、头孢菌素类(头孢他啶、头孢吡肟)和碳青霉烯类(美罗培南、亚胺培南),经静脉给药并给予充分的剂量。对于分离菌为非 MDR-PA 但有基础疾病或存在 PA 感染危险因素的下呼吸道感染患者,需要根据其具体情况决定,通常轻症患者也可以采用单药治疗,但应避免选择近期内患者曾经使用过的药物,而重症患者常需要联合治疗。对耐药 PA 感染患者的初始治疗应采用联合治疗。本例患者在入院后根据药敏结果多次更换抗生素,根据首次培养结果选择碳青霉烯类抗生素,但体温稍有好转后又再次反复,后续培养提示对碳青霉烯类抗生素耐药,再次更换为阿米卡星后发热控制,进一步提示 PA 易变异、易耐药的特点,在临床上应引起重视。

肝硬化合并肝癌患者，免疫功能低下，极易感染，此类患者一旦出现发热，应全面筛查，仔细分析发热原因，积极查找病原学证据。失代偿期肝硬化患者代谢、解毒能力下降，且易合并早期肾损伤，针对铜绿假单胞菌感染，更应合理地使用抗菌药物，并根据药敏结果及时调整抗生素方案，制订个体化治疗方案，避免造成二次肝损伤及肾损伤。

（作者：解放军总医院第五医学中心　王春艳

点评专家：解放军总医院第五医学中心　纪　冬）

参 考 文 献

刘超, 曹彬. 2019. 国内外医院获得性肺炎和呼吸机相关性肺炎指南解析. 华西医学, 34(1): 7-11.

施毅, 刘又宁. 2014. 铜绿假单胞菌下呼吸道感染诊治专家共识. 中华结核和呼吸杂志, 37(1): 9-15.

张文宏, 李太生. 2018. 发热待查诊治专家共识. 上海医学, 41(7): 385-400.

Pang Z, Raudonis R, Glick BR, et al. 2019. Antibiotic resistance in Pseudomonas aeruginosa: mechanisms and alternative therapeutic strategies. Biotechnol Adv, 37(1): 177-192.

Thi MTT, Wibowo D, Rehm BHA. 2020. Pseudomonas aeruginosa Biofilms. Int J Mol Sci, 21(22): 8671.

病例 44　披着黄色外衣的噬血鬼

关键词：肝衰竭，发热，血细胞下降

【病例介绍】

成某，女，29 岁。主因"皮疹后身目黄染 4 周余，发热 3 周"于 2019 年 3 月 8 日入院。

1. **现病史**　患者于 2019 年 1 月 27 日出现双下肢皮疹，随后蔓延到全身，为粟粒样皮疹，部分融合成片，伴有瘙痒，无发热、腹痛等不适，就诊当地卫生院口服及外用中药（5 剂，具体药物不详）治疗，其后皮疹渐有好转。2 月 9 日发现尿黄，如浓茶水样，并出现巩膜及全身皮肤黄染。2 月 15 日出现寒战，无发热，伴有全身肌肉关节疼痛，晨起症状自行缓解。2 月 20 日患者出现发热、畏寒，偶有寒战及全身肌肉关节疼痛，最高体温 40℃，为进一步治疗就诊当地医院完善相关检查提示：WBC 12.14×10^9/L，N 0.799，RBC 5.06×10^{12}/L，Hb 135g/L，PLT 172×10^9/L；ALT/AST 1043/1156U/L，TBIL/DBIL 284.1/206.1 μmol/L，TB 70.70g/L，ALB 37.2g/L，ALP 269U/L，GGT 76U/L，INR 1.43，PTA 57.9%，超敏 CRP 49.59mg/L，PCT 0.56 ng/ml，甲、乙、丙、戊肝抗体阴性。X 线胸片未见明显异常。腹部 B 超：轻度脂肪肝，胆囊异常改变，脾大。入院后给予抗感染及对症支持治疗，但仍发热、畏寒、寒战，体温波动在 38.5 ～ 40.0℃，发热时间不定时，给予退热药物治疗可缓解；2 月 25 日为进一步治疗就诊另一家三甲医院，入院后完善相关检查提示血红蛋白及血小板进行性下降，最低时 Hb 88g/L，PLT 65×10^9/L。肝功能无好转，TBIL/DBIL 262.1/195.1μmol/L，ALT/AST 429/327U/L，ALB 26.6g/L，INR 1.71，BLA 131μmol/L。抗链球菌"O"、类风湿因子、腺病毒抗体、军团菌抗体、立克次体抗体、甲流抗体、肺炎支原体抗体、衣原体抗体、呼吸道合胞病毒抗体、EB 病毒抗体及病毒定量、巨细胞病毒抗体及定量、IgG、IgM、IgE、补体 C3/C4、抗线粒体 M2 抗体、自身免疫相关抗体未见明显异常。乳腺 B 超及子宫 B 超未见明显异常。双肺 CT：双肺上叶、下叶少许炎变，双侧胸腔少量积液，心包少量积液。骨髓病理检查：骨髓增生活跃，粒细胞颗粒增多，红系比例重度减低，内、外铁少。积极给予促肝细胞生长素、乙酰半胱氨酸、天冬氨酸鸟氨酸、精氨酸保肝降酶降血氨，头孢米诺、罗红霉素、伏立康唑抗感染，异丙嗪抗过敏等对症支持治疗，但体温仍无明显下降，肝功能无好转，为进一步治疗来我院，门诊以"发热黄疸待查"收入我科。

2. **流行病学史**　否认肝病患者接触史，病前 6 个月内无输血及血制品应用史。病前 3 个月内无不洁饮食史。

3. **既往史**　妊娠期正常产检，无肝肾功能等异常。2019 年 1 月 20 日足月行剖宫产，产 1 子，术中、术后无输血，剖宫产后口服防风通肾丸、二丁颗粒（具体剂量不详）。无"伤寒、结核、猩红热"等传染病史，无"心、脑、肺、肾"等脏器慢性病史，否认外伤史，无药

物及食物过敏史。预防接种史不详。

4. 个人史　生长于原籍，无长期外地居住史，未到疟疾、鼠疫等疫区，无明确血吸虫疫水接触史，否认烟酒等不良嗜好。

5. 查体　体温 39.4℃，脉搏 107 次 / 分，呼吸 19 次 / 分，血压 116/74mmHg，身高 160cm，体重 62kg，BMI 24.21kg/m²，发育正常，营养中等，体形匀称，自动体位，慢性肝病面容，表情自然，神志清楚，精神欠佳，家属扶入病房，查体合作，对答切题。全身皮肤、巩膜重度黄染，未见皮下出血点，无皮下结节，肝掌阴性，未见蜘蛛痣。颌下、左颈后、双侧腋下、双侧腹股沟可触及多个黄豆大小淋巴结，边界清，活动度良，无触痛。眼睑无水肿，睑结膜轻度苍白。口唇可见疱疹、皲裂，口腔黏膜无异常，咽部无充血水肿，扁桃体无肿大。胸骨无压痛，双肺叩诊呈清音，未闻及干、湿啰音。心脏各瓣膜听诊区未闻及杂音。腹部稍膨隆，腹壁静脉未见曲张。腹软，无压痛反跳痛，全腹未触及包块。肝脾肋下未触及，胆囊未触及明显异常，墨菲征阴性。移动性浊音可疑阳性，双下肢无水肿，扑翼震颤阴性。

6. 初步诊断　①亚急性肝衰竭伴发热原因待查：药物性肝损害？非嗜肝病毒感染？自身免疫性肝病？血液系统疾病？败血症？②贫血。

【诊治经过】

（一）入院诊治第一阶段——初步印象

2019 年 3 月 9 日　入院后化验：WBC 8.40×10^9/L，N 0.793，RBC 3.29×10^{12}/L，Hb 84g/L，PLT 67×10^9/L，PCT 0.825ng/ml（↑），ALT 127U/L，AST 154U/L，GGT 110U/L，ALB 22g/L，GLO 11g/L（↓）、TBIL 246.2μmol/L，DBIL 208.7μmol/L，LDH 1143U/L，TG 4.08mmol/L，AFP 311.40ng/ml，活动度 52.3%。自身抗体五项、结核抗体两项、布鲁氏菌凝集试验、肥达试验、外斐试验均阴性。抗 CMV-IgM、抗 EBV-IgM、单纯疱疹病毒 IgM 抗体、人细小病毒 B19 IgM 抗体均阴性。CMV-DNA 定量 < 100U/ml，血浆 EBV-DNA 定量 < 100U/ml。铁蛋白 > 2000ng/ml。肺部 CT：双肺下叶异常密度影，不除外合并炎症。腹部超声：肝实质损害，脾大，肝囊肿，肝内胆管管壁增厚、回声增强（胆管炎不除外），胆囊炎性改变，腹水。

患者主要表现为皮疹后出现肝损害伴发热，目前检查基本除外嗜肝病毒及常见非嗜肝病毒感染、酒精性肝炎。因发病前 2 周有中药服用史，不除外药物性肝损害的可能，待病情稳定后考虑行肝穿刺病理检查明确。但是，药物性肝损害出现高热情况罕见，因此还需进一步除外有无败血症、非常见病毒感染等。患者高热伴 LDH 及铁蛋白明显升高，病程中有 Hb、PLT 进行性下降，需特别注意血液系统疾病尤其是淋巴瘤、噬血细胞综合征的可能，需再次行骨穿刺、淋巴结活检、血涂片及相关检查。另外，患者为青年女性，有皮疹发热，肌肉关节疼痛，检查提示曾有心包、胸腔、腹水，注意结缔组织病的可能，需进一步完善免疫方面检查。

（二）入院诊治第二阶段——高度指向血液系统疾病

2019 年 3 月 14 日　化验：补体 C3、C4 正常，抗核抗体 12 项阴性，IgG 6.55g/L，甲

醛敏感的 p-ANCA 阴性，甲醛抗性的 p-ANCA 阴性，胞质型阴性；血涂片：白细胞数增多，中性分叶粒细胞比例无明显增减，核左移，胞质见多量空泡，成熟红细胞大小尚可，见异型、泪滴样、椭圆形红细胞。计数 100 个白细胞未见有核红细胞，淋巴细胞比例减低，异淋占 5%，血小板散在易见。骨穿刺结果：骨髓增生活跃，粒系以杆状粒细胞为主；红系少见，0.5% 淋巴细胞异型性变，幼稚淋巴细胞占 0.5%，巨核细胞未见。外周血 CD25 43973pg/ml，B 淋巴细胞百分比 1%，NK 淋巴细胞绝对值 56 个 /μl，B 淋巴细胞绝对值 14 个 /μl，NK 淋巴细胞百分比 4%。淋巴结活检病理结果：（右侧腹股沟淋巴结）淋巴结正常结构存在，淋巴滤泡未见明显增生，髓窦内易见核碎屑及中性粒细胞，并见组织细胞，结合免疫组化表达，考虑淋巴结炎性反应性病变。免疫组化结果：Bcl-2（+），CD20（B 细胞 +），CD3（T 细胞 +），CD10（-），Ki-67（30%+），CD5（T 细胞 +），CD45RO（+），CK（-），LCA（+），CD68（+），EBV（-），Bcl-6（+），CD15（+）。

结合入院后深入检查，请风湿免疫科及血液科会诊，均考虑病情符合噬血细胞综合征表现，于 3 月 14 ～ 18 日应用醋酸泼尼松龙 10mg，8 小时一次，3 月 19 ～ 22 日醋酸泼尼松龙 10mg，12 小时一次，3 月 23 ～ 25 日醋酸泼尼松龙 10mg，每日 1 次，同时给予人免疫球蛋白 10g/d，继续还原型谷胱甘肽、舒肝宁注射液、复方甘草酸苷注射液等治疗。3 月 25 日复查：WBC 13.72×10⁹/L，N 0.7214，Hb 71g/L，PLT 332×10⁹/L，ALT 30U/L，AST 32U/L，GGT 125U/L，ALB 36g/L，TBIL 58μmol/L，DBIL 51μmol/L，PTA 104 %。建议患者血液科就诊进一步明确噬血细胞综合征病因，患者出院。

（三）出院后随访期间再次发热——最终明确病因

患者出院后未遵医嘱继续血液科就诊回家休养，出院后 2 个月于 2019 年 5 月再次出现发热，入住某三甲医院血液科，再次行骨穿刺及淋巴结活检，明确诊断为淋巴瘤，予化疗治疗后体温恢复正常，病情缓解，目前随访中。

（四）最终诊断

淋巴瘤，噬血细胞综合征，亚急性肝衰竭。

（五）随访情况

到血液科诊治后失访。

【诊疗体会】

本病例为年轻女性，既往健康，以皮疹后严重肝损害及发热为主要表现，在病程中出现血象两系明显下降，与常见病毒性肝炎、自身免疫性肝病不相符。结合其用药史、血象改变，高度怀疑药物、病毒、血液系统疾病等原因，通过随访过程中再次骨穿刺及淋巴结活检才最终诊断明确为淋巴瘤。提示我们，重症肝病的病因复杂，当遇到不明原因发热、皮疹、淋巴结肿大、血象明显改变、LDH 升高应高度警惕血液系统疾病，需要多次从骨穿刺及淋巴结病理检查中寻找疾病真相。

【专家点评】

肝衰竭是临床常见的严重肝病症候群，在我国最常见的病因是肝炎病毒尤其是乙型肝炎病毒（HBV）感染，其次是药物及肝毒性物质如酒精等因素。随着乙肝抗病毒治疗的普及，由 HBV 引起的肝衰竭占比在逐渐下降，其他原因所致肝衰竭在临床中越来越多，病因对指导治疗及预后判断至关重要。淋巴瘤是我国常见的恶性肿瘤之一，其常见表现为无痛性进行性淋巴结肿大，也可出现发热、乏力、体质量下降等表现，可合并有肝损伤，但诱发肝衰竭的报道少见。Rich 等回顾性分析了 1910 例急性肝衰竭患者，其中病因为恶性肿瘤者 27 例（1.4%），27 例患者中 11 例患者为血液系统恶性肿瘤。血液系统肿瘤诱发肝衰竭病例中绝大部分为弥漫大 B 细胞淋巴瘤，占 80% ～ 90%。

血液系统肿瘤导致肝衰竭的病理生理机制可能有以下几种：①肿瘤细胞浸润肝窦及肝脏小血管导致缺血性损伤和肝细胞坏死；②肿瘤细胞浸润肝内胆管，导致胆管坏死、胆管炎、急性肝衰竭；③肿瘤细胞迅速替代肝实质细胞导致肝细胞的大规模破坏；④肿瘤细胞可分泌细胞因子如 IL-2 等，可直接或通过免疫机制破坏小叶间胆管，引起门静脉纤维化。

淋巴瘤是一组复杂的异质性肿瘤，临床表现主要为无痛性淋巴结肿大，累及肝脏导致肝衰竭患者主要临床表现有腹痛、发热、意识改变等，实验室检查可见转氨酶、胆红素升高，PTA 降低，常有高乳酸血症及高铁蛋白血症，部分患者影像学检查可见肝脏肿物。肝脏、淋巴结、骨髓活组织检查或骨髓涂片等均可作为确诊依据。恶性肿瘤诱发的急性肝衰竭，其病死率往往高达 94%，通常在入院 6 天内死亡，因此临床中容易漏诊或误诊。

噬血细胞综合征（hemophagocytic syndrome，HPS）又称为噬血细胞增生症（HLH），它是多种病因使体内组织细胞增生并过多吞噬血细胞的一种现象。其特征性表现是骨髓或淋巴组织、器官中出现异常增生的组织细胞，吞噬自身血细胞，进而引起多脏器浸润及全血细胞减少。临床表现以高热为主，随着病情进展出现肝脾及淋巴结肿大、全血细胞和凝血功能障碍。该病临床分两大类：①原发性或家族性噬血细胞综合征；②继发性噬血细胞综合征。后者可由感染（病毒、细菌、寄生虫）、肿瘤（血液肿瘤等）、免疫介导性疾病等引起。淋巴瘤相关性噬血细胞综合征（lymphoma associated hemophagocytic syndrome，LAHS）是继发性 HLH 中的一种类型，也是成人 HLH 的常见原因。其中外周 T 细胞淋巴瘤、NK/T 细胞淋巴瘤继发 HLH 多见。

目前临床依据国际制订的诊断指南及大量临床资料，公认下述 8 条标准为诊断依据（指南认为 8 条标准中 5 条存在诊断即成立）：①发热超过 1 周（热峰 > 38.5℃）；②外周血 2 系或 3 系减少（N < 1.0×10^9/L，Hb < 90g/L，PLT < 100×10^9/L）；③肝功能异常，胆红素 ≥ 300μmol/L，转氨酶 ≥ 900U/L，乳酸脱氢酶 ≥正常 2 倍；④高三酰甘油血症，TG ≥ 3mmol/L 和（或）低纤维蛋白原血症纤维蛋白原 < 1.5g/L；⑤骨髓、脾脏或淋巴结内有噬血现象；⑥ NK 细胞活性降低；⑦血清铁 ≥ 500μg/L；⑧可溶性 CD25 ≥ 2400U/ml。但多数学者认为噬血细胞是最重要标准，2 系或 3 系造血障碍是重要条件。

对于肿瘤引起的继发性 HPS 如果一般情况允许应尽早开始治疗。目前尚缺乏统一有效的治疗方案，治疗的目的是抑制其难以控制的淋巴细胞和巨噬细胞的活性，早期阻止炎症级联反应对 HPS 的预后起关键作用。一般应在诊断后的前 4 周使用皮质类固醇治疗。后期可以采用足叶乙苷（VP-16）与皮质类固醇联合治疗，侵袭性或复发性患者可以使用环孢素治疗，对于耐药的难治患者考虑干细胞移植术或基因治疗。国外报道抗细胞因子抗体和基因治疗应用于该病取得较好疗效。也有报道氟达拉滨联合大剂量激素是有效的治疗方案。同时对进行性全血细胞减少，多脏器功能衰竭和 DIC 进行对症治疗。虽然噬血细胞综合征患者病死率高，但对病情发展相对缓慢的、非爆发性的患者，如能做到早发现、早治疗，还是有希望治愈的。

（作者：解放军总医院第五医学中心　徐天娇

点评专家：解放军总医院第五医学中心　吕　飒）

参 考 文 献

胡凤娣，沈丽达，邓明佳. 2014. NK/T 细胞淋巴瘤合并噬血综合征 1 例临床分析. 现代肿瘤医学，22(1):185-186.

彭勇，刘园园，雷旭. 等. 2019, 以肝功能衰竭为主要表现的继发性噬血细胞综合征的临床诊断学特征分析. 中华诊断学电子杂志, 7(4): 269-272.

Nagral A, Jhaveri A, KAlthoonical V, et al. 2015. Primary liver sinusoidal non-Hodgkin's lymphoma presenting as acute liver failure. J Clin Exp Hepatol, 5(4): 341 -343.

病例 45　此脾大非彼脾大

关键词：巨脾，肝硬化，髓外造血

【病例介绍】

赵某，女，46 岁。因"发现腹部包块 2 年余，伴乏力、腹胀 7 个月"于 2021 年 2 月 20 日入院。

1. 现病史　患者于 2018 年 11 月发现左侧腹部包块，无明显不适，后自觉包块进行性增大，未予重视及检查。2020 年 8 月无明显诱因出现乏力，休息不能缓解，伴有腹胀不适，同时腹部包块较前明显增大。在当地检查血常规：WBC 8.8×10^9/L，N 0.81（↑），RBC 3.78×10^{12}/L，Hb 107g/L（↓），PLT 200×10^9/L；肝功能：ALB 46.1g/L，TBIL 25.1μmol/L，DBIL 11.5μmol/L，ALT 5U/L，AST 14U/L，ALP 125U/L，GGT 36U/L；PT/PA 14.5 秒 /67%；自身抗体示抗核抗体（1：80），乙、丙肝血清标志物均为阴性。腹部超声：肝脏实质回声略增粗、门静脉增宽、脾大（脾门厚 9.6cm，脾下缘位于脐下 10cm）、脾静脉增宽、副脾。诊断"自身免疫性肝炎合并门静脉高压、脾大"，并予以口服熊去氧胆酸胶囊、扶正化瘀胶囊保肝等治疗。2020 年 9 月 9 日复查腹部超声提示肝硬化，脾脏长度 25.87cm、厚度 8.02cm、肋下径长 13.58cm。后自觉乏力未见好转，且呈进行性加重趋势，遂于 2020 年 11 月就诊于北京某医院保肝、口服中药方剂治疗 10 日后出院。院外继续服用中药治疗，乏力、腹胀无明显好转。2020 年 12 月 24 日复查腹部超声提示肝增大，脾长度 28.96cm、厚度 12.4cm、肋下径长 13.2cm。今为进一步系统明确诊治就诊我院，门诊以"脾大原因待查"收入我科。患者自本次发病以来有多汗表现，体重下降约 10kg。

2. 流行病学史　病前 6 个月内无"肝炎"患者密切接触史，否认输血及血制品应用史，病前 3 个月内无不洁饮食史。

3. 既往史　2007 年行子宫肌瘤切除术，病程中 2020 年底服用中药方剂近 3 个月。

4. 个人史　居住于原籍，2012 年侨居新装修房屋，2012 年起工作于新装修酒店，主要工作内容为客房打扫，自诉环境刺激性气味明显，无吸烟饮酒史。

5. 婚育史、月经史　既往月经正常，2007 年子宫切除后绝经，育有 1 子，体健。

6. 家族史　父亲已故，原因不清，母亲健在。

7. 查体　体温 36.5℃，脉搏 82 次 / 分，呼吸 18 次 / 分，血压 130/72mmHg。身高 170cm，体重 53.7kg，BMI 18.58kg/m^2，面色稍暗，皮肤、巩膜无黄染，未见瘀点、瘀斑，肝掌阳性，未见蜘蛛痣。颈部、腋窝、腹股沟可触及多个 1 ～ 2cm 淋巴结，界清无触痛。心肺未见异常。腹平，未见腹壁静脉曲张，全腹软，无压痛、反跳痛，肝右肋下 3cm 可触及，脾大，甲乙线 25cm，甲丙线 30cm，丁戊线 13.5cm（图 45-1），质韧，无触痛，肝上界位于右锁骨中线第 5 肋间，肝、脾、双肾区无叩痛，移动性浊音阴性，双下肢无明显水肿。

8.*初步诊断* 脾大原因待查。

【诊治经过】

（一）诊治第一阶段——巨脾的初步筛查

2021 年 2 月 23 日 患者入院初步检查：血常规
WBC 5.81×10^9/L，N 0.803（↑），RBC 2.67×10^{12}/L（↓），
Hb 75.00g/L（↓），PLT 114.00×10^9/L。生化：ALT 7U/L，
AST 11U/L，ALP 182U/L（↑），γ-GGT 35U/L、TBIL
28.6μmol/L（↑），DBIL 12.8μmol/L（↑），ALB 41g/L，
LDH 452U/L（↑），CHE 4245U/L（↓），胆固醇1.7mmol/L（↓），
尿酸 525μmol/L、肾功能、电解质、铜蓝蛋白、免疫球蛋
白、凝血功能、红细胞沉降率、甲状腺功能、肿瘤标志
物、尿便常规正常。HBV-M：抗 HBs 阳性，抗 HBe 阳

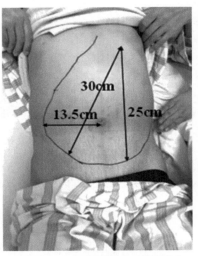

图 45-1 患者查体腹部脾脏增大

性，抗 HBc 阳性；抗 HCV、抗 CMV-IgM、抗 EBV-IgM 阴性；CMV-DNA 定量 < 100U/ml，
EB-DNA 定量 < 100U/ml；自身抗体均为阴性。肝脏瞬时弹性检测 14.6kPa。超声：①肝
硬化（结合临床）、巨脾（肋间厚 116mm、长径 365mm）、副脾 27mm×21mm、腹水少量；
②门、脾静脉扩张；③胆囊继发改变。腹部增强 CT+CTA：肝脏体积增大，巨脾，副脾，
脾梗死，门静脉主干增宽，脾静脉曲张，附脐静脉开放（图 45-2）。肺部 CT：双肺上叶肺
大疱。

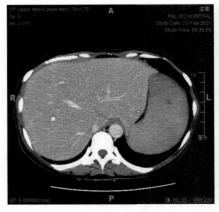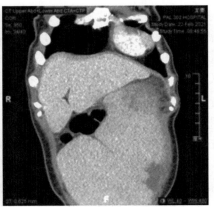

图 45-2 腹部 CT 检查，提示肝大、脾大、脾梗死

上级医师查房指出：结合患者病史及入院检查，目前初步诊断脾大原因待查。脾大的
两个可能原因，一是肝脏疾病，二是血液病。患者入院后检查提示肝功能轻度损害，有可
疑环境毒物接触史，不能除外药物性肝损害的可能。腹部超声提示肝硬化可能，肝脏弹性
值明显升高，但经仔细阅片发现肝脏形态饱满、包膜光滑，结合肝脏合成功能良好，肝硬
化表现并不明显，可行胃镜检查进一步明确门静脉高压情况。指示患者行肝穿刺病理检查
明确以上问题。患者巨脾，测量长径及厚度较外院检查有明显增大，但无明显白细胞血小

板下降等脾功能亢进表现，伴随中度贫血、LDH、尿酸显著升高、淋巴结肿大，高度怀疑血液系统疾病，拟行骨穿刺及溶血等相关检查。

（二）诊治第二阶段——肝脏疾病的排查

2021 年 2 月 28 日　患者行经皮肝穿刺术。肝病理检查提示：肝组织肝窦内可见散在分布的巨核多核细胞、核深染、小圆细胞巢和成熟粒细胞及杆状核样粒细胞巢，不除外伴肝内髓外造血之可能（图 45-3）。未见肝硬化表现。免疫组化结果：HBsAg（－），HBcAg（－），CK7（胆管 +），CK19（胆管 +），mum-1（少数 +），CD34（血管 +），CD68（散 +），CD10（+），CD15（散在小灶 +）。特殊染色：D-PAS（－），铜染色（－），铁染色（－）。

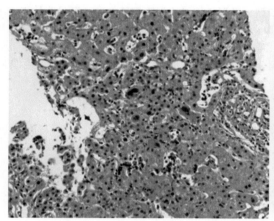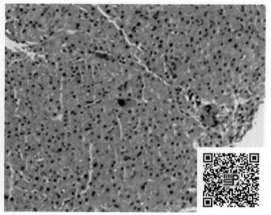

图 45-3　病理图片，100×

胃镜：非萎缩性胃炎伴糜烂，无食管及胃静脉曲张。淋巴结超声：双侧颈部、腋窝、腹股沟可见多发淋巴结，CDFI 示门样血流信号。

上级医师查房指出，经肝脏病理及胃镜检查，目前肝脏硬化所致脾大及门静脉高压基本可以排除。

（三）诊治第三阶段——血液性疾病的筛查

2021 年 3 月 4 日　患者行外周血涂片：红细胞大小不均，形态异常，偶见口型、棘型、泪滴样红细胞（图 45-4）。血清铁、维生素 B_{12}、叶酸正常。溶血相关：外周血网织红细胞比例 5.01%，红细胞脆性开始溶血时间 0.48%（↑）、红细胞脆性完全溶血时间 0.38%（↑）。酸溶血试验、糖水试验、Coombs 试验阴性，含铁血黄素阴性。2021 年 2 月 29 日行骨穿刺过程中有干抽现象，骨髓活检结果回报：骨髓增生活跃，原始 + 早期幼稚细胞占 1%，粒系增生明显，红系增生受抑，成熟红细胞大小不等，形态多样，可见棘形、盔形、泪滴样红细胞。全片共见巨核细胞 1 个，血小板散在成簇分布。骨髓病理：考虑为骨髓增殖性肿瘤。骨髓 *JAK2* 基因突变检报告：*JAK2* 基因变异阳性。白血病免疫分型（CD55、CD59）检测：外周血粒细胞群中 Flaer + 细胞 99.9%，外周血红细胞群中 $CD55^+$ 细胞 99.8%、$CD59^+$ 细胞 97.7%。

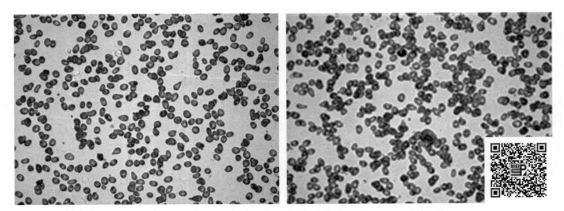

图 45-4　外周血红细胞大小不均，形态异常，偶见口型、棘型红细胞、泪滴样红细胞，可见晚幼红、早幼粒细胞

血液学部会诊，考虑血液系统增殖性肿瘤，骨髓纤维化可能性大，可进一步与其他血液系统疾病如惰性淋巴瘤、慢性粒细胞白血病等相鉴别，转入血液科继续诊治。

（四）血液科诊治并随访

患者转入血液科后，进一步明确诊断为骨髓纤维化，给予芦可替尼治疗 1 周，脾脏明显缩小，目前正在随访中。

（五）最终诊断

骨髓纤维化。

【诊疗体会】

脾大是肝病患者常见的继发性改变，通常见于肝硬化患者。脾功能亢进可引起白细胞、血小板下降甚至贫血，同时可伴随门静脉高压如食管胃底静脉曲张、门静脉脾静脉扩张等。脾大还可以是很多其他系统尤其是血液系统疾病时的主要表现，当患者到肝病科就诊时容易被医师惯性思维误诊为肝病甚至是肝硬化。该患者在外院检查自身抗体阳性，超声提示肝硬化，误诊为"自身免疫性肝病"。本病例的主要特点为女性，慢性病程，以脾脏进行性增大为主要表现，伴随多汗消瘦、肝大、贫血、淋巴结肿大，LDH 升高，与肝病科常见的肝硬化所引起的脾大脾功能亢进、门静脉高压不相符，提示血液系统疾病可能性大。通过骨穿刺、骨髓病理活检及相关基因检测、肝穿刺发现髓外造血最终诊断明确。提示临床医师应该注意在诊疗工作中发现常规以外的异常表现及关注疾病的动态变化，找到背后的真相。

【专家点评】

原发性骨髓纤维化（primary myelofibrosis，PMF）是一种造血干细胞克隆性增殖所致的骨髓增殖性肿瘤，骨髓纤维组织增生和髓外造血是病理学基础。临床特点是起病缓慢，脾明显肿大，外周血出现幼红和幼粒细胞，骨穿刺干抽和骨髓增生低下。导致 PMF 的常见原因有感染、自身免疫性疾病、慢性炎性疾病、毛细胞白血病或其他淋巴系统肿瘤、骨髓增生异常综合征、转移性肿瘤及中毒性（慢性）骨髓疾病。

PMF 临床少见，大多数在中年以后发病，且起病缓慢，30% 的患者诊断时无自觉症状，或仅表现为乏力、多汗、消瘦、体重减轻及脾大引起的上腹闷胀感。因为髓外造血、脾血流量增加、肝内血流阻力增加，几乎所有患者均有脾大表现，约 50% 患者就诊时脾脏已达盆腔。另外，50% ～ 70% 患者的肝脏因为髓外造血，可表现为轻 - 中度肿大。外周血红细胞有显著泪滴样改变及异形，约 70% 患者外周血出现幼粒、幼红细胞，这也是本病的特征之一。1/3 患者骨髓穿刺时有"干抽"现象，活检见到大量网状纤维组织是诊断本病的依据。肝脏病理检查可见同脾一样的髓外造血，在肝窦中可见幼稚红细胞及巨核细胞。50% 患者 X 线检查有骨质硬化征象、骨质密度不均匀性增加，血清 ALP 因骨病改变升高。另外，血生化检查可见 LDH 及尿酸升高。

PMF 的诊断主要采用 WHO（2016）诊断标准，包括：①骨髓中有巨核细胞增生和异形巨核细胞，伴随不同程度网状纤维增多；②除外真性红细胞增多症、慢性髓性白血病、骨髓增生异常综合征或其他髓系肿瘤；③行骨髓基因测序发现 *JAK2*、*CALR* 或 *MPL* 基因突变阳性，诊断依据这三条主要标准。

PMF 患者因肝功能轻度改变或脾大经常先到肝病科就诊，容易被误诊为肝病甚至肝硬化。PMF 患者因为肝血窦周围血管阻塞、脾血流增加及肝窦髓外造血引起门静脉血流增加，导致部分患者继发门静脉高压，据报道 17% ～ 25% 骨髓纤维化患者可合并门静脉高压，其产生原因有以下两点：①脾脏的髓外造血，导致脾静脉的血流量增加，形成高动力循环；②门静脉或脾静脉血流量大，易形成涡流及血管内皮损伤而导致门静脉或脾静脉血栓形成。同时有些患者可能伴有髓外肝脏造血，而使肝脏回声不均，在影像学上易诊为肝硬化，此外 10% ～ 20% 患者可导致肝硬化，是由于肝血窦周围血管阻塞及肝窦髓外造血引起门静脉血流量增加所致，一方面，肝血窦周围血管阻塞可引起肝内淤血，进而导致肝细胞损伤，最终发展为肝硬化；另外，肝脾髓外造血，可引起血流速度增加、血管阻塞、静脉回流障碍及门静脉血栓形成，严重者可损伤肝功能，甚至发展为肝硬化。因此，PMF 需要与原发性肝硬化进行鉴别诊断：①外周血涂片。PMF 可见幼稚细胞、泪滴形红细胞，而肝硬化患者无此表现，需要临床医师开具相关检验进行镜下阅片。②血常规检查。PMF 患者血常规中白细胞多增加，血小板高低不一，甚至 1/3 病例有血小板增加，个别可达 1000×10^9/L，而肝硬化患者常因脾功能亢进出现血小板、白细胞降低。③骨髓穿刺。PMF 患者因骨髓纤维组织增生、骨质坚硬，骨髓穿刺常出现穿刺困难或多部位骨髓干抽，而肝硬化患者一般正常。④肝功能变化。PMF 患者肝功能多基本正常或有轻度改变，肝硬化患者常有肝功能异常、合成功能下降等表现。⑤ LDH 变化。LDH 显著升高往往与血液性疾病相关，一般肝硬化患者不会出现显著增高。⑥巨脾。PMF 患者巨脾的比例明显高于一般肝硬化患者，尤其当患者伴有 WBC、PLT 无明显下降时，应该考虑有无 PMF。另外 PMF 脾脏的大小与肝功能的异常程度不匹配。

（作者：解放军总医院第五医学中心　李东泽

点评专家：解放军总医院第五医学中心　吕　飒）

参 考 文 献

陈灏珠，林果为，王吉耀．2013.实用内科学.北京：人民卫生出版社.

高蕾，王银玲，张玥程，等．2012.原发性骨髓纤维化二例误诊为肝硬化讨论.临床误诊误治，25(9): 9-11.

王宣，何婷婷，张宁，等．2020. 12 例原发性骨髓纤维化合并肝硬化患者的临床特征分析.临床肝胆病杂志，36(11): 2524 -2526.

中华医学会血液学分会白血病淋巴瘤学组．2019.原发性骨髓纤维化诊断与治疗中国指南 (2019 年版). 中华血液学杂志，40(1): 1-7.

病例 46　屋漏偏逢连夜雨

关键词：PD-1，药物性肝损伤，糖皮质激素

【病例介绍】

陶某，男，46 岁。主因"澳抗阳性 30 年，身目黄染 20 天"于 2021 年 3 月 9 日入院。

1. **现病史**　缘于 30 年前无症状查体发现 HBsAg 阳性，定期监测肝功能尚可，HBV-DNA 阳性，未予治疗。2013 年无症状查体腹部影像学提示"肝硬化、肝脏结节"，化验肝功能正常，HBV-DNA 阳性，开始服用恩替卡韦抗病毒治疗。此后监测 HBV DNA 持续阴性，长期规律抗病毒治疗。2017 年 8 月底无明显诱因出现呕血，就诊当地医院，急诊内镜止血处理并住院治疗好转，同年 10 月行内镜下套扎治疗 1 次。2018 年 1 月因黑粪再次入院治疗，止血后至 2020 年 7 月先后 6 次行内镜下静脉曲张套扎治疗，未再出现呕血、黑粪，监测肝功能基本稳定，HBV-DNA 持续阴性。2021 年 1 月 25 日因运动后腰部、右侧髋部受伤，于当地医院检查发现腰椎占位，于 2021 年 1 月 28 日行 PET-CT 检查提示肝脏第 6 段块状放射性摄取增高影，考虑恶性肿瘤；肝脏第 7 段多个结节状放射性摄取增高影，考虑子灶可能性大；骶 1、2 椎体及相邻腰 5 椎体至骶 2 椎层面椎管内、右侧髂骨、右侧坐骨、右侧耻骨结节状、条片状放射性摄取增高影，考虑为转移灶（腰 5 至骶 2 层面椎管见肿瘤侵犯）；肝硬化、脾大、脾静脉曲张、右肺中叶外段及左肺下叶外基底段纤维灶、胰腺体尾部多发钙化灶。为进一步治疗于 2021 年 2 月 1 日就诊于某三甲医院肝胆外科，诊断肝脏恶性肿瘤、门静脉癌栓、肝硬化、腹水，予以口服靶向药物（仑伐替尼 12mg/d）2 周后加用 PD-1 单抗治疗（信迪利单抗 200mg，1 次），3 天后出现大量皮疹，进而出现尿色加深、身目黄染。遂于 2 月 18 日住院治疗，化验：ALB 26.9g/L，TBIL 165.1μmol/L，DBIL 129.6μmol/L，ALT 46.4U/L，AST 79.5U/L，ALP 85.9U/L，GGT 41.7U/L，PT/PA 23.1 秒/39%，INR 1.65；HBsAg（+），HBeAb（+），HBcAb（+）；HBV-DNA 阴性。腹部增强 CT 提示肝右叶血供病变，考虑恶性，肝癌并门静脉、脾静脉癌栓形成可能，必要时 MR 增强扫描；肝硬化，脾巨大，食管下段胃底静脉显著曲张，大量腹水；胰腺萎缩。予保肝、退黄、利尿治疗，并予激素治疗（2 月 23 日起注射用甲泼尼龙琥珀酸钠 80mg/d，8 天，3 月 3 日起开始减量为 40mg/d，6 天，末次应用激素时间为 3 月 9 日），3 月 4 日复查肝功能：ALB 34.8g/L，TBIL 68.6μmol/L，DBIL 44.3μmol/L，ALT 79.9U/L，AST 57.3U/L，ALP 185.3U/L，GGT 153.5U/L。今为进一步诊治，转院至我中心，门诊以"肝功能异常，原发性肝细胞癌"收入我科。

2. **流行病学史**　病前 6 个月内无"肝炎"患者密切接触史，否认输血及血制品应用史，病前 3 个月内无不洁饮食史。

3. **既往史**　无"伤寒、结核、猩红热"等传染病史，无"心、脑、肺、肾"等脏器慢

性病史。对"青霉素"过敏，预防接种史不详。

4. 个人史　生长于原籍，无长期外地居住史，既往偶少量饮酒，2013 年后无饮酒史，无吸烟等其他不良嗜好。

5. 婚育史　适龄结婚，配偶健康状况良好，夫妻关系和睦，育有 1 子，健康状况良好。

6. 家族史　父母健在，否认家族中其他传染病及遗传病史。

7. 查体　体温 36℃，脉搏 68 次 / 分，呼吸 18 次 / 分，血压 139/79mmHg，营养中等，步入病房，自动体位，查体合作。神志清楚，精神差，应答尚切题，定向力、记忆力尚可，计算力略下降。面色晦暗，皮肤、巩膜中度黄染，未见瘀点、瘀斑，肝掌阳性，未见蜘蛛痣。全身浅表淋巴结未扪及肿大。心肺未见异常。腹部平坦，未见腹壁静脉曲张，全腹软，无压痛、反跳痛，肝肋下未触及，墨菲征阴性，脾肋下未触及，肝上界位于右锁骨中线第 5 肋间，肝、脾、双肾区无叩痛，移动性浊音可疑阳性，肠鸣音 3 次 / 分，不亢进。双下肢轻度水肿。肱二、三头肌肌腱及膝、跟腱反射等生理反射存在，巴宾斯基征、布鲁辛斯基征、克尼格征等病理征阴性。扑翼样震颤阳性。

【诊治经过】

（一）诊治第一阶段——确定治疗方案

2021 年 3 月 10 日　入院检查：WBC 4.10×10^9/L，N 0.884，Hb 101.00g/L，PLT 47.00×10^9/L，ALB 35g/L，GLO 29g/L，ALT 69U/L，AST 38U/L，ALP 261U/L，GGT 103U/L，TBIL 43.0μmol/L，DBIL 32.6μmol/L，CHE 2082U/L，INR 1.28，PTA 55.3%，BLA 111.90μmol/L，AFP 2.71ng/ml，肾功能、电解质正常，PCT、C 反应蛋白、免疫球蛋白 IgG 正常。HBsAg（+）、HBeAb（+）、抗 HBc（+），HBV-DNA（cobas）1.05×10^2U/ml。甲、丙、戊型肝炎血清学标志物阴性，自身抗体阴性，艾滋病、梅毒抗体阴性。心电图正常。肺部 CT：双肺多发局限性肺不张。腹部 MRI 提示肝 S8、S6 占位性病变，考虑肝癌，伴门静脉、脾静脉及肠系膜栓子，部分为血栓可能；肝 S4 异常信号，建议随诊除外活性灶；肝硬化，巨脾，少量腹水；食管、胃底及脾静脉曲张，脾肾分流，附脐静脉开放；左肾囊肿，胆囊炎。

患者乙型肝炎肝硬化、原发性肝癌诊断明确，应用靶向药物及 PD-1 单抗后出现明显肝功能损害，指标符合肝衰竭的诊断标准。目前存在的问题是：① HBV-DNA 阳性。患者一直服用恩替卡韦，自诉既往 HBV-DNA 阴性，入院检查 HBV-DNA 低水平阳性，一方面考虑可能既往 HBV-DNA 检测未用高精度检测方法，另一方面不排除因为抗肿瘤治疗导致 HBV 再激活。上级医师指示再予复查，必要时调整抗病毒治疗方案。②致肝损伤的药物。目前肝损伤考虑与使用药物尤其是 PD-1 单抗关系密切，原因是首先药物与肝损害的时间关系上，患者先应用仑伐替尼无明显不适，应用近 2 周后加用 PD-1 单抗，该药物应用 3 天后开始出现不适，伴皮疹；其次 PD-1 单抗引起肝损伤报道较仑伐替尼更多见。患者应用激素后肝功能明显好转，说明治疗有效，拟计划继续甲泼尼龙治疗方案，逐步减量，每周减量 1 次，共治疗 5 周，注意预防激素不良反应。建议患者行经颈静脉肝穿刺证实诊断，患者拒绝。

（二）诊治第二阶段——风云变幻

1. 2021 年 3 月 16 日　　患者入院 1 周，精神尚可，饮食可，睡眠欠佳，诉乏力较前好转，仍有右侧髋关节不适，偶有疼痛加重表现。复查 WBC 3.05×10^9/L，N 0.755，RBC 3.40×10^{12}/L，Hb 81.00g/L，PLT 26.00×10^9/L，ALB 29g/L，TBIL 30.4μmol/L，DBIL 22.2μmol/L，ALT 249U/L，AST 51U/L，ALP 249U/L，GGT 87U/L，CHE 2151U/L，INR 1.28，PTA 58.6%，BLA 55.2μmol/L，HBV-DNA（cobas）6.81×10^1U/ml。

患者 HBV-DNA 仍为阳性，予以富马酸丙酚替诺福韦联合加强抗病毒治疗，同时继续监测 HBV-DNA 变化情况。患者 HBV-DNA 虽然阳性，但水平较低，考虑与此次发病无明显相关。针对患者髋关节肿瘤骨转移后疼痛，予以癌痛镇痛对症处理。激素治疗依照计划减量，血小板较前下降，密切监测，防治出血。

2. 2021 年 3 月 18 日　　患者晨起出现发热，最高体温 37.8℃，无明显畏寒、寒战，无咳嗽、咳痰，无腹痛、腹泻等其他不适。查体：周身未见皮疹及出血点，咽部稍红，扁桃体无肿大，周身淋巴结无肿大，双肺呼吸音清，未闻及干、湿啰音及胸膜摩擦音，腹平软，无压痛、反跳痛，其余同前无补充。急查：WBC 3.56×10^9/L，N 0.767，RBC 3.26×10^{12}/L，Hb 77.00g/L，PLT 19.00×10^9/L，TBIL 38.2μmol/L，DBIL 25.6μmol/L，ALT 64U/L，肾功能、电解质正常，INR 1.38，PTA 52.5%，PCT、CRP 正常。肺 CT 提示双肺多发局限肺不张。

仔细追问患者昨日有受凉史，急查血未见 WBC、PCT、CRP 等感染指标升高，肺 CT 未见明确感染征象，暂无细菌感染证据，未予特殊处理，患者体温于第 3 天自行恢复正常。因患者血小板进一步下降，行骨髓穿刺检查，予以申请输注血小板对症处理。

3. 2021 年 3 月 24 日　　骨髓穿刺报告提示骨髓增生尚活跃，粒系增生，红系增生明显，全片未见巨核细胞，血小板少见。考虑为骨髓增生抑制相关血小板减少症，继续目前激素治疗方案，并给予重组人血小板生成素治疗，动态监测血小板情况。

4. 2021 年 3 月 26 日　　复查 WBC 4.0×10^9/L，N 0.71，RBC 3.45×10^{12}/L，Hb 85.00g/L，PLT 53.00×10^9/L，TBIL 29.4μmol/L，DBIL 20.3μmol/L，ALT 62U/L，INR 1.21，PTA 64.9%，患者病情稳定恢复出院。

（三）最终诊断

①药物性肝损害，慢加急性肝衰竭，合并肝性脑病、腹水；②乙型肝炎肝硬化失代偿期；③血小板减少症；④原发性肝癌；⑤脾功能亢进；⑥门静脉高压；⑦食管胃底静脉曲张内镜套扎治疗术后；⑧骨转移瘤。

（四）随访情况

出院后 1 个月随访，患者激素已停药，肝功能稳定。

【诊疗体会】

该患者属于肿瘤晚期患者，既往慢性乙型肝炎病史，一直给予正规的抗病毒治疗，但入院复查 HBV-DNA 阳性，此次肝功能恶化不排除乙肝病毒因素，更重要的是考虑与抗肿瘤药物相关。但是患者肝功能异常前应用了两种抗肿瘤药物，究竟是哪一种药物引起的肝损害尚不能完全确定，没有肝组织病理进一步证实。随着科学技术的进展，目前新兴抗肿瘤药物越来越多，特别是靶向药物、PD-1 单抗及 PD-L1 单抗的应用越来越普及，但是其全身不良反应并不少见。免疫检查点抑制剂相关肝损害的治疗目前有明确管理指南可参考，但是在临床上问题较为复杂，该患者肝损害的病因繁杂，不易鉴别诊断，因此治疗上也相应有难度。

【专家点评】

随着肿瘤治疗药物的发展，在免疫治疗时代，应用免疫治疗后的肝损伤病因鉴别诊断将成为肝病科医师的一项重要诊疗技能。本例患者存在乙肝基础，在应用酪氨酸激酶单抗（TKI）仑伐替尼、免疫检查点抑制剂（immune checkpoint inhibitors，ICIs）PD1 单抗后出现严重肝损伤，上述 3 个因素均需纳入作为可能导致肝损伤的因素考虑。此外，尚需注意肿瘤本身的进展导致肝功恶化的可能性。

慢性乙型肝炎患者低病毒血症（low-level viremia，LLV）定义为 HBV DNA 持续或间歇大于检测下限但小于 2000U/ml。一些数据显示，即使接受一线 HBV 抗病毒药物治疗，仍有 20% ～ 37.9% 的慢性乙型肝炎患者处于 LLV。随着核酸检测技术的改进，临床上普遍使用的高灵敏度 HBV DNA 检测，其检测下限可达到 20U/ml，有助于早期发现处于 LLV 的患者。2015 年发表在 *Hepatology* 上的一项研究，探讨了 LLV（HBV-DNA 在 12 ～ 1999U/ml）对 HBV 感染相关的代偿期肝硬化患者临床进展的影响。研究发现，合并 LLV 的代偿期肝硬化患者的 HCC 风险并不低。本例患者在我院检测 HBV-DNA 低水平复制，不除外因为 LLV 或抗肿瘤治疗导致 HBV-DNA 再激活，但肝损害严重性与 HBV-DNA 水平不符，考虑与乙肝病毒相关性低。但从抗病毒治疗角度考虑，应该更换抗病毒治疗方案。

仑伐替尼是治疗肝癌的一线靶向药，用于既往未接受过全身系统治疗的晚期肝癌患者，靶点包括有 VEGFR、PDGFR、FGFR1/2/3/4、KIT、RET。在药物设计上，仑伐替尼与索拉非尼都能抗血管生成，但仑伐替尼作用的靶点更集中、抑制作用更强，副作用也更少，副作用主要为高血压（76%）、掌足红肿综合征（65%）、食欲缺乏（61%）及蛋白尿（61%），仑伐替尼相关肝损害罕见。

ICIs 相关肝脏毒性主要表现为 ALT 和（或）AST 升高，伴或不伴有胆红素升高。一般无特征性临床表现，有时伴有发热、疲乏、食欲缺乏、早饱等非特异性症状，胆红素升高时可出现皮肤和巩膜黄染、茶色尿等。ICIs 相关肝脏毒性可发生于首次使用后任意时间，最常出现在首次用药后 8 ～ 12 周。CTLA-4 单抗出现 AST/AST 升高的发生率在 10% 以内，PD-L1/PD-1 单抗发生率约 5%，3 ～ 4 级 ALT/AST 升高发生率为 1% ～ 2%。在单药 PD-1 单抗治疗肝细胞癌（hepatocellular carcinoma，HCC）、PD-1 单抗与 CTLA-4 单抗联合治疗、CTLA-4 单抗联合化疗或靶向治疗中发生率较高（范围：9% ～ 20%）。本例患者在应用 PD-1 单抗后 3 天内出现明显皮疹伴肝损害，应用激素治疗后肝功能改善，考虑 ICIs 相关肝脏毒性可能性大。

ICIs 相关的毒性包括免疫相关的不良事件（immune-related adverse effects，irAEs）和输注反应，也包括可能发生的脱靶反应。由于某些特殊人群存在潜在的 ICIs 相关毒性或其他非预期的毒性风险，所以针对这部分人群，临床医师必须在治疗前与患者及其家属充分沟通，权衡利弊，告知潜在的毒性风险，谨慎选择 ICIs 治疗。ICIs 相关的肝脏损伤预后相对较好，较少发生肝衰竭和死亡。大多数患者在 1～3 个月恢复至基线肝功能状态。2 级肝脏毒性患者好转后可再次启用 ICIs 治疗，大多数不再发生肝脏毒性。3 级及 3 级以上肝损伤患者，再次启用 ICIs 治疗发生严重肝脏损伤的概率增加，建议永久停用 ICIs。在接受一种类型的 ICIs（如 CTLA-4 单抗）治疗时出现毒性者，不一定会在接受另一种类型的 ICIs（如 PD-1/PD-L1 单抗）治疗时出现肝脏毒性，但不建议换用同一类型 ICIs，如从纳武利尤单抗（nivolumab）换为帕博利珠单抗（pembrolizumab）。ICI 相关肝损伤病理学主要表现为活动性小叶性肝炎和不同部位的静脉周围炎症浸润，其次为胆管损伤的表现。有时需与自身免疫性肝炎（AIH）相鉴别。本例患者完善了自身抗体、免疫球蛋白等检测均无阳性发现。

　　ICIs 肝毒性影像学表现取决于肝脏毒性的严重程度，一般情况下大多表现正常。在严重肝损伤的患者中，CT 显示类似于其他常见病因引起的急性肝炎表现，即轻度肝大、肝实质密度减弱、门静脉周围水肿和门静脉周围淋巴结病等。肝脏超声可见门静脉周围回声，伴或不伴有胆囊壁水肿。本例患者未见到上述影像学表现。

　　ICIs 肝损伤在糖皮质激素治疗无效后换用吗替麦考酚酯，如效果仍不佳，可选加用他克莫司。英夫利西单抗因其自身潜在的肝脏毒性，不考虑使用在 ICIs 相关肝脏损伤的患者中。本例患者应用糖皮质激素治疗取得较好疗效，但对于肝衰竭患者长期应用激素治疗应高度重视并发症防控，特别是加强对肺部感染等情况的监测，及时处置。

　　本例患者在治疗中出现了血小板的显著下降，完善骨髓穿刺，考虑骨髓增生抑制相关血小板减少症，予对症处理后改善，但尚不能除外由肿瘤治疗相关药物所致。免疫相关的血液系统毒性并不多见。CheckMate 078 研究显示，在纳武利尤单抗（nivolumab）相关血液系统毒性中贫血发生率约 4%，白细胞减少发生率约 3%，中性粒细胞减少约 2%，而 3～4 级的毒性均小于 1%。SHR-1210（Camrelizumab）的 I 期临床研究显示，贫血发生率为 11%，其中 3～4 级 2%；白细胞减少症为 12%，血小板减少症为 1%，无 3～4 级 irAEs。由于肿瘤及其并发症、其他抗肿瘤治疗均可导致血细胞减少，因此在诊断免疫相关的血液系统毒性时应排除这些因素。目前，针对免疫相关血液系统毒性的最佳治疗方案仍不明确，因此建议及时请血液科会诊，协助诊治。在诊断免疫性血小板减少症时，建议行血常规、骨髓象、自身抗体、血小板抗体、病毒或细菌检测等，同时需排除药物、其他自身免疫性疾病、病毒感染引起的血小板减少症、再生障碍性贫血等疾病。

　　总之，在肿瘤免疫治疗时代，应加强对相关药物不良反应的识别，更好地用好肿瘤治疗的相关药物，让患者最大获益。

（作者：解放军总医院第五医学中心　李东泽

点评专家：解放军总医院第五医学中心　朱　冰）

参 考 文 献

Fang W, Yang Y, Ma Y, et al. 2018. Camrelizumab(SHR-1210) alone or in combination with gemcitabine plus cisplatin for nasopharyngeal carcinoma: results from two single-arm, phase 1 trials. Lancet Oncol, 19(10):

1338-1350.

Haanen J, Carbonnel F, Robert C, et al. 2017. Management of toxicities from immunotherapy: ESMO Clinical Practice Guidelines for diagnosis, treatment and follow-up. Annals of oncology: official journal of the European Society for Medical Oncology, 28(suppl_4): iv119-iv142.

Huang Y J, Yang S S, Yeh H Z, et al. 2019. Association of virological breakthrough and clinical outcomes in entecavir-treated HBeAg-positive chronic hepatitis B. PLoS ONE, 14(8): e0221958.

Huffman BM, Kottschade LA, Kamath PS, et al. 2018. Hepatotoxicity after immune checkpoint inhibitor therapy in melanoma: Natural Progression and Management. Am J Clin Oncol, 41(8): 760- 765.

Karamchandani DM, Chetty R. 2018. Immune checkpoint inhibitor-induced gastrointestinal and hepatic injury: pathologists perspective. J Clin Oncol, 71(8): 665-671.

Menzies AM, Johnson DB, Ramanujam S, et al. 2017. Anti-PD-1 therapy in patients with advanced melanoma and preexisting autoimmune disorders or major toxicity with ipilimumab. Ann Oncol, 28(2): 368-376.

Naidoo J, Page DB, Li BT, et al. 2015, Toxicities of the anti-PD-1 and anti-PD-L1 immune checkpoint antibodies. Ann Oncol, 26(12): 2375-2391.

Reynolds K, Thomas M, Dougan M. 2018. Diagnosis and management of hepatitis in patients on checkpoint blockade. The oncologist, 23(9): 991-997.

Sinn DH, Lee J, Goo J, et al. 2015. Hepatocellular carcinoma risk in chronic hepatitis B virus–infected compensated cirrhosis patients with low viral load. Hepatology, 62(3): 694-701.

Thompson JA.2018. New NCCN Guidelines: Recognition and Managment of Immunotherapy-Related Toxicity. J Nath Compr Canc Netw,16(5s): 594-596.

Wu Y, Lu S, Cheng Y, et al. 2019. Nivolumab versus docetaxel in a predominantly chinese patient population with previously treated advanced NSCLC: CheckMate 078 randomized phase III clinical trial. J Thorac Oncol, pii: S1556-0864(19)30020-6.

病例 47　难言之隐也伤肝

关键词：月经稀疏，脂肪肝，肝损害

【病例介绍】

于某，女，26 岁。主因"间断乏力 1 年"于 2018 年 9 月 23 日入住我院。

1. 现病史　患者于 2017 年无诱因感乏力，休息后无缓解，当时未在意，其后仍间断感乏力。2017 年 8 月查体时发现 ALB 45.5g/L，DBIL/TBIL 4.3/14.1μmol/L，ALT 313U/L，AST 150U/L，ALP 52U/L，GGT 42U/L，当时未治疗。2017 年 8 月 28 日当地医院化验 HBsAb 阳性。2013 年 9 月初就诊邯郸市传染病医院，检查示抗 HCV 阴性，自身抗体阴性，ALB 45.9g/L、DBIL/TBIL 2.3/6.4μmol/L，ALT 228U/L，AST 90U/L，ALP 51U/L，GGT 45U/L。腹部超声示：肝增大（中重度脂肪肝），胆囊炎性改变。给予"复方甘草酸单胺、丹参酮 ⅡA 磺酸钠、肝水解肽"治疗。9 月 15 日复查：ALB 45.4g/L，DBIL/TBIL 3.4/8.7μmol/L，ALT 233U/L，AST 93U/L，ALP 51U/L，GGT 50U/L。为进一步诊治来我院门诊就诊，门诊以"肝功能异常原因待查，脂肪肝？"收入我科。

2. 流行病学史　病前 6 个月内无肝炎患者密切接触史。无输血及血制品应用史。病前 3 个月内无不洁饮食史。

3. 既往史　20 年前曾患"甲肝"，当时治愈。2018 年发现患有"多囊卵巢综合征"，8 月曾口服"黄体酮"4 天。既往无伤寒、结核、猩红热等传染病史，无心、脑、肺、肾等脏器慢性病史。无外伤史，2015 年及 2016 年先后两次流产。诉"阿莫西林"过敏。否认食物过敏史。否认饮酒史。预防接种史不详。

4. 个人史　生于原籍，无疫水、疫源接触史，无特殊毒物接触史，无有害粉尘吸入史，不吸烟饮酒。

5. 婚育，月经史　已婚未育。先后两次"流产"。一直月经稀疏，无规律，2018 年 3 月出现停经，2018 年 8 月服用黄体酮后，重新出现月经时间 2018 年 8 月 22 日。

6. 家族史　父母肝功能检测均正常。

7. 查体　身高 167cm，体重 87kg，BMI 31.19kg/m²。生命体征正常。营养良好，面色正常，皮肤、巩膜无黄染，未见瘀点、瘀斑，肝掌阴性，未见蜘蛛痣。腹部饱满，未见腹壁静脉曲张，全腹软，无压痛、反跳痛，肝肋下未触及，剑突下未触及，墨菲征阴性，脾肋下未触及，肝上界位于右锁骨中线第 5 肋间，肝、脾、双肾区无叩痛，移动性浊音阴性，双下肢无水肿。

8. 初步诊断　①非酒精性脂肪性肝炎？②多囊卵巢综合征。

【诊治经过】

（一）诊治经过——病理是关键

2018 年 9 月 26 日。入院化验：WBC 7.54×10^9/L，N 0.605，RBC 4.06×10^{12}/L，Hb 126g/L，PLT 232×10^9/L；尿常规未见异常。ALB 42g/L，DBIL/TBIL 3.7/15.4μmol/L，ALT 208U/L，AST 86U/L，ALP 87U/L，GGT 38U/L，TBA 6μmol/L，CHE 8516U/L，LDH 208U/L，AMY 32U/L，CK 52U/L，UREA 2.8mmol/L，CRE 57μmol/L，UA 429μmol/L，CA 2.32mmol/L，GLU 4.3mmol/L，FE 13μmol/L，TC 5.2mmol/L，TG 1.74mmol/L，Na^+ 139mmol/L，K^+ 3.8mmol/L，高密度脂蛋白胆固醇 1.09mmol/L；PT/PA 10.5 秒 /103.6%；蛋白电泳：γ -EP 13.4%；IgA 1.32g/L；IgG 11.31g/L；IgM 1.67g/L；ESR 25mm/1h，类风湿因子、抗链球菌"O"均正常。胰岛素 17.36μU/ml、C 肽 3.16ng/ml；巨细胞病毒 IgM 抗体阴性、EB 病毒 IgM 抗体阴性；HBVM：HBsAb 阳性；甲、丙、戊肝、艾滋病、梅毒病原学均阴性，自身抗体系列均阴性，血清铜、铜蓝蛋白、甲状腺功能五项、肝纤维化四项、肿瘤标志物未见明显异常。心电图（普通）检查提示：窦性心律，正常范围心电图。X 线提示双肺未见明确病变。超声（腹部）提示：中度脂肪肝，脾稍厚。

2018 年 9 月 26 日在彩色超声引导下行肝穿刺术，病理（病理诊断）检查提示：（肝脏）考虑非酒精性脂肪性肝炎，Brunt 评分 F2G1S2。免疫组化：HBsAg（-），HBcAg（-），CD8（-），CD20（-），CD3（-），CD4（-），mum-1（-），CD56（-），CK7/CK19 示小胆管轻度增生。

先后给予还原型谷胱甘肽、复方甘草酸苷注射液、多烯磷脂酰胆碱注射液、水飞蓟宾葡甲胺片、亮菌口服液保肝、降酶治疗。复查：ALB 38g/L，DBIL/TBIL 2.7/9.4μmol/L，ALT 162U/L，AST 73U/L，ALP 55U/L，GGT 38U/L，肾功能、血糖、电解质正常。于 2018 年 9 月 29 日好转出院。

（二）最终诊断

①非酒精性脂肪性肝炎；②多囊卵巢综合征。

（三）随访情况

患者目前随访中，体重减轻欠佳，肝功能时有异常。

【诊疗体会】

患者 2018 年 8 月曾口服"黄体酮"4 天，其后查体时发现转氨酶升高，因此在一般诊断思路上，容易偏向药物性肝损伤。但是，仔细审查既往史，患者有"多囊卵巢综合征"病史，无饮酒史，可除外病毒性肝炎、自身免疫性肝病、全胃肠外营养等特定疾病，具有 BMI > 25kg/m²，血清 TG 升高，HDL-C 降低等代谢综合征相关指标异常，伴随 ALT、AST、GGT 升高，腹部超声提示中度脂肪肝，肝穿刺病理提示非酒精性脂肪性肝炎，Brunt 评分 F2G1S2，最终明确诊断。

【专家点评】

多囊卵巢综合征（polycystic ovary syndrome，PCOS）又称 Stein-Leventhal 综合征，由 Stein 和 Leventhal 于 1935 年首次报道，是由遗传和环境因素共同导致的常见内分泌代谢疾病。

PCOS 常见的临床表现为月经异常、不孕、高雄激素血征、卵巢多囊样表现等，可伴有肥胖、胰岛素抵抗、血脂紊乱等代谢异常，是 2 型糖尿病（type 2 diabetes mellitus，T2DM）、心脑血管疾病、非酒精性脂肪肝和子宫内膜癌发病的高危因素。根据 2003 年鹿特丹诊断标准，我国育龄期妇女的 PCOS 患病率为 5.6%。其中，PCOS 患者胰岛素抵抗相关的代谢异常中，肥胖最常见，患病率为 30%～ 60%，以腹型肥胖为主。我国有 34.1%～ 43.3% 的 PCOS 患者合并肥胖。非酒精性脂肪性肝病（non-alcoholic fatty liver disease，NAFLD）是一种与胰岛素抵抗（insulin resistance，IR）和遗传易感密切相关的代谢应激性肝损伤，疾病谱包括非酒精性肝脂肪变（non-alcoholic hepatic steatosis）、非酒精性脂肪性肝炎（non-alcoholic steatohepatitis，NASH）、肝硬化和肝细胞癌。随着肥胖和代谢综合征（metabolic syndrome，MetS）的流行，NAFLD 已成为我国第一大慢性肝病和健康体检肝脏生物化学指标异常的首要原因。

研究证明胰岛素抵抗和肥胖均是多囊卵巢综合征和非酒精性脂肪性肝病的共同病理基础。PCOS 患者较年龄和体重匹配的正常妇女更易患 NAFLD，且病理评分也更高。高雄激素血症的 PCOS 患者较非高雄激素血症的 PCOS 患者更易发生 NAFLD。许多断面病例对照研究表明，无论超重／肥胖和代谢综合征的其他特征如何，在患有 PCOS 的年轻女性中，NAFLD 的患病率（在大多数情况下通过超声诊断）显著增加。在这些研究中，PCOS 女性 NAFLD 的患病率为 35%～ 70%，而年龄和体重指数（BMI）匹配的对照女性为 20%～ 30%。值得注意的是，有病例对照研究表明，PCOS 活检证实为 NAFLD 的年轻女性非常常见。事实上，在这些患者中，PCOS 的患病率为 50%～ 70%，而且这些女性也更有可能患有更严重的组织学形式的 NAFLD，即非酒精性脂肪性肝炎（NASH）、晚期纤维化或肝硬化。在对美国 PCOS 患者的回顾性研究中，证明了活检证实的 NASH 患者的肝纤维化与多囊卵巢综合征的相关性。在中国人群中进行的横断面研究发现，56% 的 PCOS 患者存在 NALFD，而对照组仅为 38%。在对年龄、腹围和 BMI 差异进行统计校正后，NAFLD 患病率的增加是明显的（72% vs. 33%，$P < 0.001$）。

NAFLD 是一种多系统受累的代谢性疾病，与 MetS、T2DM 互为因果，共同促进肝硬化、HCC、冠心病、慢性肾病和结直肠肿瘤等肝外恶性肿瘤的高发，已成为我国肝病和代谢领域的新挑战，对国民健康和社会发展构成严重威胁。"非酒精性"是指无过量饮酒史（饮酒折合乙醇量男性＜ 30g/d，女性＜ 20g/d）和其他可以导致脂肪肝的特定原因。为此，需要除外酒精性肝病、丙型肝炎病毒感染、自身免疫性肝炎、肝豆状核变性等可导致脂肪肝的特定肝病。并除外药物、全胃肠外营养、炎症性肠病、甲状腺功能减退症、库欣综合征等导致脂肪肝的特殊情况。因此临床诊断中，在将血清氨基酸转移酶（ALT、AST）和（或）GGT 增高归结于 NAFLD 之前，需要详细地询问病史，基于肝功能和（或）肝脏影像学检查的实验室评估，排除过量饮酒和脂肪肝的继发性原因（药物、毒素、病毒感染、减肥手术、营养和代谢因素、自身免疫性肝病）、遗传原因等可以导致肝脏生物化学异常的其他原因。NASH 的诊断需通过肝活组织检查证实，诊断依据为肝细胞脂肪变合并气球样变和小叶内炎症。然而，作为一种侵入性方法，对于 PCOS 患者而言，因为本身存在慢性排卵障碍或闭经等生育方面的难题，情绪波动较大，对肝穿刺活检通常存在抵触情绪，难以常规检查获得病理资料。

鉴于 NAFLD 在 PCOS 年轻女性中的患病率不断上升，在 PCOS 患者中早期发现 NAFLD 很重要，特别是当肥胖和临床／生化雄激素过多症也存在时。在单纯脂肪变性或脂肪性肝炎阶段进行适当的干预，可能会降低甚至消除疾病进展的可能性。目前尚不清楚常规筛查 PCOS 患有 NAFLD 患者的最佳方法。然而，鉴于血清肝酶水平检测 NAFLD 的敏感度较差，对于 PCOS 患者，尤其是合并代谢综合征患者，除肝活检外，肝脏超声检查和瞬时弹性成像结合使用非侵入性纤维化标志物（例如，NAFLD 纤维化评分或 FIB-4 评分），可以考虑作为一线选择，用于识别 NAFLD 患者和疑似 NASH 患者。此外，所有 PCOS 患者都应定期进行随访检查，不仅要检查肝脏相关并发症，还要检查心脏代谢疾病。

由于 PCOS 患者不同的年龄和治疗需求、临床表现的高度异质性，因此，临床处理应该根据患者主诉、治疗需求、代谢改变，采取个体化对症治疗措施，以达到缓解临床症状、解决生育问题、维护健康和提高生命质量的目的。生活方式干预是 PCOS 患者首选的基础治疗，尤其是对合并超重或肥胖的 PCOS 患者。生活方式干预应在药物治疗之前和（或）伴随药物治疗时进行。生活方式干预包括饮食控制、运动和行为干预。此外，对于 PCOS 患者合并 NASH 时，应进行适当的保肝治疗，并定期对其行肝功能检查，了解肝功能的变化情况，从而及时采取干预措施。对年龄较大、长时间不孕的患者更要注意对其肝功能情况进行监测，从而防止病情进一步发展甚至恶化。

（作者：解放军总医院第五医学中心　黄　昂

点评专家：解放军总医院第五医学中心　游绍莉）

参 考 文 献

中华医学会妇产科学分会内分泌学组及指南专家组 . 2018. 多囊卵巢综合征中国诊疗指南 . 中华妇产科杂志 , 53(1): 2-6.

中华医学会肝病学分会脂肪肝和酒精性肝病学组，中国医师协会脂肪性肝病专家委员会 . 2018. 非酒精性脂肪性肝病防治指南 (2018 年更新版). 实用肝脏病杂志 , 21(2): 177-186.

Lonardo A, Mantovani A, Lugari S, et al. 2019. NAFLD in Some Common Endocrine Diseases: Prevalence, Pathophysiology, and Principles of Diagnosis and Management. Int J Mol Sci, 20(11):2841.

Salva-Pastor N, Chavez-Tapia NC, Uribe M, et al. 2019. Understanding the association of polycystic ovary syndrome and non-alcoholic fatty liver disease. J Steroid Biochem Mol Biol, 194: 105445.

Vassilatou E. 2014. Nonalcoholic fatty liver disease and polycystic ovary syndrome. World J Gastroenterol, 20: 8351-8363.

病例 48　管 中 窥 病

关键词：胆汁淤积，ALP 升高，ANCA 阳性

【病例介绍】

刘某，男，33 岁。主因"肝功能异常 2 年余，加重伴肤黄、眼黄 1 年余"于 2019 年 10 月 18 日入院。

1. **现病史**　缘于 2017 年 3 月患者治疗呼吸道感染时发现肝功能异常（具体不详），无其他不适症状，治疗后肝功能无明显改变，未重视。此后定期复查，胆红素逐渐上升（＞100mmol/L），伴 ALP 明显升高（＞1000U/L）。2018 年 9 月 7 日患者至我院门诊检查，ALT 91U/L，AST 119U/L，ALP 967U/L，γ-GT 678U/L，TBIL/DBIL 116.6/97.4μmol/L，IgG 20.05g/L，IgM3.34g/L，甲、乙、丙、丁、戊型肝炎病毒标志物，自身抗体均为阴性，ESR 24mm/h，腹部超声：符合肝实质弥漫性损害声像图表现，脾大、腹水（少量），轻度脂肪肝，胆囊壁及胆总管管壁增厚（考虑炎性改变不除外，建议结合临床），脾静脉扩张。予以"甘草酸二铵肠溶胶囊、赤丹退黄颗粒、熊去氧胆酸软胶囊"治疗，肝功能无明显改善。2019 年 1 月患者在外院住院治疗，病程中胆红素最高＞400μmol/L，查 IgG4 抗体正常，并行骨髓穿刺活检及骨髓细胞染色体分析检测除外血液系统病变。曾使用地塞米松治疗 7 天，肝功能无明显改善，已停用。为进一步诊治来我院。患者病程中无明显食欲缺乏、乏力、皮肤瘙痒等不适，大便颜色稍浅，近 1 年体重无变化。

2. **流行病学史**　否认肝炎患者接触史，发病前无血液制品使用史，无不洁饮食史。

3. **既往史**　否认结核等其他传染病史，否认"高血压"等病史，否认外伤史，否认手术史，否认药物、食物过敏史，预防接种史不详。

4. **个人史**　生于原籍，在原籍长大，无长期外地居住史，无疫水、疫源接触史，无放射物、毒物接触史，无有害粉尘吸入史，无特殊服药史，无饮酒史，无吸烟史，无冶游史。

5. **婚育史**　未婚。

6. **家族史**　父母亲健在，家族中无传染病及遗传病史。

7. **查体**　体温 36.7℃，脉搏 76 次/分，呼吸 19 次/分，血压 126/84mmHg，营养中等，步入病房，自动体位，查体合作。神志清楚，精神可，定向力、记忆力、计算力正常。皮肤、巩膜重度黄染，未见瘀点、瘀斑，肝掌阴性，未见蜘蛛痣。全身浅表淋巴结未扪及肿大。心肺未见异常。腹部平，未见腹壁静脉曲张，无压痛、反跳痛，肝右肋下可触及 3cm，质韧，无触痛，剑突下未触及。墨菲征阴性。脾左肋下可触及 10cm，质韧，无触痛，肝上界位于右锁骨中线第 5 肋间。肝、脾、双肾区无叩痛，移动性浊音阴性，双下肢无水肿。生理反射存在，病理征未引出。

8. **初步诊断**　胆汁淤积性肝病原因不明。

【诊治经过】

（一）诊治第一阶段——常规检查排查病因

2019 年 10 月 20 日　入院检查：ALB 31g/L，ALT 58U/L，AST 139U/L，ALP 544U/L，γ-GT 162U/L，TBIL/DBIL 249.1/199.2μmol/L，CHE 2483U/L，TBA 192μmol/L，TG 1.85mmol/L，血清铜 26.9μmol/L，铜蓝蛋白正常，IgA、IgM、IgG 均正常，二便常规正常。ESR、男性肿瘤标志物组合正常，甲状腺功能五项未见明显异常，乙型肝炎病毒、丙型肝炎病毒、EBV、CMV、单纯疱疹病毒血清标志物阴性，p-ANCA 弱阳性（1：10），余自身抗体均为阴性。心电图、心脏超声、肝血管超声、肺 CT 正常。腹部 CT 提示部胆管及胆总管上段管壁增厚，胆管炎可能，伴肝内胆管轻度扩张。MRCP 示：胆囊形态规则，壁光滑，囊腔内见小点状低信号充盈缺损影，肝内胆管、左右肝管、肝总管及胆总管未见扩张，胰管未见异常。

结合患者 ALP 显著增高，诊断胆汁淤积性肝病明确。结合患者在外院行骨穿刺排除血液系统疾病，根据病史及入院后检查，目前不支持酒精性、药物性、毒物性、病毒性肝炎、肝豆状核变性、自身免疫性肝炎及肝脏血管性疾病和肝外胆道疾病。因患者有肝大，不能排除淀粉样变、进行性家族性肝内胆汁淤积症、原发性胆汁性胆管炎（PBC）及原发性硬化性胆管炎（PSC），拟行肝穿刺并外送基因检查进一步明确诊断。

（二）诊治第二阶段——经颈静脉肝穿刺明确病因

2019 年 10 月 27 日　复查：WBC 3.65×10^9/L，RBC 3.75×10^{12}/L，Hb 106.00g/L，PLT 86.00×10^9/L。PA 55.3%，ALB 30g/L，AST 96U/L，ALP 524U/L，γ-GT 120U/L，TBIL/DBIL 255.6/204.8μmol/L，CHE 2300U/L。患者肝功能无明显好转，于 2019 年 10 月 30 日行经颈内静脉肝穿刺活检。病理结果回报：肝细胞少数点灶状坏死，少量窦周炎，可见吞噬色素颗粒的 Kupffer 细胞，汇管区扩大，纤维组织增生，纤维间隔易见，假小叶形成，小叶间胆管管腔狭窄，伴周围纤维组织增生，可见胆管上皮水肿、脱失，少量混合性炎细胞浸润，轻度界面炎。考虑原发性硬化性胆管炎，Ⅳ期，中度肝内淤胆。免疫组化：HBsAg（-），HBcAg（-），CD34（血管+），mum-1（少数+），CD10（+），CD68（散+），CK7／CK19 示：胆管阳性。特殊染色：铜染色（-），D-PAS（-），铁染色（-）。病理结果排除肝淀粉样变及 PBC，考虑患者肝功能异常伴有 ALP 显著增高，p-ANCA 弱阳性，影像学排除肝外胆道梗阻，结合病理报告明确诊断为 PSC，给予熊去氧胆酸治疗。

（三）最终诊断

原发性硬化性胆管炎。

（四）随访情况

基因检测未见相关异常基因突变，患者失访。

【诊疗体会】

胆汁淤积性肝病目前通常以 ALP 超过正常上限 1.5 倍，且 GGT 超过正常上限 3 倍为诊断标准。但需注意在一些特殊胆汁淤积性肝病，如进行性家族性肝内胆汁淤积（PFIC）

1 型和 2 型及良性复发性肝内胆汁淤积（BRIC）等，GGT 可不高。本病例入院后根据化验结果诊断胆汁淤积性肝病明确，但胆汁淤积的病因多种多样，常见病因主要有病毒、细菌、寄生虫、药物和（或）毒物、自身免疫、酒精、结石、肿瘤和遗传代谢等，任何能引起肝细胞和胆管细胞损害及胆道系统梗阻因素均可导致胆汁淤积发生。PSC 属于自身免疫性肝病的一种类型，肝内小胆管 PSC 是 PSC 的一种特殊表现形式，患者的胆道造影结果无特异性表现，但临床症状及生物化学检测指标提示胆汁淤积表现。本病例表现为查体有肝大，肝功能异常以 ALP 升高更为明显，p-ANCA 弱阳性，影像学排除肝外胆道病变，临床高度怀疑自身抗体阴性的 PBC、PSC 或家族性肝内胆汁淤积症、肝淀粉样变性等，需要肝脏病理检查及基因检测协助明确诊断。但该患者胆红素高，若为肝淀粉样变性有出血风险，经皮肝组织活检风险较大，行经颈静脉肝组织活检获得病理标本后，经病理检查明确诊断为 PSC。

【专家点评】

PSC 临床相对少见，是一种以特发性肝内外胆管炎症和纤维化导致多灶性胆管狭窄为特征、慢性胆汁淤积病变为主要临床表现的自身免疫性肝病。多见于青壮年男性，常伴有炎症性肠病，可作为诊断 PSC 的线索。基本组织学改变是中等或大胆管周围发生纤维化或胆管上皮变性和萎缩，最终被瘢痕组织所取代，形成胆管周围同心圆性洋葱皮样纤维化及闭塞性胆管病变，仅少数病例累及小胆管。PSC 的临床表现多种多样，缺乏特异性，可隐匿起病，最常见的症状可能为乏力，但无特异性，常会被忽略而影响早期诊断。其他可能出现的症状及体征包括体重减轻、瘙痒、黄疸和肝脾大等。血清生化学异常通常有 ALP、GGT 的升高，但并无明确诊断标准的临界值，部分患者在病程中 ALP 可以维持在正常水平，部分患者 IgG 增高。PSC 缺乏具有诊断价值的自身抗体，尽管 26% ~ 94% 的患者 ANCA 阳性，但缺乏特异性，也与预后无关。PSC 的典型影像学表现为肝外和（或）肝内胆管局限或弥漫性狭窄，呈串珠状、"枯树枝"样改变或假憩室样扩张。由于主要累及大胆管，肝活检对于诊断 PSC 并不是必需的，因此其诊断主要依赖于独特的胆管影像学改变。

在胆管影像学正常的患者中，肝活检则具有重要的价值，小胆管型 PSC 需通过病理检查来明确诊断。5% ~ 10% 的 PSC 患者表现为孤立的小胆管病变。患者的胆道造影结果无特异性表现，但临床症状及生物化学检测指标提示胆汁淤积表现，疑似诊断小胆管 PSC 时肝活组织检查是必要的，可具有典型的 PSC 的组织学改变，即胆管周围洋葱样向心性纤维组织增生。虽然其胆管造影正常，但仍是一个进展性疾病。有研究认为 5.8% ~ 12% 的小胆管 PSC 患者可能属于疾病的早期阶段或大胆管 PSC 的轻型变异，日后会进展为经典的大胆管 PSC，但该进程的进展风险尚未知，也未见进展为胆管癌的报道。小胆管 PSC 患者的生存期及肝移植后生存期均高于大胆管 PSC，提示其预后相对较好。

PSC 可与其他自身免疫介导的肝脏疾病并存，主要与自身免疫性肝炎（AIH）重叠，如 PSC 患者出现 ALT、AST 显著增高，尤应警惕。超过 75% 的重叠 AIH 患者可检测到 ANA 及抗 SMA 阳性，高于 50% 的患者出现 IgM 和 IgG 水平升高，且通常伴有界面性肝炎。同时要注意排除 IgG4 相关胆管炎（IgG4-SC），IgG4-SC 与 PSC 的临床表现和影像学特征存在诸多相似点，较难鉴别，以血清 IgG4 水平升高、组织学上胆管壁密集浸润 IgG4 阳性的浆细胞为特征，其中层状纤维化和闭塞性静脉炎是诊断 IgG4-SC 的重要组织学表现。尽管血清 IgG4 升高对 IgG4-SC 的诊断具有特异度及敏感度，但是不能仅仅依据血清 IgG4 升高来诊断为 IgG4-SC。血清 IgG4 水平 > 4 倍正常值上限对诊断 IgG4-SC 具有更高的特异度。此外，IgG4-SC 对激素的应答较好。本病例查 ANA 及抗 SMA 阴性，IgG 不高，病理提示仅有轻度界面炎，无上述自身免疫性肝炎及 IgG4-SC 的病理表现，因此不支持上述诊断。

本病例肝功能波动 2 年余且存在胆汁淤积，虽然影像学检查未能明确诊断，但在入院后对引起胆汁淤积的病因进行了详细的排查，进一步行病理检查而明确诊断，临床上 PSC 较为少见，诊断肝内小胆管 PSC 更为困难，对于出现胆汁淤积的患者，要高度警惕 PSC。

（作者：解放军总医院第五医学中心　严立龙　宁　鹏

点评专家：解放军总医院第五医学中心　苏海滨）

参 考 文 献

王璐，韩英 . 2020. 原发性硬化性胆管炎诊治进展 . 中国医学前沿杂志（电子版），12(2):7-12.

中华医学会肝病学分会，中华医学会消化病学分会，中华医学会感染病学会分会 . 2015. 胆汁淤积性肝病诊断和治疗共识 (2015). 临床肝胆病杂志 , 31(12): 1989-1999.

中华医学会肝病学分会，中华医学会消化病学分会，中华医学会感染病学会分会 . 2015, 原发性硬化性胆管炎诊断和治疗专家共识 (2015). 临床肝胆病杂志 , 32(1): 23-31.

Dyson JK，Beuers U，Jones DEJ, et al, 2018. Primary sclerosing cholangitis. Lancet, 391(10139): 2547-2559.

Tanaka A. 2019. IgG4-Related Sclerosing Cholangitis and Primary Sclerosing Cholangitis. Gut Liver, 13(3): 300-307.

病例 49　不是一家人，却入一家门

关键词：黄疸，发热，肝脾大

【病例介绍】

何某，男，60 岁。农民，已婚。因"尿黄 2 年余，腹胀、身目黄染 20 天，发热 1 天"于 2018 年 1 月 24 日入院。

1. **现病史**　患者 2016 年发现尿黄，无不适症状，未治疗。2018 年 1 月 2 日出现乏力、腹胀、食欲缺乏，伴尿黄如浓茶样、身目黄染，仍未重视。1 月 22 日出现发热，体温最高 38.3℃，偶尔咳嗽，无咳痰、胸闷、气短、鼻塞、流涕，自行应用退热药物（具体药物不详）后体温降至正常。1 月 23 日到当地医院化验：WBC 19.83×10^9/L，N 0.734，RBC 5.02×10^{12}/L，Hb 146g/L，PLT 796×10^9/L。TBIL 314.9μmol/L，DBIL 241.6μmol/L，ALT 209U/L、AST 254U/L、ALP 179U/L、GGT 257U/L、CHE 2454U/L。患者上述症状加重，伴肝区不适，无陶土便，无皮肤瘙痒，无鼻出血、牙龈出血、呕血、黑粪等不适。遂来我院就诊，以"黄疸原因待查"收入我科。

2. **流行病学史**　无"肝炎"患者密切接触史。无输血及血制品应用史，无不洁饮食史。

3. **既往史**　有高血压病史 10 年余，长期服用"厄贝沙坦片、尼群地平片"，血压控制平稳；无"伤寒、结核、猩红热"等传染病史，无其他如"心脏病、糖尿病"等慢性病史，无手术外伤史，无药物及食物过敏史。

4. **个人史**　患者自幼居住于河北省，无疫水、疫源、放射物、毒物接触史，无有害粉尘吸入史，饮酒史 20 年，平均摄入酒精 140g/d，无吸烟史。

5. **婚育史**　适龄结婚，配偶、子女健康状况良好。

6. **家族史**　家族中无传染病及遗传病史。

7. **查体**　体温 36.8℃，脉搏 70 次 / 分，呼吸 18 次 / 分，血压 123/79mmHg，BMI 25.95kg/m²，神志清楚，精神可，面色晦暗，全身皮肤黏膜、巩膜重度黄染，肝掌可疑阳性，未见蜘蛛痣。全身浅表淋巴结未扪及肿大。心肺无明显异常。腹部饱满，可见腹壁静脉曲张，全腹软，未触及包块，全腹无压痛、反跳痛，肝肋下 7cm 处可触及，剑突下 5cm 处可触及，质地中等，无压痛。墨菲征阴性，脾脏左肋下 7cm 处可触及，质地中等，无压痛。肝上界位于右锁骨中线第 5 肋间，肝、脾、双肾区无叩痛，移动性浊音可疑阳性，双下肢轻度水肿。

8. **初步诊断**　黄疸原因待查。

【诊治经过】

(一) 入院诊治第一阶段——初步检查，初见端倪

1. 2018 年 1 月 24 日　夜间患者发热，体温最高 38.3℃，无畏寒、寒战，无咳嗽、咳痰，无腹痛、腹泻，无尿频、尿急、尿痛等症状。查体同前。急查血常规：WBC 85.03×10^9/L，RBC 4.37×10^{12}/L，Hb 123g/L，PLT 863×10^9/L，中性晚幼粒细胞 19×10^9/L，中性中幼粒细胞 8×10^9/L，PCT 1.38ng/ml，CRP 47.54mg/L。予物理降温后体温正常。

2. 2018 年 1 月 25 日　血结果回报：血常规白细胞 97.31×10^9/L，中性粒细胞绝对值 84.660×10^9/L，嗜酸细胞百分比 2.00%，嗜酸细胞绝对值 1.946×10^9/L，嗜碱细胞百分比 3.00%，嗜碱细胞绝对值 2.919×10^9/L，RBC 4.80×10^{12}/L，Hb 139g/L，PLT 865×10^9/L。生化指标：总蛋白 44g/L，ALB 24g/L，TBIL 313.1μmol/L，DBIL 253.5μmol/L，ALT 147U/L，AST 171U/L，ALP 182U/L，GGT 167U/L，CHE 1743U/L，LDH 592U/L，TBA 208μmol/L，尿素 8.3mmol/L，CRE 149μmol/L，尿酸 532μmol/L，葡萄糖 3.5mmol/L，TG 2.23mmol/L，TC 1.56mmol/L，BLA 43.3μmol/L。凝血功能：INR 2.65，活动度 21.5%。乙肝血清标志物、甲肝、丙肝、戊肝抗体均为阴性。自身抗体谱阴性。肿瘤标志物组合正常。

3. 2018 年 1 月 26 日　夜间发热，体温 37.7℃，仍无其他伴随症状，查体移动性浊音阳性。临床查体发现腹水较前增多。27 日腹部超声：①符合酒精性肝硬化声像图表现(结合临床)、脾大、腹水；②肝内片样稍高回声区(建议定期复查或必要时进一步检查)；③肝左叶囊肿；④胆囊继发改变；⑤脾静脉扩张。肺 CT：右肺中叶胸膜下小结节，建议随诊观察。右侧少量胸腔积液，双肺组织膨胀不全。腹部增强 MRI：肝硬化、脾大、腹水、脾静脉曲张、胆囊炎、肝囊肿。经患者同意后行腹腔穿刺术，腹水常规：透明度微混、颜色黄、李凡他试验阳性、白细胞计数 947×10^6/L、N 0.52、LY 0.46、间皮细胞 0.02。腹水常规提示腹腔感染。治疗上予头孢哌酮钠舒巴坦钠抗感染。

4. 2018 年 1 月 28 日　复查血常规：WBC 127×10^9/L、中性粒细胞绝对值 113.030×10^9/L、RBC 4.83×10^{12}/L，Hb 136g/L，PLT 1155×10^9/L。生化指标：总蛋白 53g/L，ALB 29g/L，TBIL 560.9μmol/L，DBIL 410.3μmol/L，ALT 104U/L，AST 135U/L，GGT 148U/L，ALP 204U/L，腺苷脱氨酶 52U/L，CHE 2135U/L，TBA 301μmol/L，LDH 834U/L，尿酸 416μmol/L，尿素 9.1mmol/L，CRE 179μmol/L，葡萄糖 4.6mmol/L，氯 102.5mmol/L，钾 4.4mmol/L，钠 139mmol/L。凝血功能：PT 13.2 秒，INR 1.15，活动度 65.9%。结合患者明确的长期饮酒史、临床表现及化验检查，酒精性肝硬化诊断明确，但符合慢加急性肝衰竭诊断标准，但患者发热伴血细胞明显升高，尤其 WBC、PLT 均显著升高与酒精性肝病常见、血常规表现不相符，因此联系检验科行外周血涂片，拟行骨髓穿刺术。

(二) 入院诊治第二阶段——守得云开见月明

为进一步除外血液系统疾病，行骨髓穿刺术，骨髓细胞学报告：骨髓增生极度活跃，粒：红 =32.86 : 1。①粒系增生明显，占 92.0%，各阶段可见，髓系原始细胞分布不均，约占 7.6%。早、中幼粒细胞及分叶核粒细胞比例增高。可见空泡变性、分裂象，部分细胞类巨变、核浆发育失衡，部分细胞胞质颗粒增多、增粗。嗜酸细胞各阶段易见，比例大致正常。

嗜碱细胞易见、比例增高。②红系占2.8%，各阶段可见，中、晚幼红细胞比例减低。可见嗜多色红细胞、嗜碱点彩红细胞。成熟红细胞大小不等。③淋巴细胞比例减低，占3.2%。④全片（2.0cm×3.0cm）巨核细胞52个，各型可见。血小板成片、成堆可见。⑤骨髓细胞铁染色：细胞内铁染色，含铁粒幼红细胞，2/30个有核红细胞。血涂片报告：①粒系明显核左移，嗜酸、嗜碱细胞可见，原始细胞占1.0%。②有核细胞：白细胞=2：1003、外周血中性粒细胞碱性磷酸酶染色：阳性率25%，积分40分。检验诊断：骨髓增殖性疾病（CML不能排外），请结合染色体、基因等相关检查。DNA序列测定（P190、P210微残留组合）报告单：检查结果外周血中 P190 融合基因 0.0E+00；P210 融合基因 4.49E+05；ABL 管家基因 3.56E+06。结论：P190/ABL=0.00E+00；P210/ABL=1.26E-01（阳性）。DNA序列测定（*JAK2* 基因突变）报告单：*JAK2* 基因测序结果显示编码617号氨基酸的基因突变呈阴性。结论：*JAK2* 基因变异阴性。

入院后给予注射用还原型谷胱甘肽、复方甘草酸苷注射液、注射用丁二磺酸腺苷蛋氨酸、乙酰半胱氨酸注射液、维生素 K_1 注射液、血浆、人血白蛋白等保肝、降酶、退黄、补蛋白、营养支持及联合血浆置换治疗，血液科会诊后诊断为慢性粒细胞白血病（加速期）意见予化疗（羟基脲 1.5g 口服每日3次；碳酸氢钠片 1.5g 口服每日3次；5%碳酸氢钠注射液 250ml 静脉滴注每日1次；别嘌醇片 0.1g 口服每日3次；甲磺酸伊马替尼片 200mg 口服每日2次）、碱化尿液治疗。患者体温正常，身目黄染好转，肝脾逐渐缩小，化验血常规、生化指标、凝血功能指标逐渐恢复。3月1日患者出院时肝肋下 3cm 处可触及，质地中等，无压痛，剑突下 4cm 处可触及，质地中等，无压痛，脾脏左肋下 3cm 处可触及，质地中等，无压痛，移动性浊音可疑阳性，双下肢无水肿。复查血常规：WBC 13.47×10^9/L，中性粒细胞绝对值 8.351×10^9/L，RBC 3.02×10^{12}/L，Hb 90g/L，PLT 695×10^9/L。凝血功能：PT 12.0秒，INR 1.04，活动度82.0%；生化指标：总蛋白 54g/L，ALB 31g/L，TBIL 38.9μmol/L，DBIL 32.1μmol/L、ALT 23U/L，AST 30U/L，GGT 76U/L，ALP 206U/L，腺苷脱氨酶 30U/L，CHE 2875U/L，TBA 12μmol/L，LDH 187U/L，尿酸 517μmol/L，尿素 2.5mmol/L，CRE 67μmol/L，GLU 4.0mmol/L，CL^- 107.1mmol/L，K^+ 3.5mmol/L，Na^+ 141mmol/L，BLA 47.10μmol/L。患者好转出院。

（三）最终诊断

①酒精性肝硬化，慢加急性肝衰竭（中期）合并：腹水，胸腔积液（右），低蛋白血症；②慢性粒细胞白血病（加速期）；③肾功能不全；④肝囊肿。

（四）随访情况

2018年8月24日来我院门诊复查，查体：肝肋下未触及，脾脏左肋下 3cm 处可触及，质地中等，无压痛，移动性浊音阴性，双下肢无水肿。复查血常规：WBC 6.90×10^9/L，中性粒细胞绝对值 4.020×10^9/L，RBC 4.79×10^{12}/L，Hb 147g/L，PLT 244×10^9/L。凝血功能：PT 11.2秒、INR 0.97，活动度96.6%；肝功能：总蛋白 53g/L，ALB 32g/L，TBIL 41.7μmol/L，DBIL 28.81μmol/L，ALT 9U/L，AST 42U/L，GGT 86U/L，ALP 2086U/L，腺苷脱氨酶 54U/L，CHE 2958U/L，TBA 91.2μmol/L，LDH 270U/L。

2018年12月复查血常规、肝功能再次波动，细追问患者服用甲磺酸伊马替尼片（2片，每日 2 次）后皮肤瘙痒明显，自行将甲磺酸伊马替尼片更改为 2 片，每日 1 次。请血液科会诊后建议停甲磺酸伊马替尼片，更改为达沙替尼片 100mg 口服，每晚 1 次。患者转到血液科进一步治疗后失访。

【诊疗体会】

该患者因"黄疸、发热"就诊，入院后查体发现肝脾大。黄疸是由于血清中胆红素升高致使皮肤、黏膜和巩膜发黄的症状和体征。胆红素的正常代谢为血液循环中衰老的红细胞经单核 - 巨噬细胞破坏，降解为血红蛋白，血红蛋白在组织蛋白酶的作用下形成血红素和珠蛋白，血红素在催化酶的作用下转变为胆绿素，再经过还原酶还原为胆红素。胆红素代谢异常出现黄疸。引起黄疸的疾病很多，发生机制各异。临床上黄疸伴肝脾大的常见疾病如病毒性肝炎、肝硬化、钩端螺旋体病、败血症、伤寒、各种原因引起的溶血性贫血、慢性粒细胞白血病、淋巴瘤、骨髓纤维化等。

正常情况下脾脏不能触及。单纯临床查体、超声等无法鉴别引起脾大的原因，仍需结合临床症状、化验结果。肝病患者发生肝硬化时，容易并发脾功能亢进，导致全血细胞下降。重症酒精性肝炎患者常出现白细胞升高，也容易使临床医师混淆。该患者有长期饮酒史，超声、腹部增强 MRI 等影像学均提示肝硬化，故临床诊断酒精性肝硬化；但该患者化验白细胞、血小板异常增高，与临床不符，无法用"一元论"解释。该患者在诊治过程中紧紧抓住白细胞异常升高特点进一步行血液病检查，快速得以明确诊断。

慢性粒细胞白血病分为早期和晚期，是一种会对血液和骨髓产生影响的恶性肿瘤，其主要是由于造血干细胞产生恶性病变所造成的，其发病率相对较高，发病早期并不会产生明显症状，病情会逐渐从慢性进展期发展为加速期、急变期，患者在临床中通常会产生贫血、肿胀、脾大及乏力等现象，不管是对患者的身体健康还是生命安全都产生了严重威胁。伊马替尼在慢性粒细胞白血病中的广泛应用，使其耐药患者也越来越多，且急变期以及加速期患者耐药性显著高于慢性期。该患者 2018 年 12 月复查血常规、肝功能再次波动，考虑白血病复发，转到血液科进一步治疗后失访。分析该患者白血病复发可能与伊马替尼减量有关，也可能是存在耐药。

总结：临床上用"一元论"无法解释时，完善鉴别诊断十分重要；多学科协作有助于患者的诊疗；良好的医患沟通、随访，可以更好的服务于患者，同时有利于临床科学研究。

【专家点评】

酒精性肝病（alcoholic liver disease）是指由于长期饮酒或短期内大量酗酒导致的肝脏损害，伴随疾病的进展，会出现如心脏、肾及胰腺、神经、内分泌、造血、骨髓等多系统病变。酒精性肝病包括酒精性脂肪肝、酒精性肝炎、酒精性肝纤维化及酒精性肝硬化系列病变，严重酗酒可诱发广泛肝细胞坏死，甚至肝衰竭。据报道酒精性肝病患者可合并类白血病反应，其机制尚不明确，有学者认为是由于酒精性肝病患者长期饮酒导致肠道黏膜抵御能力下降，肠道内毒素增多，内毒素进入血液循环刺激单核细胞分泌 IL-1、IL-6、IL-8 等，从而引起白细胞升高。此外，发生酒精性肝病时存在乙醇诱导循环内毒素水平升高，内毒素经与蛋白结合后输送到肝脏，经 Kuppfer 细胞清除，由 Kuppfer 细胞产生的产物可促进白细胞浸润。此外肝衰竭患者微生态平衡失调，内毒素无法清除，导致血液中内毒素增加也是原因之一。因此，酒精性肝病患者合并白细胞升高时不要忽视感染、血液系统疾病、恶性肿瘤等的鉴别诊断。

慢性粒细胞白血病（chronic myelocytic leukemia，CML）简称慢粒，是起源于多能造血干细胞的恶性克隆增殖性疾病，表现为髓系各个阶段细胞的过度增殖，以外周血中粒细胞增多并出现幼稚粒细胞、嗜碱性粒细胞增多、贫血、血小板增多和脾大为特征，其发病率为 0.001% ～ 0.002%，占成人白血病 15% 左右。任何年龄人群均可发病，以 50 岁以上人群居多，男性多于女性。该病特点具有 Ph 染色体 t（9；22）（q34；q11）和 *BCR-ABL1* 融合基因，可从慢性期（chronic phase，CP）向加速期（accelerated phase，AP）、急变期（blastic phase，BP 或 blast crisis，BC）发展，一旦转变为急性白血病，预后较差。目前，DNA 测序技术的快速测序速度已经有助于达到测序完整的 DNA 序列，或多种类型的基因组测序和生命物种。JAK2（Janus 激酶 2）是 JAK 家族 4 个成员（TYK2、JAK1、JAK2、JAK3）中的一员，为非受体型酪氨酸激酶（PTK），位于 9 号染色体短臂（9P24），在造血调节中起重要的作用。甲磺酸伊马替尼（imatinib mesylate，Gleevec/Glivec 格列卫）是治疗 CML 的一线药物，同时也是第一个用于临床的"靶向"抗肿瘤药物，属于 ABL 酪氨酸激酶抑制剂，是以 ABL 蛋白激酶的 ATP 结合位点为基础而设计合成。伊马替尼选择性杀伤携带 *BCR-ABL* 融合基因的白血病细胞，它通过抑制 BCR-ABL 自身磷酸化和底物磷酸化而抑制细胞增殖和诱导凋亡，但并不会对患者的造血干细胞（HSC）造成影响，这意味着停止伊马替尼治疗将导致复发。但在合并肝病的患者应用时注意监测药物的肝损害可能。

（作者：解放军总医院第五医学中心　王丽苹　王仲霞
点评专家：解放军总医院第五医学中心　王睿林）

参 考 文 献

李之慧，杨茂梧，都芳鹃，等 . 2017. 酒精性肝衰竭合并类白血病反应 1 例报道 . 胃肠病学和肝病学杂志，26(2): 153-154.

王晓昊，李世颖，但雪莲，等 . 2020. 酒精性肝衰竭合并类白血病反应 1 例 . 中华肝脏病杂志，28(10): 882-884.

中华医学会肝病学会脂肪肝和酒精性肝病学组，中国医师协会脂肪肝病专家委员会 . 2018. 酒精性肝病防治指南（2018 更新版）. 现代医药卫生，3(6): 959-964.

Wei W, Wan jun L, Hui S, et al. 2013. miR-203 inhibits proliferation of HCC cells by targeting survivin. Cell Biochemistry and Function, 31(1): 82-85.

病例 50　肝移植术后的烦恼

关键词：肝移植术后，肝损害，肝穿刺

【病例介绍】

丁某，男，29 岁。主因"肝移植术后 1 个月，肝功能异常 1 周"于 2020 年 11 月 17 日到门诊就诊。

1. **现病史**　患者 2020 年 10 月 2 日因"急性肝衰竭，病毒性乙型肝炎"行同种异体肝移植术，术程顺利，术后常规抗排异，应用富马酸丙酚替诺福韦抗病毒治疗。移植后规律随访，肝功能逐渐好转，口服他克莫司（FK506，3mg/12h）、麦考酚钠肠溶片 540mg/12h、醋酸泼尼松龙片（12mg/d）抗排斥药物。10 月 28 日化验 FK506 浓度 23 ng/ml，AST 20U/L，ALT 42U/L，ALP 115U/L，GGT 42U/L，暂停他克莫司 2 次后由 3mg/12h 减为 1mg/12h。10 月 30 日复查 FK506 12.2ng/ml，醋酸泼尼松龙片由 12mg/d 减为 8mg/d。11 月 3 日复查 FK506 9.7ng/ml，AST 25U/L，ALT 41U/L，ALP 123U/L，GGT 64U/L。11 月 10 日复查 FK506 5.9ng/ml，AST 33U/L，ALT 99U/L，ALP 167U/L，GGT 479U/L，他克莫司量上调为 2.5mg/12h。11 月 13 日复查 FK506 11.7ng/ml，AST 47U/L，ALT 107U/L，ALP 201U/L，GGT 641U/L，麦考酚钠肠溶片由 540 mg/12h 上调为 720 mg/12h。自觉间断乏力，稍感食欲缺乏，为进一步诊治于我院门诊就诊，门诊以"肝移植术后状态，肝功能异常"收入我科。

2. **流行病学史**　患者自幼生活在湖南东安县，无"肝炎"患者密切接触史。发病后曾输入人血白蛋白、红细胞及血浆（具体量不详），无不洁饮食史。

3. **既往史**　2018 年自诉"血压高（140⁺/90⁺mmHg，具体数值不详）"，2019 年曾多次口服中草药治疗，目前未规律监测血压及系统用药。2020 年 6 月因"脚踝韧带撕裂"行手术治疗。2020 年 7 月因"上腹部不适"曾口服中药治疗（每次 1 周，共 2 周），9 月 9 日我院诊断"急性肝衰竭"，10 月 2 日于北京某医院行"同种异体肝移植术"，术后病理提示：亚大块坏死带，细胆管增生显著，符合肝衰竭，胆囊黏膜慢性炎。

4. **个人史**　生于原籍，从事办公室职员工作，无特殊毒物接触史，间断饮酒史 8 年，偶饮啤酒（具体量不详），2018 年戒酒。间断吸烟史 8 年，约 2 日 1 包，此次发病后戒烟。

5. **家族史**　父母身体健康。

6. **查体**　体温 36.8℃，脉搏 86 次 / 分，呼吸 19 次 / 分，血压 116/71mmHg。身高 170cm，体重 67kg，神志清楚，精神可，营养中等，全身皮肤、巩膜无黄染，无肝掌蜘蛛痣，全身浅表淋巴结无肿大。心肺听诊未见异常。腹部可见"人"字形手术瘢痕，愈合良好，全腹软无压痛，肝脾肋下未触及，肝区无叩痛，移动浊音阴性。双下肢无水肿。

7. **初步诊断**　①肝移植术后状态；②肝功能异常原因待查。

【诊治经过】

1. 2020 年 11 月 17 日　于我院住院治疗，入院后化验：ALB 46 g/L，GLO 24g/L，TBIL 11.4μmol/L、DBIL 6.5μmol/L，ALT 59 U/L，AST 22U/L，ALP 168U/L，GGT 462U/L，TBA 13μmol/L，CHE 5412U/L。血常规、凝血功能、肾功能、血糖、血脂、电解质、尿常规、大便常规均正常，铜蓝蛋白 0.33g/L，IgA 0.8g/L，IgG 7.84g/L，IgM 1.8g/L，自身抗体系列均阴性。甲状腺功能正常，甲、戊肝抗体均阴性。抗 HBs 阳性，抗 HBe 阳性，抗 HBc 阳性，抗 HCV 阴性，抗 CMV-IgM、抗 CMV-IgG 阳性，抗 EBV-IgM 阴性。CMV-DNA 定量 3.99×10^2U/ml、EBV-DNA 定量 < 100U/ml。腹部 MRI：肝移植术后，肝多发囊肿，动脉期肝内多发异常强化，考虑异常灌注。脾稍大，副脾。

2. 2020 年 11 月 20 日　为明确肝损害病因，行肝脏穿刺术，病理结果提示（图 50-1）：①急性排斥反应（ACR），Banff 排异活动指数（RAIS）：P2V1B2=5；②肝内纤维组织增生并纤维间隔形成，考虑边缘供体所致；③是否存在药物性肝损伤或肝脏血管病变，请临床随访观察。免疫组化：HBsAg（−），HBcAc（±），C4d（++），CMV（−），CK7（++），MPO（+），mum-1（−）。本例患者入院后化验排除常见病毒性肝炎诱发肝功能异常，影像学检查胆管及血管未见异常。根据肝组织病理检查，明确诊断：①急性排斥反应；②肝移植术后状态，予以保肝、降酶等治疗，根据患者肌酐水平和 FK506 血药浓度水平，进一步调整他克莫司剂量，监测 CMV-DNA 定量水平变化及淋巴结情况。

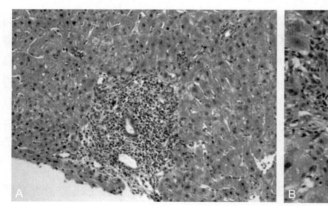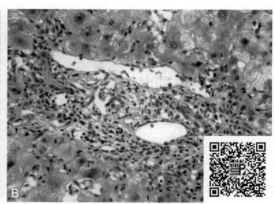

图 50-1　患者病理图片

A. 100×；B. 200×

3. 最终诊断　①急性排斥反应 Banff 5 分；②肝移植术后状态。

4. 随访情况　患者目前随访中，临床上无明显乏力、食欲缺乏等不适，肝功能正常，FK506 血药浓度适宜，CMV-DNA 定量无升高。

【诊疗体会】

移植术后肝功能异常原因较多，临床需要加强鉴别诊断。常见原因有：急慢性排异反应、原发病复发、病毒或细菌感染、胆道并发症、血管并发症等，虽然肝移植技术的进步及免疫抑制剂都在进展，但对于急性排斥反应，我们仍需提高警惕，尽量做到早发现早治疗，从而减少患者移植物丢失的风险及尽量减轻患者经济负担。

【专家点评】

肝移植是目前治疗晚期肝病的唯一有效方法。在过去的 40 年中，外科技术的显著进步、免疫抑制药物的发展及移植后医学手术管理进步大大延长了移植受体的生存期。尽管与其他器官相比，肝脏作为免疫调节器官的独特功能可促进同种异体移植受者的耐受性增强，但免疫排斥仍然是一个重要的临床问题。

同种异体移植物植入机体内常会发生排斥反应，这种引起机体排斥反应的抗原称为移植抗原，或称组织相容性抗原。组织相容性抗原分为：①主要组织相容性抗原，为强移植抗原，称为主要组织相容性复合体（MHC）。②次要组织相容性抗原，由次要组织相容性复合体所编码。MHC 具有高度多态性，保证了一种动物对不断变化的病原体产生有效的免疫反应。也正是由于人类 HLA 分型是巨大的，才导致了移植反应的发生。

肝移植排斥反应的类型主要有 4 种类型。①超急性排斥反应（HAR）：发生极其迅速，常发生在灌注后数分钟至数小时内，在肝移植中罕见，认为是预先存在的抗体和移植肝相互作用的结果。最终会导致肝细胞坏死，致使移植物失功。唯一有效的治疗手段就是再移植。②急性排斥反应（AR）：经常在移植后 5 ～ 7 天出现，大部分发生在移植后 90 天以内。AR 主要是 T 淋巴细胞所介导，针对移植器官抗原的反应。炎症最初影响胆管上皮，继而为肝细胞。肝细胞损伤的原因可源于直接的免疫攻击、血管损伤作用和（或）继发性缺血。③迟发性急性排斥反应（LAR）：指发生在移植术后 6 个月后的急性排斥反应，也有学者将 LAR 的时间定义为移植术后 1 个月、3 个月或 12 个月后。LAR 的易感因素包括：免疫抑制药物减少和依从性差。临床上表现为肝脏转氨酶、胆红素升高。肝活检证实为急性排斥反应。④慢性排斥反应（CR）：常冠以更有用的名称"胆管消失性排斥反应"，它可以在移植后几周内发生，也可以在数年后才诊断。特点是由于胆管的缺血损伤导致胆管数目极度减少，是"胆管消失"综合征的一种。

目前临床常用的免疫药物有：①抗代谢药物，主要有吗替麦考酚酯（MMF）等，MMF 是霉酚酸（MPA）的衍生物。MPA 高效、选择性、可逆性和非竞争性地抑制次黄嘌呤单核苷酸脱氢酶，对淋巴细胞有强效的细胞静止作用。同时还可阻止黏附因子和抗体产生。无肾毒性和神经毒性。②钙调神经磷酸酶抑制剂（CNIs）类，此类代表药物主要为环孢素、他克莫司等。环孢素（CsA）本药与其他特异细胞间受体蛋白结合，阻止钙调神经蛋白酶，抑制 T 辅助细胞活性，选择性地抑制活化 T 淋巴细胞分泌细胞因子 IL-2。他克莫司与细胞性蛋白质（FKBP12）相结合形成复合物，再专一地结合及抑制钙调神经蛋白酶，阻止活化 T 细胞核因子（NFAT）转移到核内，抑制 IL-2 的转录，最终主要抑制 T 细胞的活化及 T 辅助细胞依赖型 B 细胞的增生作用。③ mTOR 抑制剂，主要包括西罗莫司、依维莫司等，近年来有学者提出西罗莫司可能抑制肿瘤作用应用较多，西罗莫司是一种大环内酯类抗生素，结构与 FK506 相似，也与 FKBP 结合，但药理作用和副作用完全不同，无肾毒性和神经毒性，也无高血压和糖尿病。西罗莫司作用的靶蛋白称为 m-ToR，西罗莫司通过作用于 mTOR，阻断 T 淋巴细胞及其他细胞由 G1 期至 S 期的进程，阻断 T 淋巴细胞和 B 淋巴细胞钙依赖性和非钙依赖性信号传导通道。④皮质类固醇，如甲泼尼龙、波尼松等，属于合成的皮质类固醇，具有抗炎、免疫抑制作用及抗过敏作用。皮质类固醇能透过细胞膜，进入细胞核，启动 mRNA 的转译，合成各种蛋白酶，通过阻止一系列细胞因子的表达，产生广泛而非特异的免疫抑制作用。⑤抗体类，如抗胸腺细胞免疫球蛋白、OKT3 等。抗胸腺细胞免疫球蛋白免疫抑制的基本原理是使淋巴细胞耗竭。OKT3 是抗成熟 T 细胞表面 CD3 的抗体，靶目标为 T 细胞，使其失活，有效降低淋巴细胞总数。

排斥反应为肝移植术后常见并发症，1998 年 Wiesner 等较早研究该疾病，据报道发生率约 65%。肝移植术后大多数患者接受由环孢素和泼尼松龙组成的免疫抑制方案，有或没有硫唑嘌呤。随着免疫抑制剂的更新换代，现代大多数患者在目前的临床中，采用他克莫司的免疫抑制，通常与吗替麦考酚酯（MMF）或 mTOR 抑制剂联用。研究表明，他克莫司在预防急性排斥反应方面优于环孢素。近年来研究表明应用该免疫抑制方案排异发生率明显下降。

轻度排斥反应通常经上调抗排异药物后肝功能可明显好转，经调整抗排异药物肝功能无明显好转的患者一般应用糖皮质激素治疗，大多数排斥反应病例对静脉注射皮质醇类激素反应良好，但较早的研究表明，高达 20% 的急性排斥反应高危患者可能会发展为皮质类固醇无响应拒绝抵抗（SNRR），需要其他方法。抗胸腺细胞球蛋白（ATG）是一种消耗 T 细胞的多克隆抗体，从而消除了负责 ACR 的效应细胞。ATG 公认的非免疫抑制毒性作用包括细胞因子释放综合征（通常与输注速率和剂量）、过敏反应、血清病和交叉反应性抗体相关的血细胞减少。有关这些毒性的担忧，以及关于 ATG 可能导致淋巴瘤风险的报道限制了 ATG 的广泛应用。

大多数肝移植受者需要终身免疫抑制，这会增加严重并发症如感染和肿瘤形成的风险。因此，在肝移植患者中需逐渐降低免疫抑制剂用量，对于下调免疫抑制剂患者，我们需要短期及密切随访肝功能。本例患者为肝移植术后早期患者，血药浓度在无禁忌情况下需适当维持略高水平。此外，该患者本次化验发现在巨细胞病毒感染，有文献报道供体阴性，受体阳性的 CMV 的患者急性排斥反应的风险较高。肝移植受体中 CMV 感染的重新激活可能触发免疫系统在这些患者中引起 AR。在供体阴性、受体阳性的 CMV 不匹配的情况下，CMV 预防也可能防止移植后 AR。此后对于该类患者我们还需多加关注和总结。

（作者：解放军总医院第五医学中心　冯丹妮

点评专家：解放军总医院第五医学中心　刘鸿凌）

参 考 文 献

中华医学会器官移植学分会 . 2015. 他克莫司在临床肝移植中的应用指南 . 临床肝胆病杂志，31(9): 1372-1374.

Dogan N, Hüsing-Kabar A, Schmidt HH, et al. 2018. Acute allograft rejection in liver transplant recipients: Incidence, risk factors, treatment success, and impact on graft failure. J Int Med Res, 46(9): 3979-3990.

Li CJ, Li L. 2015. Tacrolimus in preventing transplant rejection in Chinese patients– optimizing use. Drug Des Devel Ther, 9: 473-485.

Ronca V, Wootton G, Milani C, et al. 2020. The Immunological basis of liver allograft rejection. Front Immunol, 11: 2155.

Tremblay S, NigroV, Weinberg J, et al. 2017. A steady state head-to-head pharmacokinetic comparison of all FK-506 (tacrolimus) formulations (ASTCOFF): an open-label, prospective, randomized, two-arm, three-period crossover study. Am J Transplant, 17(2): 432-442.

病例 51　两抗一坚持

关键词：乙型肝炎，晚期肝癌，标准化治疗

【病例介绍】

张某，男，47 岁。主因"HBsAg 阳性 6 年，间断肝区疼痛 1 个月余"于 2018 年 11 月 11 日来我院就诊。

1. **现病史**　缘于 2013 年 8 月体检发现 HBsAg 阳性，肝功能正常，未治疗。2018 年 10 月出现肝区疼痛不适，未重视。2018 年 11 月 7 日因肝区疼痛加重行腹部增强 CT 提示肝脏多发弥漫性病变，考虑肝癌，并肝内转移，化验肝功能异常（不详），AFP 正常。近期饮食、二便正常，体重无明显变化。于 2018 年 11 月 12 日收入我科。

2. **流行病学史**　有肝炎患者密切接触史，其母亲为乙肝患者，发病前无输血史及血液制品使用史。

3. **既往史**　既往否认高血压、糖尿病史，11 年前因胆囊息肉行腔镜下胆囊切除术治疗，否认药物及食物过敏史，预防接种史不详。

4. **个人史**　生于原籍，无长期外地居住史，无特殊毒物接触史，不吸烟饮酒。

5. **婚育史**　适龄结婚，配偶健康状况良好，育有 1 子，健康状况良好。

6. **家族史**　母亲为乙肝患者，父亲体健，家族中无其他传染病及遗传病史。

7. **查体**　体温 36.5℃，脉搏 78 次 / 分，呼吸 18 次 / 分，血压 124/76mmHg。身高 180cm，体重 100kg，BMI 30.8kg/m^2。神志清楚，精神可，皮肤、巩膜无黄染，肝掌阳性，蜘蛛痣阴性。心肺未见异常。腹部平坦，无压痛及反跳痛，肝脾未触及，肝区叩击痛阳性，移动性浊音阴性，双下肢无水肿。

8. **初步诊断**　①原发性肝癌；②慢性乙型病毒性肝炎；③胆囊切除术后。

【诊治经过】

（一）住院第一阶段——明确诊断

2018 年 11 月 14 日　入院化验：ALT 61 U/L，AST 54U/L，ALP 2957U/L，GGT 218U/L，胆红素、血常规及 PTA 均正常。HBsAg、HBeAb、HBcAb 阳性，HBsAg 定量 26103U/ml，HBV-DNA（cobas）8.57×10^5U/ml，AFP 2.31ng/ml；CEA、CA19-9、CA125、CA72-4 均正常；HAV、HCV、HEV、CMV、EBV、自身抗体系列及免疫球蛋白均正常。腹部增强磁共振：肝内多发占位，考虑恶性病变，部分为转移瘤不除外；胸椎第 12 椎体及右侧椎弓根改变，考虑转移可能。脂肪肝。胆囊切除术后改变。肺部 CT：右肺上叶微结节。胸椎 MRI：胸第 12 椎体及右侧椎弓根、椎旁结节，结合病史考虑转移可能性大，建议结合 PET-CT。PET-CT：肝内多发高代谢占位性病变，结合病史及 MRI，考虑肝癌伴肝内转移

可能性大，胸 12 椎体及右侧椎弓根骨转移可能，部分十二指肠及空肠肠管管壁增厚，代谢增高，建议必要时行胃肠镜进一步检查，右侧膈上、双侧颈部及下颌无代谢淋巴结，考虑反应性增生，右肺上叶无代谢小结节。胆囊切除术后。胃镜：反流性食管炎 A 级，非萎缩性胃炎伴胆汁反流，Hp 阴性。肠镜：结肠多发息肉，病理提示：结肠黏膜中度慢性活动性炎症，伴管状腺瘤（低级别上皮样瘤变）。肝穿刺病理：肝细胞癌，高分化。背景肝组织：慢性病毒性肝炎，乙型。上级医师查房指出目前可明确诊断：①原发性肝癌伴肝内转移、骨转移（肝细胞癌）；②慢性乙型病毒性肝炎；③肺结节；④胆囊切除术后。

（二）住院诊治第二阶段——制订标准化治疗方案

2018 年 11 月 19 日　回顾患者的病史及化验：该患者有乙肝病史多年并且存在乙肝家族史。HBV-DNA 阳性，伴有肝功能异常，符合指南规定的抗病毒指征，给予恩替卡韦抗病毒以及保肝、降酶治疗。针对原发性肝癌进行评估，按照 2019 版中国肝癌指南该患者处于 3b 期，按照 BCLC 分期处于晚期。按照 2020 版中国临床肿瘤学会原发性肝癌诊疗指南推荐晚期 HCC 可考虑索拉非尼、仑伐替尼等药物治疗或可联合 TACE、放疗及全身治疗。综合上述指南意见，最终给予仑伐替尼 12mg/d，口服，同时联合胸椎局部放疗，累积剂量 35Gy，分 5 次。耐受性良好，仅表现为轻度的胃肠道反应。2020 年 5 月因肿瘤有所进展开始联合国产 PD-1 200mg/3 周，不良反应为轻度。治疗过程及评价见表 51-1 和表 51-2。

（三）最终诊断

①原发性肝癌伴肝内转移、骨转移（肝细胞癌）；②慢性乙型病毒性肝炎；③肺结节；④胆囊切除术后。

（四）随访情况

患者入院后即给予恩替卡韦（ETV）抗病毒，未获得完全病毒学应答，为低病毒血症（LLV），同时因使用仑伐替尼出现尿蛋白阳性，故换用丙酚替诺福韦（TAF）治疗，HBV-DNA 在治疗 6 个月内转阴，尿蛋白持续阴性，之后 HBV-DNA 再次转阳。故再次联合应用甲恩替卡韦治疗，此后患者失访。治疗过程及评价见图 51-1。患者目前随访中，病情基本平稳。

【诊疗体会】

慢性乙型肝炎患者符合抗病毒指征时应尽早抗病毒治疗，可以预防肝癌的发生。肝癌的进展可能与 HBV-DNA 低水平复制有关，另外，一旦合并晚期肝癌，HCC 进一步影响 NA 的抗病毒疗效，易出现 LLV 现象。TAF 可改善晚期肝癌患者的 LLV 现象及防治早期肾损伤。同时，晚期肝癌患者按照指南进行个体化、标准化的抗肿瘤治疗可以获益。

【专家点评】

HBV 的慢性感染位列肝癌高危因素之首，慢性 HBV 感染者没有定期复查，或者符合抗病毒指征而没有及时抗病毒治疗者，其肝癌的发生风险会大幅度增加，这也是我国大多数肝癌患者一经发现即晚期的原因之一。本例患者即是一个较典型的案例，丧失了根治肝

表 51-1　原发性肝癌伴骨转移的治疗

用药日期	治疗药品	剂量	是否调整剂量	不良反应等级	是否与方案相关
2018 年 11 月至 2020 年 9 月	仑伐替尼	12mg/d	未调整	轻	相关
2018 年 12 月	局部放疗	DT35Gy/5F	未调整	轻	相关
2020 年 5 月	信迪利单抗注射液（PD-1）	200mg/3 周	未调整	轻	相关

表 51-2　抗肿瘤治疗疗效评估

日期	随访时间	治疗方案	MRI	mRECIST
2018 年 11 月至 2020 年 1 月	15 个月	仑伐替尼 + 局部放疗	肿瘤部分缩小	PR
2018 年 11 月至 2020 年 9 月	22 个月	仑伐替尼 +PD-1	多发活性，较前变化不大	SD

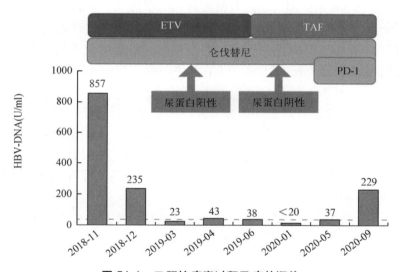

图 51-1　乙肝抗病毒过程及疗效评价

癌的机会。因此对于 HBV 慢性感染的处置至关重要，不能因为没有症状而疏忽定期复查或治疗。

就抗病毒治疗而言，HBV-DNA 水平越低越好。经治慢乙型肝炎患者的低水平病毒血症（low-level viremia，LLV）是目前的临床热点问题。美国肝病研究协会（AASLD）将其定义之为经 NA 治疗 12 个月后 HBV-DNA 在 20 ～ 2000U/ml 之间波动。LLV 会促进耐药突变的发生及持续低水平的肝细胞炎症，肝纤维化进展甚至罹患 HCC 的风险增加，其对预后的影响不可忽视。

本例患者是在诊断肝癌之后才开始抗病毒治疗，且没有获得完全病毒学应答，发生了 LLV，推测 HCC 影响 HBV 抗病毒疗效，其机制可能有两个方面。如图 51-2 所示，NA 药物会平均分布至肝硬化患者的整个肝脏，而肝癌患者可能会发生两种情况：乙肝病毒被隔离在肿瘤中，抗病毒药物无法进入肿瘤，或者由于肿瘤的动脉血供较高，而使得 NA 药物浓度相对不足。

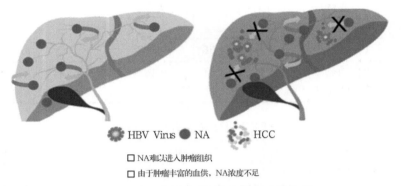

图 51-2　HCC 影响 HBV 抗病毒疗效机制

　　初治患者在选择 NA 治疗时，就应该使用高效低耐药发生率的一线药物，如恩替卡韦、替诺福韦，部分患者甚至是医师会认为，要把疗效好的药物放在以后使用（挽救治疗），这个观念是错误的。HBV 需要尽快被抑制而避免产生耐药突变或是 LLV。另一方面，若患者在接受抗病毒时就已经发生肝癌，LLV 发生的概率就更高，应该考虑联合两种一线 NA 药物治疗。

　　就中晚期肝癌的治疗而言，坚持就有机会。局部治疗、化疗、靶向及免疫治疗等措施的联合使用，可明显提高患者的生活质量及延长生存时间。本例患者就是通过靶向联合免疫治疗取得较好疗效的代表，因此即使是中晚期肝癌，也应根据具体情况选择恰当的治疗方式，在保证不良反应可控制或可耐受的前提下，尽量提高治疗有效率，从而使得患者有长期的临床获益，只要坚持就有机会。

（作者：解放军总医院第五医学中心　付懿铭

点评专家：解放军总医院第五医学中心　纪　冬）

参 考 文 献

国家卫生健康委员会 . 2020. 原发性肝癌诊疗规范 (2019 年版). 临床肝胆病杂志 , 36(2): 277-292.

王贵强 , 王福生 , 庄辉 , 2020, 等 . 慢性乙型肝炎防治指南 (2019 年版). 中国病毒病杂志 , 10(1): 1-25.

中华预防医学会肝胆胰疾病预防与控制专业委员会 , 中国研究型医院学会肝病专业委员会 , 中华医学会肝病学分会 , 等 . 2021. 原发性肝癌的分层筛查与监测指南 (2020 版). 中华肝胆外科杂志 , 27(1): 12-29.

Agarwal K, Brunetto M, Seto WK, et al. 2018. 96 weeks treatment of tenofvir alafenamide vs tenofovir disoproxil fumarate for hepatitis B virus infection . Hepatology, 68(4): 672-681.

Terrault NA, Lok ASF, McMahon BJ, et al. 2018. Update on prevention, diagnosis, and treatment of chronic hepatitis B: AASLD 2018 hepatitis B guidance. Hepatology, 67: 1560-1599.

病例 52　牧羊男内心的烦恼

关键词：布鲁氏菌病，药物性肝损害，焦虑

【病例介绍】

贾某，男，28 岁。主因"乏力、食欲缺乏，身目黄染 20 天"于 2020 年 5 月 10 日入住我院。

1. **现病史**　患者缘于 2020 年 4 月在当地医院因诊断为布鲁氏菌病（简称"布病"）接受相关抗生素（利福霉素、左氧氟沙星、头孢类抗生素）治疗，之后出现乏力、食欲缺乏、身目黄染、腹胀等不适，2020 年 4 月 16 日化验提示：ALT 241.7U/L，AST 87.9U/L，ALP 548U/L，GGT 747U/L，TBIL 388.6μmol/L，DBIL 273.5μmol/L；血常规提示：WBC 5.3×10^9/L，Hb 148g/L，PLT 412×10^9/L，INR 1.08，多次布鲁氏菌凝集凝集试验均为阳性，结果分别为 1：5：(+++)、1：100 (+++) 及 1：200 (++)。肺部 CT 提示双肺多发磨玻璃密度微小结节影，考虑炎性结节。4 月 18 日胃镜提示非萎缩性胃炎伴糜烂。4 月 18 日腹部 CT 提示胰尾处局限性膨隆，必要时增强扫描助诊，胆囊显示不清，肝、脾饱满增大，结合布鲁氏菌病病史，考虑符合布鲁氏菌病影像学表现，必要时进一步检查。5 月 4 日腹部增强磁共振提示未见明显异常。当地医院诊断为"药物性肝损害"，给予保肝、降酶、退黄对症治疗并行三次人工肝治疗（4 月 24 日人工肝治疗后 TBIL 下降 60μmol/L，5 月 5 日及 5 月 7 日人工肝治疗效果不详）。2020 年 5 月 9 日化验肝功能 ALT 128 U/L，AST 71U/L，TBIL 304μmol/L，DBIL 223μmol/L，治疗效果欠佳，现为进一步治疗来我院就诊，门诊以"药物性肝损害"收入我科。

2. **流行病学史**　患者为羊养殖专业户，有羊长期密切接触史。否认肝病患者接触史，病前 6 个月内无输血及血制品应用史。病前 3 个月内无不洁饮食史。

3. **既往史**　2020 年 3 月中旬，患者因腰痛，无发热就诊当地医院，考虑布鲁氏菌病，给予抗感染治疗（利福霉素、左氧氟沙星、头孢类抗生素），治疗 10 日后出现发热，最高体温 39.5℃，停用治疗布鲁氏菌病药物。后因鼻炎、喉炎再次入院，化验提示肝功能异常（未见化验单）。无"伤寒、结核、猩红热"等传染病史，无"心、脑、肺、肾"等脏器慢性病史，否认外伤、手术史，无药物及食物过敏史。预防接种史不详。

4. **个人史**　生长于原籍，无长期外地居住史，未到疟疾、鼠疫等疫区，无明确血吸虫疫水接触史。

5. **婚育史**　适龄结婚，配偶健康状况良好，夫妻关系和睦，育有 1 男，健康状况良好。

6. **家族史**　父亲健在，母亲已故，死于白血病，否认家族中其他传染病及遗传病史。

7. **查体**　体温 36.1℃，脉搏 79 次 / 分，呼吸 18 次 / 分，血压 105/71mmHg，营养不良，BMI 15.6kg/m²。身材消瘦，轮椅推入病房，自动体位，查体合作。神志清楚，精神尚可，

应答切题，定向力、记忆力、计算力正常。面色晦暗，皮肤、巩膜重度黄染，未见瘀点、瘀斑，肝掌阳性，未见蜘蛛痣。全身浅表淋巴结未扪及肿大。心肺未见异常。腹部平坦，未见腹壁静脉曲张，全腹软，无压痛、反跳痛，肝右肋下未触及，剑突下未触及，墨菲征阴性，脾左肋下未触及，肝上界位于右锁骨中线第5肋间，肝、脾、双肾区无叩痛，移动性浊音阴性，双下肢无明显水肿。生理反射存在，病理征未引出。扑翼样震颤阴性。

8. **初步诊断**　①药物性肝损害；②布鲁氏菌病。

【诊治经过】

（一）诊治第一阶段——心结未开，胆汁淤积

1. **2020年5月13日**　入院化验：ALT 159U/L，AST 73U/L，ALP 248U/L，GGT 58U/L，TBIL 360.9μmol/L，DBIL 280.8μmol/L；尿素5.88mmol/L，CRE 66μmol/L；WBC 3.72×10^9/L，Hb 107g/L，PLT 375×10^9/L。INR 0.87，EB病毒DNA定量<100U/ml、巨细胞病毒DNA定量<100U/ml。甲状腺功能正常，甲、乙、丙、戊肝血清标志物阴性，单纯疱疹病毒IgM抗体、梅毒螺旋体抗体、HIV抗原/抗体均为阴性。既往外院布鲁氏菌凝集凝集试验1:100（+++）、1:200（++）；我院化验布鲁氏菌凝集试验1:20；ESR 12.00mm/h。PCT 0.124ng/ml，CRP 0.39mg/L。双肺CT平扫未见异常，正常范围心电图，腹部超声提示肝实质弥漫性损害（结合临床），胆囊继发改变。肝脏硬度值14.8kPa。脑部CT检查未见明确病变。

患者病例特点：青年男性，密切羊接触史；肝功能异常前有明确药物应用史；病程中存在乏力、食欲缺乏、身目黄染；曾出现右侧睾丸间断疼痛；查体见身材消瘦，面色晦暗，皮肤、巩膜中度黄染。化验布鲁菌凝集凝集试验1:100（+++）。考虑诊断：药物性肝损害，布鲁氏菌病。患者目前为布鲁氏菌病现症感染，无神经系统等严重并发症，为普通型布鲁氏菌病。患者目前肝功能差，布鲁氏菌病暂严密监测，不予特殊治疗先行保肝治疗。患者饮食及营养状况差，BMI为15.6kg/m²，营养筛查评分大于3分，考虑存在营养风险，嘱患者少食多餐，加强饮食营养，并给予静脉营养支持治疗。患者入院后一直存在恶心、呕吐等不适，给予止吐护胃治疗效果差，为排除药物不良反应给予停止静脉输液数日后患者感恶心、呕吐较前好转，暂精简静脉药物治疗，只给予异甘草酸镁降酶治疗。

2. **2020年5月18日**　化验：ALT 126U/L，AST 59U/L，ALP 215U/L，GGT 49U/L，TBIL 320.8μmol/L，DBIL 254.0μmol/L。患者住院后化验肝功能胆红素水平较前上升，考虑病情进展，给予完善经皮肝穿刺活检术，进一步明确诊断。肝穿刺活检病理结果提示急性淤胆型肝炎，重度肝内淤胆，结合临床考虑药物等因素所致。免疫组化：HBsAg（-），HBcAg（-），CD34（血管+），mum-1（-），CD10（+），CD68（散+），CK7/CK19示：胆管阳性。特殊染色：铜染色（-），PAS（未见异常糖原沉积），铁染色（少数+）。肝细胞区域性水样变性，重度肝细胞及毛细胆管内淤胆，易见胆栓形成，散在点灶状坏死；肝窦内可见少量混合性炎细胞浸润；汇管区未见明显扩大，少量混合性炎细胞浸润，可见吞噬色素颗粒的巨噬细胞，未见明确界面炎。经病理进一步排查及证实，药物性肝损害诊断明确。患者存在淤胆，可考虑激素治疗，但患者营养状态差，激素应用风险较高，暂不考

虑激素使用。

（二）诊治第二阶段——心病还需心药治

1. 2020 年 5 月 23 日　经过常规保肝、降酶、退黄对症治疗后患者肝功能胆红素仍无明显好转，化验提示：TBIL 340.8μmol/L，ALT 80U/L，AST 43U/L，ALP 161U/L，CRE 71μmol/L，因外院住院及我院住院时间较长，病情无好转，患者住院期间存在精神焦虑、紧张，皮肤局部瘙痒伴疼痛，并因情绪因素瘙痒加重。仍诉恶心，无呕吐。针对皮肤瘙痒及疼痛给予完善神经内科会诊，会诊意见考虑皮肤瘙痒与黄疸相关，建议继续行心理疏导并退黄治疗。

2. 2020 年 5 月 25 日　患者陪护为妻子，两人间断性争吵。同时因恶心，患者进食较少，每日进主食仅 1 ~ 2 两，上级医师查房多次鼓励患者进食，效果欠佳。经沟通将陪护换成患者姐姐，自诉恶心消失，进食好转。但 3 天后姐姐因为自己家庭问题需要回家，陪护换为患者妻子。患者消化道症状再次出现，伴乏力、烦躁。

3. 2020 年 5 月 26 日　请心理科医师进行会诊，患者心理评估 SCR 评分为中 - 重度，考虑存在心理问题，心理治疗可以调整对疾病的认知，放松心情；经 1.5 小时谈话治疗后，患者自述心情好转，恶心消失，饮食也好转，4 天后要求回家休养。出院时患者虽然黄疸较高，但精神较前好转，饮食改善，予双环醇片及牛磺熊去氧胆酸出院。

（三）最终诊断

①急性药物性肝损害（淤胆型）；②布鲁氏菌病；③躯体疾病所致精神障碍。

（四）随访情况

2020 年 11 月再次入住我院，化验：TBIL 13.1μmol/L，ALT 14U/L，AST 18U/L，ALP 105U/L，GGT 136U/L，PA95.2%，BMI 23.2kg/m^2。患者肝功能和凝血功能基本正常，精神良好。

【诊疗体会】

药物性肝损伤（drug-induced liver injury，DILI）是指由各类处方或非处方的化学药物、生物制剂、传统中药、天然药、保健品及其代谢产物等所诱发的肝损伤。DILI 常见淤胆型，患者高胆红素血症，恢复较慢，加之高胆红素血症伴皮肤瘙痒，影响睡眠，导致精神状况差，心理压力大，容易出现心理问题。该患者经临床医师观察及陪护的调换，充分证实其存在心理疾患，明显影响疾病的治疗。经过心理医师的干预，观察到明显的临床疗效，这例患者的治疗让我们认识到在重症疾病治疗过程中应关注患者的心理健康及心理疏导辅助疾病救治的重要性。

【专家点评】

布鲁氏菌病（又称布鲁菌病，简称布病）是由布鲁氏菌感染引起的一种人畜共患疾病。急性期病例以发热、乏力、多汗、肌肉、关节疼痛和肝、脾、淋巴结肿大为主要表现。慢性期病例多表现为关节损害等。

布鲁氏菌病的免疫学检查包括：①平板凝集试验阳性，用于初筛。②试管凝集试（SAT）：

滴度为 1 ： 100（++）及以上或病程 1 年以上滴度 1 ： 50（++）及以上；或 6 个月内有布鲁氏菌疫苗接种史，滴度达 1 ： 100（++）及以上者。③补体结合试验（CFT）：滴度 1 ： 10（++）及以上。④布鲁氏菌病抗人免疫球蛋白试验（Coombs）：滴度 1 ： 400 ++ 及以上。布鲁氏菌病的诊断标准：应结合流行病学史、临床表现和实验室检查进行诊断。出现免疫学检查第 2 ～ 4 项中的一项及以上阳性和（或）分离到布鲁氏菌者即可确诊。布鲁氏菌病常用四环素类、利福霉素类药物，亦可使用喹诺酮类、磺胺类、氨基糖苷类及第三代头孢类药物进行治疗。其中利福霉素为布鲁氏菌病治疗一线及二线药物，该药容易出现肝损害。该患者在应用后出现肝损伤，并经病理进一步排查，明确诊断。

当肝功能严重受损，机体会出现复杂的营养和代谢功能紊乱及不同程度的蛋白质 - 能量营养不良，营养和代谢损害是终末期肝病患者的重要并发症之一，并能反过来影响肝病的发生、发展和预后，两者互为因果、形成恶性循环。食欲缺乏和营养物质摄入不足是导致营养不良的重要原因之一，主要表现在能量代谢改变、三大供能物质代谢异常、维生素和微量元素代谢异常。通过经典营养评估方法的逐渐普及，生物电阻抗、CT 和磁共振等新工具和设备的应用，营养不良在肝病患者中越来越得到重视。肝病营养干预相对于药物和手术等治疗，通常更需要连续性和持久性。长期监测主要包括门诊医师对营养监测的常态化，在制订长期疾病治疗方案时充分考虑营养状况或给予恰当的干预，对患者及其家属的持续健康宣教等内容，以提高患者和家属对营养问题的重视、对治疗包括营养支持疗法的依从性，从而提高营养治疗的效果，改善患者的生活质量和临床转归。

布鲁氏菌病患者常伴有发热、多汗、皮肤瘙痒、肌肉关节痛等症状，具有疑病素质的患者会过度关注躯体感受，这些不适的感受，会因为患者的过分关注而得到加强，导致不适不安的感觉越发凸显，个体的注意力越发集中在这些不适的感觉上，进而导致注意力变得狭窄，这些不适、不安的感觉被不断固着，陷入恶性循环中，这就是对躯体症状的发展具有重要作用的精神交互作用。所谓的精神交互作用，是森田疗法中的专用术语，是指某种感觉引起个体对它的注意集中和指向，导致这种感觉变得敏感，感觉的敏感使得注意力进一步固定于此感觉，这种感觉与注意的彼此促进的交互作用，致使感觉更加敏感的精神过程就是精神交互作用，在恶性循环的反复过程中，会产生焦虑不安、抑郁等情绪，引起自主神经系统的紊乱。

森田疗法强调"顺其自然、为所当为"，就是让患者接受不适，接受症状，而不是强求改变，在忍耐症状的基础上，把注意力和精力投向外部环境，转移到日常生活中，把注意力集中在行动上，打破精神交互作用，改变其适应不良的性格，从而达到治疗的目的。放松训练，指导患者将注意力集中到呼吸上，对全身肌肉有意识放松，使患者的杂念消除，进而消除患者躯体不适、焦虑、紧张不安等症状，淡化对躯体症状的优势观念，缓解患者的心理压力。

在生物 - 心理 - 社会医学模式下，不仅要从生物学角度进行疾病的病因、诊断和治疗，同时不要忽视了心理社会因素在其中所起到的作用，运动心理学、社会学等学科知识，研究心理因素和心理活动对人体生理的影响。

（作者：解放军总医院第五医学中心　宋芳娇　刘婉姝

点评专家：解放军总医院第五医学中心　崔展宇　游绍莉）

参 考 文 献

邓国华 . 2004. 感染性疾病诊疗常规 . 北京：人民卫生出版社 : 238-241.

段钟平，杨云生 . 2019. 终末期肝病临床营养指南，实用肝脏病杂志，22(5): 624-635.

关锐玲 . 2016. 躯体疾病所致精神障碍的临床护理 . 心理医生，22(1): 135-136.

谢秀丽，徐英春，王辉 . 2005, 血培养对布氏杆菌病诊治的意义 . 中国处方药，5(39): 62.

张会莲，曹彦辉 . 2009. 148 例躯体疾病所致精神障碍临床分析 . 中华全科医学，7(9): 966-967.

Saltoglu N, Tasova Y, Inal AS, et al. 2002. Efficaey of rifampicin plus doxycycline versus rifampicin plus quinolone in the treatment of brucellosis. Saudi Med J, 23(8): 921.

病例 53　为啥他高我不高

关键词：孤立性，AST 升高，长期

【病例介绍】

李某，女，32 岁。主因"发现 AST 升高 7 年"于 2020 年 5 月 27 日到门诊就诊。

1. **现病史**　患者于 2013 年单位体检时发现肝功能异常，AST 212U/ml，ALT 正常，TBIL 14.7μmol/L，ALP 86U/L，GGT 28U/L。在当地医院进行心脏彩超检查未发现异常，给予"甘草酸二铵"口服半个月，未再复查。2014 年再次体检 AST 223U/ml，ALT 仍正常，抗 HBs 阳性，抗 HBe 阳性，抗 HBc 阳性，HBV-DNA 阴性，HCV-RNA 阴性，抗 CMV-IgM 及抗 EBV-IgM 均阴性。肝脏瞬时弹性成像值 4.0kPa，肝脏彩超未见异常，未予特殊治疗。以后每年均进行体检，并于 2019 年 3 月正常生育 1 女，妊娠期其他检查亦无特殊变化，AST 均为 200～250U/ml。2020 年 5 月为查明原因在当地三甲医院住院，检查自身抗体、ESR、甲状腺功能、肾功能、心肌酶谱、血糖均正常。行肝穿刺病理检查提示肝内轻度非特异性炎症。为进一步明确 AST 升高原因至我院门诊就诊。

2. **流行病学史**　患者自幼生活在山东烟台，无"肝炎"患者密切接触史。无输血及血制品应用史，无不洁饮食史。

3. **既往史**　幼年曾患中耳炎，现偶尔发作及耳鸣，听力正常。2017—2018 年曾间断口服调理月经的中药（不详）。

4. **个人史**　生于原籍，从事办公室职员工作，无特殊毒物接触史，不吸烟、饮酒。

5. **婚育史，月经史**　曾有痛经，在 2018 年服用调理月经中药后好转。适龄结婚，2015 年自然流产一次，2019 年 3 月生育 1 女，体健。

6. **家族史**　父母及姐姐肝功能检测均正常。

7. **查体**　体温 36.1℃，脉搏 71 次 / 分，呼吸 16 次 / 分，血压 115/65mmHg，身高 162cm，体重 52kg，营养中等，皮肤、巩膜无黄染，无肝掌蜘蛛痣，全身浅表淋巴结无肿大。心肺未见异常。腹软无压痛，肝、脾肋下未触及，肝区无叩痛，移动浊音阴性。双下肢无水肿。

8. **初步诊断**　肝功能异常原因待查。

【诊治经过】

（一）第一次门诊就诊——初步怀疑，未见端倪

2020 年 5 月 27 日　我院门诊进行以下检查：ALB 42g/L，GLO 29g/L，TBIL 12.7μmol/L，ALT 10U/L，AST 278U/L，ALP 79U/L，GGT 20U/L，TBA 3μmol/L，CHE 7215U/L；血常规、凝血功能、肾功能、血糖、血脂、电解质、尿常规、大便常规均正常。AFP 3.2ng/ml，铜蓝蛋白，免疫球蛋白 IgA、IgG、IgM、血清蛋白电泳均正常；ESR 10mm/h，抗核抗体 1：100

阳性，抗线粒体抗体阴性，抗平滑肌抗体阴性，抗肝肾微粒体抗体阴性，甲状腺功能、抗甲状腺自身抗体正常；甲、戊肝抗体均阴性；HBV-M：抗 HBs 阳性，抗 HBe 阳性，抗 HBc 阳性，抗 HCV、抗 CMV-IgM、抗 CMV-IgG、抗 EBV-IgM 阴性；CMV-DNA 定量 < 100U/ml，EBV-DNA 定量 < 100U/ml；24 小时尿铜测定 16.02μg。肝脏彩超：未见异常。肝脏瞬时弹性成像值 6.7kPa，脂肪衰减 196db/m。行肝穿刺病理会诊提示：小叶内未见明显炎症坏死，肝细胞轻度水肿，汇管区无扩大。眼科就诊未查到 K-F 环。为进一步除外遗传代谢性疾病，行基因检测。同时按照文献报道，将血清样本在冰箱 4℃保存 24 小时后复测 AST 仍为 257U/L。遂订购相关检测试剂，嘱患者暂不治疗，择期再次来院就诊。

（二）第二次门诊就诊——守得云开见月明

2020 年 7 月 20 日　患者 2 个月后再次来我院行聚乙二醇（PEG）沉淀法平行 AST 检测，抽三管全血后，离心得到血浆，一份不予特殊处理，一份与 0.9%NaCl 混匀，一份与 24% PEG 6000 混匀，室温孵育 30 分钟后再次离心，取上清送检验科上机检验。结果显示为 AST（未处理）288U/L，AST（NaCl）134U/L，AST（PEG）7U/L。聚乙二醇沉淀活性（%PPA）=100 ×[（Activity NaCl-Activity PEG）/（Activity NaCl）]=100 ×[（134 − 7）/134]=94.78。实验结果证实为巨天冬氨酸氨基转移酶血症。同时，基因检测结果回报：未发现明确和疾病相关的拷贝数变异致病情况。

（三）最终诊断

巨天冬氨酸氨基转移酶血症。

（四）随访情况

患者目前随访已 1 年，肝功能无明显变化。

【诊疗体会】

氨基转移酶是肝功能化验中最重要的指标，包括 ALT 和 AST，因二者在肝细胞中浓度最高，是肝细胞损伤的敏感指标。其中 ALT 主要存在于细胞质中，AST 分布于细胞质和线粒体中，当细胞损伤时，位于细胞质或线粒体中的酶会释放到血液循环中，从而检测到酶活性的升高。当检测结果提示长期只有孤立性 AST 升高 ALT 却正常，用肝损害这个病因来解释是不合理的。本例患者在院外已发现孤立性 AST 升高 7 年之久，反复围绕肝病进行相关检查并行肝组织病理检查未发现特殊情况，服用保肝降酶药物也没有使 AST 降低，提示需要考虑是否为非肝源性因素。本例患者沿着可能为"巨酶血症"这一思路进行相关检查，最终明确诊断。

【专家点评】

巨酶，最早报道于 1964 年，是在病理或生理条件下血浆中的酶与免疫球蛋白等物质形成分子量较大的聚合物，因其不易通过肾脏排出，可以持续存在于体内。通常，巨酶包括巨淀粉酶、巨天冬氨酸氨基转移酶、巨碱性磷酸酶、巨肌酸激酶、巨乳酸脱氢酶等，其中巨淀粉酶最常见。

巨天冬氨酸氨基转移酶（macro-AST）最早报道于 1978 年，是在 2 名健康成年女性血清中发现的，以后陆续有少量病例报道。macro- AST 血症比较罕见，在没有肝脏疾病的人群中发病率仅为 0.014% ～ 9.09%。一般常见于 60 岁以下女性，甚至年龄很小的儿童。检索文献数据库发现，我国关于 macro-AST 血症的报道很少，截至 2021 年 7 月仅有 4 篇文章发表，包括 7 例患者，其中男性 1 人，女性 6 人，年龄 27 ～ 62 岁，病程 2 个月至 10 年不等，AST 水平 89.5 ～ 529U/L。这些少量报道一方面提示 macro-AST 血症可能在我国发病率较低，另一方面提示可能并没有得到临床医师的关注。

macro-AST 的发生机制并不清楚，但因为是 AST 与免疫球蛋白形成的复合物，认为可能与免疫反应或免疫耐受失衡有关。另外，近年有两篇研究发现，其与谷草转氨酶 1（GOT1）基因的杂合突变相关，而且在 GOT1 基因 p.Gln208 谷氨酸位点上的突变可能与家族 macro-AST 血症相关，但本病例通过基因检测并未发现相关突变。

mcro-AST 这种现象可见于健康儿童和成人，这些病例经过长期随访均保持健康状态，因此提示不需要特殊干预与治疗。但同时也发现，有一些患者同时合并有慢性肝炎、肿瘤性疾病、自身免疫性疾病包括类风湿关节炎、系统性红斑狼疮、强直性脊柱炎、溃疡性结肠炎、乳糜泻等。我国报道的案例中也仅有 1 例合并干燥综合征，其他均未发现明显疾病存在。到目前为止，没有明确证据表明 mcro-AST 与特殊疾病有因果关系。

macro-AST 的检查方法包括蛋白电泳法、凝胶过滤层析法、聚乙二醇沉淀法、蛋白 G 免疫复合物沉淀法等，但一般不是医院检验科常规检查项目。其中，蛋白电泳法被认为是诊断巨酶血症的标准方法，但因其价格昂贵，操作方法复杂，耗时较长，未得到广泛开展。曾有文献报道，AST 酶活性在 2 ～ 8℃冷藏 24 小时至 6 天会下降 50% ～ 90%，可以把这种冷藏法作为简单易操作的辅助诊断方法，但也有研究发现，将样本冷藏长达 1 周时间，AST 活性也没有明显下降，与本例患者相似，提示冷藏方法并不可靠。原因可能是因为 AST 与不同的免疫球蛋白（IgA、IgG 和 IgM）或其他蛋白结合，复合物结构和理化特性的不同有关。对于这种复合物，聚乙二醇沉淀法应该是一种比较可靠而且易于操作的方法。其可以使免疫复合物沉淀，导致 AST 活性明显下降，当聚乙二醇沉淀活性（%PPA）在 73% 以上时，诊断巨酶血症的特异度和敏感度达 89%。本病例结果为 94.78%，最终明确诊断为巨天冬氨酸氨基转移酶血症。

AST 的升高在一定程度上与疾病相关，但需要结合其他相关指标综合判断。本病例孤立性 AST 升高 7 年之久，在院外历经多个无创及有创检查，耗时耗力耗财，也让患者承受了相当大的思想负担。这提示我们，在临床遇到孤立性酶的升高时，需要考虑到巨酶血症的可能，通过 PEG 沉淀法可以简单快速地进行诊断。据报道 macro-AST 一般是良性事件，本病例还需要继续随访。

（作者：解放军总医院第五医学中心　吕　飒

点评专家：解放军总医院第五医学中心　游绍莉）

参 考 文 献

王倩怡，禹铮，王宇，等．2016. 成人巨天冬氨酸氨基转移酶血症 4 例临床特征及诊断方法分析. 临床和实验医学杂志，15(14): 1367-1369.

Konttinen A, Murros J, Ojala K, et al. 1978. A new cause of increased serum aspartate aminotransferase activity. Clin Chim Acta, 84(1-2): 145-147.

Kulecka M, Wiezbicka A, Paziewska A, et al. 2017. A heterozygous mutation in GOT1 is associated with familial macro-aspartate aminotransferase. J Hepatol, 67: 1026-1030.

Lawson GJ. 2001. Prevalence of macroamylasaemia using polyethylene glycol precipitation as a screening method. Ann Clin Biochem, 38(Pt 1): 37-45.

病名索引

常见化验指标缩略词表

英文缩写	英文名称	中文名称
A/G	A-G ratio	白／球比值
ALT	Alanine aminotransferase	丙氨酸氨基转移酶
ALB	Albumin	白蛋白
ALP	Alkaline phosphatase	碱性磷酸酶
AFP	Alpha-fetoprotein	甲胎蛋白
AMY	Amylase	淀粉酶
AST	Aspartate aminotransferase	天冬氨酸氨基转移酶
BLA	Blood ammonia	血氨
BUN	Blood urea nitrogen	血尿素氮
CHE	Choline esterase	胆碱酯酶
CRP	C-reactive protein	C 反应蛋白
CRE	Creatinine	肌酐
DBIL	Direct bilirubin	直接胆红素
EO	Eosinocyte	嗜酸细胞
ESR	Erythrocyte sedimentation rate	红细胞沉降率
FT_4	Free thyroxine	游离甲状腺素
FT_3	Free triiodothyronine	游离三碘甲状腺原氨酸
GGT	γ-glutamyl transpeptadase	γ-谷氨酰胺转移酶
GLO	Globulin	球蛋白
GLU	Glucose	血糖
HT	Hematocrit	血细胞比容
Hb	Hemoglobin	血红蛋白
INR	International normalized ratio	国际标准化比值
LA	Lactic acid	乳酸
LDH	Lactic dehydrogenase	乳酸脱氢酶
LY	Lymphocyte	淋巴细胞
MCHC	Mean corpuscular hemoglobin concentration	平均血红蛋白浓度
MCV	Mean corpuscular volume	平均红细胞体积
N	Neutrophil	中性粒细胞

续表

英文缩写	英文名称	中文名称
PLT	Platelet	血小板
PCT	Procalcitonin	降钙素原
PTA	Prothrombin activity	凝血酶原活动度
PT	Prothrombin time	凝血酶原时间
RBC	Red blood cell	红细胞
Ret	Reticulocyte	网织红细胞
TSH	Thyroid-stimulating hormone	促甲状腺素
T_4	Thyroxine	甲状腺素
TBA	Total bile acid	总胆汁酸
TBIL	Total bilirubin	总胆红素
TC	Total cholesterol	总胆固醇
TG	Triglyceride	三酰甘油
T_3	Triiodothyronine	三碘甲状腺原氨酸
WBC	White blood cell	白细胞